四季饮食调理

（第2版）

主　编　李志宏
副主编　韦跃文　李振琼
编　委　王兴玉　李　锋
　　　　樊　华　邓金锋

广东省出版集团
广东科技出版社
·广州·

图书在版编目（CIP）数据

四季饮食调理/李志宏主编．—2版．—广州：广东科技出版社，2011.5

ISBN 978-7-5359-5463-3

Ⅰ．①四… Ⅱ．①李… Ⅲ．①食物疗法 Ⅳ．①R247.1

中国版本图书馆 CIP 数据核字（2011）第 018045 号

责任编辑：邵水生　邓彦
封面设计：林少娟
责任校对：梁小帆
责任印刷：任建强
出版发行：广东科技出版社
　　　　　（广州市环市东路水荫路 11 号　邮政编码：510075）
E-mail: gdkjzbb@21cn.com
http://www.gdstp.com.cn
经　　销：广东新华发行集团股份有限公司
排　　版：广东科电有限公司
印　　刷：广州市至元印刷有限公司
　　　　　（广州市番禺区南村镇金科生态园 4 号楼　邮政编码：511442）
规　　格：787mm×1 092mm　1/16　印张 21.5　字数 340 千
版　　次：1993 年 12 月第 1 版　2011 年 5 月第 2 版
　　　　　2011 年 5 月第 1 次印刷
印　　数：58 001～66 000 册
定　　价：32.00 元

如发现因印装质量问题影响阅读，请与承印厂联系调换。

内 容 简 介

　　本书除按时令选择了适合四季服用的食疗方（共 788 条）外，还按食疗方的功效（如解表、清热、祛风、补益等）进行分类，并把食疗方分为汤食、粥食、饮与茶食等。而每条方下又设若干项，对用什么料（包括药物），如何制作与使用，用后有什么功效、能治什么病症，服用要注意什么等，都进行了一一讲述。书末还附有索引，读者可按病症去查方，十分方便。

前 言

"民以食为先",是从远古到今,人类在与自然界斗争过程中总结出来的。人们要保持健康的身体,为社会多作贡献;人们要减少疾病,减少痛苦,为社会的繁荣昌盛多出力;人们为了减轻社会、家庭经济负担,而提高整个中华民族的身体素质。人们除了必须注意精神调节,起居有时,卫生习惯,体育锻炼以外,还要特别注意饮食。在"医食同源""药食同用"的理论指导下,人们在实践中不断创造、总结了一系列行之有效,既方便又容易接受的食疗便方、验方、秘方;尤其是根据不同季节,运用食物配合中药,循照中医基础理论,辨证论食,取得良好的效果,深受群众的欢迎,在群众中享有较高的威信。几千年来,食疗在群众中广泛流传和应用。它是祖国医学的重要的组成部分,是一颗闪烁的明星。

《四季饮食调理》是根据群众的要求,结合临床实践,参阅了大量有关食疗的资料,在《四季饮食疗法》的基础上重新修订和增加常用食方。按春、夏、秋、冬季节顺序并结合药方的功能编写,共收集食疗便方、验方788条。每方均按用料、作法与用法、说明、调理、注意事项作介绍。内容丰富,收方全面,结合临床,容易接受,疗效肯定。

本书在编写过程中,承蒙广州中医药大学有关领导的大力支持,更得到对食疗有较深造诣的教授、专家的热情指导,在此表示衷心感谢!

编 者
2011 年 3 月

目 录

春季食疗

一、解表类

(一) 汤食 …………………… 2
1. 葱白豆豉汤 ………………… 2
2. 葱白大蒜汤 ………………… 2
3. 芦根汤 ……………………… 3
4. 牛蒡蜂蜜汤 ………………… 3
5. 野菊白芷葱须汤 …………… 4
6. 猪瘦肉杏仁汤 ……………… 4
7. 芫荽汤 ……………………… 5
8. 紫苏人参汤 ………………… 5

(二) 粥食 …………………… 5
1. 发汗豉粥 …………………… 5
2. 薄荷粥 ……………………… 6
3. 胡萍粥 ……………………… 6
4. 金银花葛根粥 ……………… 7
5. 鳜鱼鳃粥 …………………… 7

(三) 饮与茶食 ………………… 8
1. 桑菊薄竹饮 ………………… 8
2. 桑菊豆豉饮 ………………… 8
3. 桑薄花蜜饮 ………………… 9
4. 桑菊杏仁饮 ………………… 9
5. 双花饮 ……………………… 10
6. 葱豉芦根饮 ………………… 10
7. 双花杏蜜饮 ………………… 11
8. 金银花薄黄饮 ……………… 11
9. 桑菊竹叶饮 ………………… 11
10. 桑芷茶 …………………… 12

二、清热类

(一) 汤食 …………………… 13
1. 金银花山楂汤 ……………… 13
2. 绿豆茶叶冰糖汤 …………… 13
3. 白菜根白糖汤 ……………… 14
4. 地胆头猪瘦肉汤 …………… 14
5. 马兰草汤 …………………… 14
6. 大飞扬草豆腐汤 …………… 15
7. 鱼腥草猪肺汤 ……………… 15
8. 饴糖萝卜豆腐汤 …………… 15
9. 火炭母猪红汤 ……………… 16
10. 芹菜大枣汤 ……………… 16
11. 草决明海带肉汤 ………… 17

(二) 粥食 …………………… 17
1. 竹叶粥 ……………………… 17
2. 栀子淡豆豉粥 ……………… 18
3. 益母草汁粥 ………………… 18
4. 金银白粥 …………………… 19
5. 栀子莲子粥 ………………… 19
6. 加减益母草汁粥 …………… 19
7. 鲜竹沥粥 …………………… 20
8. 槐花粥 ……………………… 20
9. 蒲公英绿豆粥 ……………… 21
10. 金银花粥 ………………… 21

(三) 饮与茶食 …………………… 22
1. 葫芦冰糖饮 …………………… 22
2. 宣肺饮 …………………… 22
3. 胖大海冰糖茶 …………………… 23
4. 桑杏饮 …………………… 23
5. 黄花菜饮 …………………… 23
6. 泻白饮 …………………… 24
7. 加味三七饮 …………………… 24
8. 加味槐花饮 …………………… 25
9. 加味小蓟饮 …………………… 25
10. 马齿苋槟榔茶 …………………… 26
11. 金银花红糖茶 …………………… 26
12. 三金茶 …………………… 26
13. 二鲜饮 …………………… 27
14. 葱白琥珀饮 …………………… 27
15. 天麻菊花饮 …………………… 27
16. 夏枯草荷叶茶 …………………… 28
17. 青蒿牡丹皮饮 …………………… 28
18. 黑白茶 …………………… 28
19. 桑叶苦丁茶 …………………… 29
20. 清心止血饮 …………………… 29
21. 玄参三花饮 …………………… 29
22. 银蝉饮 …………………… 30
23. 腊梅花绿豆饮 …………………… 30
24. 百部四味饮 …………………… 31
25. 三白茶 …………………… 31
26. 金银花茶 …………………… 31
(四) 其他食 …………………… 32
1. 马鞭草蒸猪肝 …………………… 32
2. 毛冬青煲猪脚 …………………… 32
3. 栀子根煲猪瘦肉 …………………… 33
4. 萝卜汁炖麦芽糖 …………………… 33
5. 犀角金银花露 …………………… 33
6. 明矾拌橄榄 …………………… 34

7. 鲜老桑枝炖老鸭 …………………… 34
8. 地榆酒 …………………… 35
9. 加味金银花露 …………………… 35
10. 鲜藕柏叶汁 …………………… 35
11. 三七末藕汁炖鸡蛋 …………………… 36
12. 红糖炖豆腐 …………………… 36
13. 鸦胆龙眼肉 …………………… 36
14. 三仁丸 …………………… 37
15. 冰糖炖香蕉 …………………… 37
16. 羚羊角散 …………………… 38
17. 定痫丸 …………………… 38
18. 犀角散 …………………… 38
19. 茅根墨鱼羹 …………………… 39
20. 三鲜汁 …………………… 39
21. 银黄乳 …………………… 40
22. 竹叶灯心乳 …………………… 40
23. 黄连乳 …………………… 40
24. 鲜马齿苋凉菜 …………………… 41
25. 杏仁冻 …………………… 41
26. 大豆黄卷凉菜 …………………… 42

三、祛风类

(一) 汤食 …………………… 42
1. 芹菜大枣汤 …………………… 42
2. 草决明海带汤 …………………… 42
3. 芎芷鱼头汤 …………………… 43
4. 天麻煨鸡汤 …………………… 43
5. 野菊白芷葱须汤 …………………… 44
6. 五味降压汤 …………………… 44
7. 粉葛洋参汤 …………………… 44
(二) 粥食 …………………… 45
1. 决明子粥 …………………… 45
2. 天麻竹沥粥 …………………… 45
(三) 饮与茶食 …………………… 46

1. 天麻菊花饮 …………… 46
2. 加味菊花饮 …………… 46
3. 夏枯草荷叶茶 ………… 46
4. 夏枯草茶 ……………… 46
5. 菊花钩藤饮 …………… 47
6. 天麻橘红饮 …………… 47

(四) 其他食 ……………… 48
1. 猪脑炖天麻 …………… 48
2. 羊脑炖葵子 …………… 48
3. 天麻何首乌汁 ………… 48
4. 桑椹薏苡仁炖白鸽 …… 49

四、补益类

(一) 汤食 ………………… 49
1. 人参酸枣仁汤 ………… 49
2. 木耳汤 ………………… 50
3. 人参莲子汤 …………… 50
4. 甘麦大枣汤 …………… 51
5. 补阳乳鸽汤 …………… 51
6. 桑椹子猪胰汤 ………… 51
7. 沙苑子鱼胶汤 ………… 52
8. 何首乌鸡汤 …………… 52
9. 鸡肝汤 ………………… 53
10. 参枣老鸽汤 ………… 53
11. 鸡血藤黑豆汤 ……… 54
12. 枣杞鸡汤 …………… 54
13. 八宝鸡汤 …………… 54
14. 参归乌鸡汤 ………… 55
15. 泥鳅汤 ……………… 55
16. 银杞明目汤 ………… 56
17. 乌梅大枣汤 ………… 56
18. 猪蹄筋黄豆汤 ……… 57
19. 猪髓补腰汤 ………… 57
20. 猪蹄通乳汤 ………… 57

21. 黄芪猪肠汤 ………… 58
22. 糯稻根泥鳅汤 ……… 58
23. 枸杞叶猪肝汤 ……… 59
24. 猪心当归汤 ………… 59
25. 何首乌牛肉汤 ……… 59
26. 返老还童汤 ………… 60
27. 杞龟汤 ……………… 60
28. 鱼胶田鸡汤 ………… 61

(二) 粥食 ………………… 61
1. 黄芪阿胶粥 …………… 61
2. 人参百合粥 …………… 62
3. 粟米龙眼肉粥 ………… 62
4. 海参粥 ………………… 62
5. 鸡汁粥 ………………… 63
6. 龙眼肉莲子粥 ………… 63
7. 山药糯米粥 …………… 63
8. 大枣粥 ………………… 64
9. 龙眼肉粥 ……………… 64
10. 白术猪肚粥 ………… 65
11. 磁石粥 ……………… 65
12. 蛤蚧粥 ……………… 65
13. 紫河车粥 …………… 66
14. 人参大枣粥 ………… 66
15. 白术鲫鱼粥 ………… 66
16. 鳝鱼粥 ……………… 67
17. 荔枝干粥 …………… 67
18. 糯米阿胶粥 ………… 68
19. 加味参苓粥 ………… 68
20. 猪肾粥 ……………… 68
21. 何首乌粥 …………… 69
22. 双仁粥 ……………… 69
23. 雀儿药粥 …………… 70
24. 桑椹粥 ……………… 70
25. 山药扁豆粥 ………… 71

26. 加味白术猪肚粥 …… 71
27. 莲子芡实粥 …… 71
28. 菟丝子粥 …… 72
29. 茯苓大枣粥 …… 72
30. 加味补虚正气粥 …… 72
31. 补虚正气粥 …… 73
32. 枸杞叶羊肾粥 …… 73
33. 高粱粥 …… 74
34. 二乳粥 …… 74
35. 参蚧粥 …… 74
36. 猪脊肉粥 …… 75
37. 加味参蚧粥 …… 75
38. 养心粥 …… 76
(三) 饮与茶食 …… 76
1. 人参核桃饮 …… 76
2. 山楂核桃饮 …… 77
3. 龙眼肉酸枣仁饮 …… 77
4. 莲子饮 …… 77
5. 龙眼肉洋参饮 …… 78
6. 荔枝饮 …… 78
7. 牛奶麦冬饮 …… 78
8. 参莲核桃饮 …… 79
9. 粳米参茶 …… 79
10. 百龙茶 …… 80
11. 麦芽茶 …… 80
12. 浮麦黑豆茶 …… 80
13. 连衣花生茶 …… 81
14. 当归补血饮 …… 81
15. 党参大枣茶 …… 81
(四) 其他食 …… 82
1. 参归大枣鹌鹑蛋 …… 82
2. 枸杞子菊花酒 …… 82
3. 清炖鳖参 …… 83
4. 白及炖燕窝 …… 83

5. 玉竹鸽 …… 83
6. 黄芪枸杞子炖乳鸽 …… 84
7. 黄芪炖母鸡 …… 84
8. 鳖甲炖白鸽 …… 85
9. 黄芪炖乳鸽 …… 85
10. 参枣米饭 …… 85
11. 参归炖猪心 …… 86
12. 柏子仁炖猪心 …… 86
13. 桃酥豆泥 …… 86
14. 鲜桃炖冰糖 …… 87
15. 虫草炖紫河车 …… 87
16. 海参煮白及 …… 88
17. 龙眼肉汁 …… 88
18. 龙眼肉童子鸡 …… 88
19. 百合大枣炖乌龟 …… 89

五、温里类

(一) 汤食 …… 89
1. 胶艾汤 …… 89
2. 葱枣汤 …… 90
3. 四味猪脬汤 …… 90
4. 益智仁猪脬汤 …… 90
5. 山药猪脬汤 …… 91
6. 三黑猪脬汤 …… 91
(二) 粥食 …… 92
1. 椒面粥 …… 92
2. 吴茱萸粥 …… 92
3. 茴香粥 …… 92
4. 干姜茯苓粥 …… 93
5. 川乌粥 …… 93
6. 益智仁粥 …… 93
7. 艾叶粥 …… 94
8. 胡椒粥 …… 94
(三) 饮与茶食 …… 95

1. 姜茶饮 …………………… 95
2. 姜糖饮 …………………… 95
3. 桂皮山楂饮 ……………… 95
4. 姜艾红糖饮 ……………… 96
5. 桂姜红糖饮 ……………… 96
6. 姜枣饮 …………………… 96
7. 陈皮姜枣饮 ……………… 97
(四) 其他食 ………………… 97
1. 生姜炖猪肚 ……………… 97
2. 姜汁黄鳝饭 ……………… 97
3. 茴桂酒 …………………… 98
4. 白胡椒煲猪肚 …………… 98
5. 枣蔻煨肘 ………………… 99
6. 肉桂鸡肝 ………………… 99
7. 益脾饼 …………………… 99

夏 季 食 疗

一、解 表 类

(一) 汤食 …………………… 102
1. 芥菜牛肉汤 ……………… 102
2. 姜豉豆腐鱼头汤 ………… 102
(二) 粥食 …………………… 103
1. 荷叶粥 …………………… 103
2. 芦根薏苡仁粥 …………… 103
3. 加味生芦根粥 …………… 104
4. 绿豆竹叶粥 ……………… 104
5. 青蒿绿豆粥 ……………… 104
6. 加减竹叶粥 ……………… 105
7. 葱白鸡肉粥 ……………… 105
(三) 饮与茶食 ……………… 106
1. 香薷饮 …………………… 106
2. 藿香饮 …………………… 106
3. 芳香化浊饮 ……………… 107
4. 藿香薏苡仁饮 …………… 107

5. 薏苡仁竹叶饮 …………… 108
6. 加减香薷饮 ……………… 108
7. 苦瓜茶 …………………… 108
8. 菊花茶 …………………… 109
9. 绿豆清茶 ………………… 109
10. 白茅根茶 ……………… 110
(四) 其他食 ………………… 110
1. 鸡苏散 …………………… 110
2. 蜂蜜金银花露 …………… 110
3. 荷花蒸鸭 ………………… 111

二、清 热 类

(一) 汤食 …………………… 111
1. 苦瓜猪瘦肉汤 …………… 111
2. 绿豆百合汤 ……………… 112
3. 丝瓜猪瘦肉汤 …………… 112
4. 清热荷叶汤 ……………… 112
5. 绿豆老鸭汤 ……………… 113
6. 灯心花苦瓜汤 …………… 113
7. 绿豆理肝汤 ……………… 114
8. 西瓜排骨汤 ……………… 114
9. 白菜牛百叶汤 …………… 114
10. 西洋参冬瓜野鸭汤 …… 115
11. 粉葛鲮鱼汤 …………… 115
12. 西瓜皮荷叶海蜇汤 …… 116
13. 黄瓜土茯苓乌梢蛇汤 … 116
14. 胡萝卜马蹄竹蔗汤 …… 117
15. 蒲公英二花汤 ………… 117
16. 金银花紫背天葵汤 …… 118
17. 萝卜冰糖汤 …………… 118
18. 冬瓜粒杂锦汤 ………… 119
19. 冬瓜鱼尾汤 …………… 119
20. 节瓜鲫鱼汤 …………… 119
21. 丝瓜及第汤 …………… 120

22. 丝瓜鱼头豆腐汤 …………… 120
23. 冬瓜荷叶汤 ………………… 121
24. 冬瓜头菜汤 ………………… 121
(二) 粥食 …………………………… 122
1. 苋菜田鸡粥 ………………… 122
2. 土茯苓眉豆蟾蜍粥 ………… 122
3. 白虎粥 ……………………… 123
4. 加减白虎粥 ………………… 123
5. 石膏绿豆粥 ………………… 123
6. 绿豆粥 ……………………… 124
7. 加味绿豆粥 ………………… 124
8. 加味乌梅粥 ………………… 124
9. 石膏薏苡仁粥 ……………… 125
10. 薏苡仁绿豆粥 ……………… 125
11. 清宫粥 ……………………… 126
12. 导赤清心粥 ………………… 126
13. 清营粥 ……………………… 126
14. 化斑粥 ……………………… 127
15. 益母草汁粥 ………………… 127
16. 菊苗粥 ……………………… 128
17. 菊花粥 ……………………… 128
(三) 饮与茶食 ……………………… 129
1. 苦瓜茶 ……………………… 129
2. 乌梅清暑饮 ………………… 129
3. 加减三花饮 ………………… 129
4. 加减三石饮 ………………… 130
(四) 其他食 ………………………… 130
1. 清暑银耳冻 ………………… 130
2. 蜂蜜金银花露 ……………… 131
3. 芹菜炒肉丝 ………………… 131

三、祛湿类

(一) 汤食 …………………………… 132
1. 冬瓜汤 ……………………… 132
2. 白瓜咸蛋汤 ………………… 132
3. 蕹菜车前猪腰汤 …………… 133
4. 节瓜薏苡仁黄鳝汤 ………… 133
5. 车前田螺汤 ………………… 134
6. 慈姑螺蛳汤 ………………… 134
7. 绿豆芽蛤蜊汤 ……………… 134
8. 薏苡仁绿豆汤 ……………… 135
9. 茵陈蚬肉汤 ………………… 135
10. 火炭母猪红汤 ……………… 136
11. 鸡骨草田螺汤 ……………… 136
12. 凤尾薏苡仁汤 ……………… 136
13. 车前草猪小肚汤 …………… 137
14. 赤小豆冬瓜生鱼汤 ………… 137
15. 茵陈绿豆汤 ………………… 137
16. 齿苋菜头猪大肠汤 ………… 138
17. 车前滑石冰糖汤 …………… 138
18. 荞麦白果竹丝鸡汤 ………… 138
19. 薤白三七鸡肉汤 …………… 139
20. 白玉猪小肚汤 ……………… 139
21. 竹笋西瓜皮鲤鱼汤 ………… 140
22. 桑白皮赤小豆鲫鱼汤 ……… 140
(二) 粥食 …………………………… 141
1. 冬瓜粥 ……………………… 141
2. 加味薏苡仁绿豆粥 ………… 141
3. 石膏滑石粥 ………………… 142
4. 绿豆薏苡仁粥 ……………… 142
5. 薏苡仁粥 …………………… 142
6. 清热祛湿粥 ………………… 143
7. 扁豆花粥 …………………… 143
8. 草薢金银花粥 ……………… 144
9. 赤小豆粥 …………………… 144
10. 滑石粥 ……………………… 144
11. 车前草粥 …………………… 145
12. 萹蓄粥 ……………………… 145

目录

13. 金钱草粥 …………… 145
14. 葫芦粥 ……………… 146
15. 木瓜粥 ……………… 146
16. 冬瓜薏苡仁绿豆粥 … 146
(三) 饮与茶食 ………… 147
1. 芦根薏苡仁饮 ……… 147
2. 玉米须饮 …………… 147
3. 豆芽白糖饮 ………… 147
4. 芥菜冬瓜皮茶 ……… 148
5. 玉米车前饮 ………… 148
(四) 其他食 …………… 148
1. 萝卜饼 ……………… 148
2. 泽泻茯苓鸡 ………… 149

四、补 益 类

(一) 汤食 ……………… 149
1. 银耳莲子汤 ………… 149
2. 清补凉汤 …………… 150
3. 冬瓜生鱼汤 ………… 150
4. 莲子龙眼肉汤 ……… 151
5. 水鸭金银花汤 ……… 151
6. 莲藕排骨汤 ………… 151
7. 豆腐咸鱼头汤 ……… 152
8. 大芥菜咸鱼头汤 …… 152
9. 芡实杞圆龟苓汤 …… 153
10. 生地黄水蟹汤 ……… 153
11. 归圆鸡肉汤 ………… 153
12. 仙莲鸡肉汤 ………… 154
13. 金针鸡丝汤 ………… 154
14. 灵芝鹌鹑蛋汤 ……… 155
15. 胡萝卜大枣猪胰汤 … 155
16. 生地黄大枣猪骨汤 … 156
17. 龙眼肉猪心汤 ……… 156
18. 黑豆塘虱汤 ………… 156

19. 莲子山药猪瘦肉汤 … 157
20. 山药薏苡仁牛肚汤 … 157
21. 节瓜咸蛋瘦肉汤 …… 158
22. 枸杞子肉片蛋花汤 … 158
23. 枸杞子鸡肝鱼片汤 … 158
24. 燕窝清汤 …………… 159
(二) 粥食 ……………… 159
1. 扁豆粥 ……………… 159
2. 山药粥 ……………… 160
3. 龙眼肉粥 …………… 160
4. 滋养强壮粥 ………… 161
5. 莲子粥 ……………… 161
6. 芡实粉粥 …………… 161
7. 加味落花生粥 ……… 162
8. 菱粉粥 ……………… 162
(三) 饮与茶食 ………… 163
1. 二鲜三花饮 ………… 163
2. 生脉饮 ……………… 163
(四) 其他食 …………… 164
1. 荷叶饭 ……………… 164
2. 薏苡仁炖鸡 ………… 164
3. 枸杞子炖田鸡 ……… 165
4. 三才炖鸡 …………… 165
5. 洋参炖乳鸽 ………… 166
6. 玉竹炖鹧鸪 ………… 166

秋季食疗

一、解 表 类

(一) 汤食 ……………… 167
1. 西洋菜蜜枣汤 ……… 167
2. 西洋菜蜜枣生鱼汤 … 168
3. 桑杏汤 ……………… 168
4. 枇杷叶蜜枣汤 ……… 169
(二) 粥食 ……………… 169

1. 枇杷叶粥 …………… 169
2. 桑叶沙参粥 ………… 170
(三) 饮与茶食 …………… 170
1. 桑菊淡豆豉饮 ……… 170
2. 清燥润肺饮 ………… 170
(四) 其他食 ……………… 171
1. 北杏炖雪梨 ………… 171
2. 冰糖杏仁糊 ………… 171

二、补 益 类

(一) 汤食 ………………… 172
1. 玉竹猪瘦肉汤 ……… 172
2. 沙参麦冬猪瘦肉汤 … 172
3. 玉合苹果汤 ………… 172
4. 罗汉果柿饼汤 ……… 173
5. 罗汉果西洋菜猪䐃汤 … 173
6. 太子参百合田鸡汤 … 174
7. 北杏参地老鸭汤 …… 174
8. 菜干鸭肾蜜枣汤 …… 175
9. 川贝雪梨猪肺汤 …… 175
10. 参麦雪梨猪瘦肉汤 … 175
11. 三雪蚌花猪瘦肉汤 … 176
12. 银耳香菇猪胰汤 …… 176
13. 白果南杏生鱼汤 …… 177
14. 蚝豉老鸭汤 ………… 177
15. 沙参玉竹老鸭汤 …… 178
16. 党参山药猪䐃汤 …… 178
17. 莲子猪心汤 ………… 178
18. 生蚝猪瘦肉汤 ……… 179
19. 沙参玉竹猪䐃汤 …… 179
20. 胡萝卜生鱼汤 ……… 180
21. 花生鱼头汤 ………… 180
22. 香菇鸡脚汤 ………… 181
23. 粉葛猪骨汤 ………… 181
24. 生地黄芪猪胰汤 …… 181
25. 银耳猪骨汤 ………… 182
26. 雪梨猪䐃汤 ………… 182
27. 白菜蜜枣牛百叶汤 … 183
28. 番茄豆腐鱼丸汤 …… 183
29. 咸酸菜蚝豉汤 ……… 183
30. 海蜇马蹄汤 ………… 184
31. 粟米牛䐃汤 ………… 184
32. 菠耳汤 ……………… 185
33. 燕窝猪瘦肉汤 ……… 185
34. 木耳海参猪肠汤 …… 185
35. 麻仁当归猪䐃汤 …… 186
36. 桃杏猪䐃汤 ………… 186
37. 熟地肉苁蓉猪腰汤 … 186
38. 香蕉冰糖汤 ………… 187
39. 天冬生地猪肝汤 …… 187
40. 白果菊梨淡奶汤 …… 188
41. 花生陈皮猪脚汤 …… 188
42. 黄精生地鸡蛋汤 …… 188
43. 肉苁蓉菟丝猪腰汤 … 189
44. 何首乌牛䐃汤 ……… 189
45. 何首乌寄生鸡蛋汤 … 190
46. 草决明丹参猪瘦肉汤 … 190
47. 芝麻苓菊猪瘦肉汤 … 191
48. 枸杞子核桃羊肾汤 … 191
49. 芝麻黑豆泥鳅汤 …… 191
50. 二莲鸡子黄汤 ……… 192
51. 甜菊灵芝汤 ………… 192
(二) 粥食 ………………… 193
1. 真君粥 ……………… 193
2. 四仁橘皮粥 ………… 193
3. 贝母粥 ……………… 193
4. 麦冬粥 ……………… 194
5. 天冬粥 ……………… 194

6．黄精粥 …… 194	40．甘蔗粥 …… 206
7．酥蜜粥 …… 195	41．菠菜根粥 …… 207
8．脊肉粥 …… 195	42．冰糖燕窝粥 …… 207
9．鸭汁粥 …… 195	（三）饮与茶食 …… 207
10．鹌鹑粥 …… 196	1．清燥润肺加沙参麦冬饮 …… 207
11．人参鸡粥 …… 196	2．五汁安中饮 …… 208
12．腊鸭颈头菜干粥 …… 196	3．麦冬地黄饮 …… 208
13．柴鱼花生猪骨粥 …… 197	4．羊乳饮 …… 208
14．蚝豉皮蛋咸肉粥 …… 197	5．血余藕片饮 …… 208
15．猪红鲩鱼肉粥 …… 198	6．党参枸杞子炒米茶 …… 209
16．生菜鲮鱼球粥 …… 198	7．枸杞子明目茶 …… 209
17．何首乌大枣粥 …… 198	8．除烦冰糖茶 …… 209
18．百合糯米糖粥 …… 199	9．鸡内金三七茶 …… 210
19．杞莲宁神粥 …… 199	10．杏仁茶 …… 210
20．补脾枣苡粥 …… 199	（四）其他食 …… 210
21．归芪猪肝粥 …… 200	1．川贝母酿梨 …… 210
22．参芪鸡粥 …… 200	2．南杏桑白炖猪肺 …… 211
23．宁神鲫鱼粥 …… 201	3．玉参焖鸭 …… 211
24．松子仁马蹄粥 …… 201	4．银耳羹 …… 212
25．山茱萸粥 …… 201	5．银耳炖冰糖 …… 212
26．核桃仁粥 …… 202	6．洋参银耳炖燕窝 …… 212
27．珠玉二宝粥 …… 202	7．虫草炖老鸭 …… 213
28．冬虫草粥 …… 202	8．琼玉露 …… 213
29．桑椹粥 …… 203	9．鱼胶炖水鸭 …… 214
30．加味沙参粥 …… 203	10．清炖蚌肉 …… 214
31．加味生地黄粥 …… 203	11．金针炖水鱼 …… 214
32．山药萸肉粥 …… 204	12．山药玉竹炖白鳝 …… 215
33．腐皮白果粥 …… 204	13．肉苁蓉海参炖猪瘦肉 …… 215
34．糯米小麦鲫鱼粥 …… 204	14．枸杞子炖田鸡 …… 215
35．大枣羊骨糯米粥 …… 205	15．冰糖燕窝羹 …… 216
36．枸杞子养身粥 …… 205	16．二冬参地炖猪脊髓 …… 216
37．田鸡乳鸽粥 …… 205	17．三子炖猪腰 …… 217
38．紫河车粥 …… 206	18．人参鹿茸炖乌龟 …… 217
39．乳粥 …… 206	19．猪油蜜膏 …… 217

20. 雪羹 …………………… 218
21. 冬虫草炖紫河车 ………… 218
22. 枸杞子巴戟羊肉煲 ……… 218
23. 黑豆大枣煲黄鳝 ………… 219
24. 莲子百合糖水 …………… 219
25. 白果腐竹煲猪肚 ………… 219

冬季食疗

一、解表类

(一) 汤食 …………………… 221
1. 五神汤 …………………… 221
2. 葱豉黄酒汤 ……………… 222
3. 苏杏汤 …………………… 222
4. 甘草生姜汤 ……………… 223
5. 葱豉汤 …………………… 223
6. 生姜紫苏叶汤 …………… 223
7. 姜茶汤 …………………… 224
8. 姜葱汤 …………………… 224
9. 葱茶汤 …………………… 224
(二) 粥食 …………………… 225
1. 荆芥粥 …………………… 225
2. 神仙粥 …………………… 225
3. 橘皮粥 …………………… 226
4. 加味神仙粥 ……………… 226
5. 防风粥 …………………… 227
6. 加味防风粥 ……………… 227
7. 葱豉粥 …………………… 227
8. 生姜粥 …………………… 228
9. 白芷粥 …………………… 228
(三) 饮与茶食 ……………… 229
1. 姜糖紫苏叶饮 …………… 229
2. 姜糖饮 …………………… 229
3. 萝卜姜汁饮 ……………… 229
4. 川芎糖茶 ………………… 230

二、清热类

(一) 汤食 …………………… 230
1. 紫苑猪肺汤 ……………… 230
2. 枸杞叶猪肝汤 …………… 231
3. 独脚金猪肝汤 …………… 231
4. 生蚝海藻汤 ……………… 232
5. 生蚝桑寄生汤 …………… 232
6. 加味茵陈蚬肉汤 ………… 232
7. 枸杞叶清汤 ……………… 233
8. 珍珠救盲汤 ……………… 233
9. 五味降压汤 ……………… 234
10. 水芹叶汤 ………………… 234
11. 香椿叶汤 ………………… 235
12. 猪胰汤 …………………… 235
13. 猪胰淡菜汤 ……………… 235
14. 知母鲍鱼汤 ……………… 236
15. 金银花甘草汤 …………… 236
16. 冬苋菜豆腐汤 …………… 236
(二) 粥食 …………………… 237
1. 红薯粥 …………………… 237
2. 加味梅花粥 ……………… 237
3. 加味莱菔粥 ……………… 238
4. 金银花莲子粥 …………… 238
5. 三宝粥 …………………… 238
6. 茺蔚子粥 ………………… 239
7. 水芹菜粥 ………………… 239
8. 香椿叶粥 ………………… 239
9. 油白菜粥 ………………… 240
10. 紫苋粥 …………………… 240
11. 陈粟米粥 ………………… 241
12. 菊花粥 …………………… 241
(三) 饮与茶食 ……………… 241
1. 三子饮 …………………… 241

2. 杏菊饮 …………………… 242
3. 菊花钩藤饮 ……………… 242
4. 竹沥姜汁饮 ……………… 242
5. 竹叶茶 …………………… 243
6. 茭白汁饮 ………………… 243
(四) 其他食 ………………… 244
1. 生地黄莱菔汁 …………… 244
2. 合欢花蒸猪肝 …………… 244
3. 瓜仁糖散 ………………… 244
4. 冰糖炖瓜仁豆腐 ………… 245
5. 凉拌莴苣 ………………… 245

三、祛风类

(一) 汤食 …………………… 246
1. 草决明海带钩藤汤 ……… 246
2. 独活乌豆汤 ……………… 246
3. 沙苑子鱼胶汤 …………… 247
4. 川芎鱼头汤 ……………… 247
5. 五加皮牛肉汤 …………… 247
6. 风湿调补汤 ……………… 248
7. 猪蹄牛膝汤 ……………… 248
8. 双龙搜风汤 ……………… 249
(二) 粥食 …………………… 249
1. 天麻石菖蒲粥 …………… 249
2. 鳝鱼天麻粥 ……………… 250
(三) 饮与茶食 ……………… 250
1. 天麻何首乌饮 …………… 250
2. 旱芹汁饮 ………………… 251
(四) 其他食 ………………… 251
1. 白芷炖鱼头 ……………… 251
2. 塘葛菜炒蛋 ……………… 252

四、祛湿类

(一) 汤食 …………………… 252

1. 茵陈干姜汤 ……………… 252
2. 黑豆鲤鱼汤 ……………… 253
3. 生姜白蔻仁汤 …………… 253
4. 千金鲤鱼汤 ……………… 253
5. 赤小豆鲫鱼汤 …………… 254
6. 黑豆红糖汤 ……………… 254
7. 牛筋汤 …………………… 254
8. 荠菜参肉汤 ……………… 255
9. 鲤鱼茗醋汤 ……………… 255
10. 鳝鱼冬瓜汤 …………… 256
(二) 粥食 …………………… 256
1. 山药半夏粥 ……………… 256
2. 加味参苓粥 ……………… 257
3. 茵陈附子粥 ……………… 257
4. 茯苓粥 …………………… 257
5. 鲤鱼汁粥 ………………… 258
6. 赤小豆内金粥 …………… 258
7. 干姜茯苓粥 ……………… 258
8. 杏陈薏苡仁粥 …………… 259
9. 石菖蒲粥 ………………… 259
10. 木瓜粥 ………………… 260
(三) 饮与茶食 ……………… 260
1. 藿香饮 …………………… 260
2. 向日葵茎饮 ……………… 261
(四) 其他食 ………………… 261
1. 茯苓包子 ………………… 261
2. 牵牛子消积饼 …………… 262
3. 胡椒根煲蛇肉 …………… 262
4. 麻黄肉桂酒 ……………… 262
5. 赤小豆炖鸭 ……………… 263
6. 薏苡仁炖猪蹄 …………… 263

五、补益类

(一) 汤食 …………………… 264

1. 四物炖鸡汤 …………… 264
2. 双鞭壮阳汤 …………… 264
3. 鹿茸猪脬汤 …………… 265
4. 千金鲤鱼汤 …………… 265
5. 黄芪羊肉汤 …………… 266
6. 鹿茸鸡汤 ……………… 266
7. 鹿茸水鸭汤 …………… 267
8. 猪蹄牛膝汤 …………… 267
9. 牡蛎敛精汤 …………… 267
10. 猪肚黄芪汤 ………… 268
11. 猪皮大枣汤 ………… 268
12. 山药羊肉汤 ………… 269
13. 红薯狗肉汤 ………… 269
14. 龟肉大枣汤 ………… 269
15. 羊脑枸杞子汤 ……… 270
16. 山药猪胰汤 ………… 270
17. 狗脊狗肉汤 ………… 270
18. 狗肾淡菜汤 ………… 271
19. 羊肉虾米汤 ………… 271
20. 泥鳅虾肉汤 ………… 272
21. 杞鞭壮阳汤 ………… 272
22. 大枣鸡蛋汤 ………… 273
23. 龟甲乌鸡骨汤 ……… 273
24. 水鱼汤 ……………… 273
25. 羊肾杜仲五味汤 …… 274
(二) 粥食 ……………… 274
1. 苁蓉羊肉粥 …………… 274
2. 鹿角胶粥 ……………… 275
3. 熟地黄山药粥 ………… 275
4. 加味羊骨粥 …………… 275
5. 参芪白莲粥 …………… 276
6. 人参升麻粥 …………… 276
7. 酸枣仁粥 ……………… 276
8. 羊肉粥 ………………… 277
9. 牛肾粥 ………………… 277
10. 加味雀儿药粥 ……… 277
11. 山药半夏粥 ………… 278
12. 猪肚糯米粥 ………… 278
13. 荔枝粥 ……………… 279
14. 五香猪肝粥 ………… 279
15. 何首乌粥 …………… 279
16. 栗子龙眼肉粥 ……… 280
17. 芡实粉核桃粥 ……… 280
18. 黄芪粥 ……………… 280
19. 鱼肚米仁粥 ………… 281
20. 菟丝粥 ……………… 281
21. 龙牡粥 ……………… 281
22. 蛋壳粥 ……………… 282
(三) 饮与茶食 ………… 282
1. 鹿角胶黄酒饮 ………… 282
2. 阿胶黄酒饮 …………… 282
3. 龙眼肉大枣饮 ………… 283
4. 红参饮 ………………… 283
5. 冰糖黄精饮 …………… 283
6. 马乳饮 ………………… 284
7. 枸杞子饮 ……………… 284
8. 生山药饮 ……………… 284
9. 桑椹龙眼肉饮 ………… 284
(四) 其他食 …………… 285
1. 山药杞子炖牛肉 ……… 285
2. 桃核仁五味子蜜糊 …… 285
3. 参芪烧牛肉 …………… 286
4. 莲子猪肚 ……………… 286
5. 四君蒸鸭 ……………… 287
6. 蜜饯姜枣龙眼 ………… 287
7. 加减当归羊肉羹 ……… 287
8. 归参炖母鸡 …………… 288
9. 肉苁蓉炖羊肾 ………… 288

10. 参芪膏 …………………… 289
11. 大枣益脾糕 ………………… 289
12. 何首乌猪肝片 ……………… 289
13. 何首乌当归鸡 ……………… 290
14. 朱砂蒸鸡肝 ………………… 290
15. 黄豆煮猪肝 ………………… 291
16. 参茸酒 ……………………… 291
17. 归参山药猪腰 ……………… 291
18. 炸核桃仁猪腰 ……………… 292
19. 山药炖羊肚 ………………… 292
20. 黑芝麻兔 …………………… 293
21. 核桃芝麻骨髓粉 …………… 293
22. 淫羊藿酒 …………………… 293
23. 鲜韭菜炒蛋 ………………… 294
24. 炒牛鞭 ……………………… 294
25. 麻辣羊肉炒葱头 …………… 294
26. 核桃仁炒韭菜 ……………… 295
27. 冬虫夏草炖黄雀 …………… 295
28. 黄芪烧羊肉 ………………… 295
29. 鹿茸酒 ……………………… 296
30. 人参枸杞子酒 ……………… 296
31. 升麻黄芪炖鸡 ……………… 296
32. 巴戟天炖猪大肠 …………… 297
33. 二麻炖猪大肠 ……………… 297
34. 杜仲爆羊腰 ………………… 298
35. 白果炖鸡 …………………… 298
36. 米汤调茯苓粉 ……………… 298
37. 何首乌酒 …………………… 299

六、温 里 类

(一) 汤食 ……………………… 299
1. 附片羊肉汤 ………………… 299
2. 当归生姜羊肉汤 …………… 300
3. 柿蒂汤 ……………………… 300
4. 茵陈干姜汤 ………………… 301
5. 参附鸡汤 …………………… 301
6. 黑豆蛋酒汤 ………………… 301
7. 附片鲤鱼汤 ………………… 302
8. 补肾鲤鱼汤 ………………… 302
9. 肉桂益智仁猪脬汤 ………… 303
10. 四逆羊肉汤 ………………… 303
11. 姜桂猪肚汤 ………………… 303
12. 茴香狗肉汤 ………………… 304
13. 五香狗肉汤 ………………… 304
14. 壮阳狗肉汤 ………………… 305
15. 姜汁鸡汤 …………………… 305
16. 猪小肚胡椒汤 ……………… 306

(二) 粥食 ……………………… 306
1. 附子粥 ……………………… 306
2. 桂浆粥 ……………………… 306
3. 附子干姜猪肺汤 …………… 307
4. 加味干姜粥 ………………… 307
5. 苓甘五味粥 ………………… 308
6. 高良姜粥 …………………… 308
7. 加味神仙粥 ………………… 308
8. 豆蔻粥 ……………………… 309
9. 加味桂浆粥 ………………… 309
10. 茵陈附子粥 ………………… 310
11. 桂黄浆粥 …………………… 310
12. 参附粥 ……………………… 310
13. 姜艾薏苡仁粥 ……………… 311
14. 桂附泥鳅粥 ………………… 311
15. 狗肉粥 ……………………… 312

(三) 饮与茶食 ………………… 312
1. 姜艾红糖饮 ………………… 312
2. 升压茶 ……………………… 312
3. 辣椒种子饮 ………………… 313
4. 花椒饮 ……………………… 313

(四) 其他食 ……………… 313
1. 附子狗肉 ……………… 313
2. 归附烧仔鸡 …………… 314
3. 麻黄肉桂酒 …………… 314
4. 鹿茸丸 ………………… 315
5. 胶艾炖鸡 ……………… 315
6. 姜桂茯苓饼 …………… 315
7. 归地烧羊肉 …………… 316
8. 丁香煮酒 ……………… 316
9. 丁香鸭 ………………… 316
10. 丁香姜糖 ……………… 317
11. 小茴香炒蛋 …………… 317
12. 高良姜炖鸡块 ………… 318
13. 姜汁炖鸡 ……………… 318
14. 羊肉挂面 ……………… 319
15. 烤五香鹅 ……………… 319
16. 麻辣羊肉炒葱头 ……… 319
17. 砂锅牛尾 ……………… 320
18. 甜酒酿蒸鸡蛋 ………… 320
19. 鸡肠炒韭菜 …………… 321
20. 狗肉炖黑豆 …………… 321
21. 红烧狗肉 ……………… 322
22. 姜附烧狗肉 …………… 322
23. 乌鸡酒 ………………… 322
病症索引 ………………… 324

春季食疗

春季气候温暖多风，阳气升发，万物生长，是其常；有时春雨连绵，寒潮袭击，气候变寒冷多湿，是其变。人们生活起居必须御其温暖多风太过而致的风热之邪，或风寒湿冷之气。若衣被无度、饮食失节、起居不避外邪，往往感受风热之邪或风寒之邪而致病。

风热之邪具有升散、疏泄、上扬的特点，侵袭人体先犯上焦肺卫。肺主气司呼吸、外主皮毛通腠理，上连咽喉，开窍于鼻。故风热犯肺，初起多见微恶风寒，发热，咽干喉痛，咳嗽，咯痰，胸闷不舒，口干，或小便黄，舌尖边红，苔薄白干或薄黄，脉多浮数。往往见于春季的呼吸系统急性传染病或感染性疾病，如流行性感冒、感冒、气管炎、支气管炎、扁桃腺炎、肺炎等；或者某急性传染病的早期症状，如麻疹、水痘、流行脑脊髓膜炎等。若风热之邪郁于肺卫不解，进而化热化火可传入气分，出现高热，咳嗽，痰黄稠，口渴引饮，汗出较多，大便干结，小便黄短，舌红，苔黄干，脉洪数或滑数，一系列肺、胃热盛的表现。邪热炽盛，既可伤津，也能耗气，故热病之后多见阴伤或气虚的症状。

春季风热气候为常，风寒湿冷气候为变，故风热兼湿致病也时有发生，风寒外感偶见发生，春天调理起居，治病食疗也不能忽视。在机体方面，五脏应四时，肝主者应风木，木旺生风，也有内风（即肝风）之疾。

春天阳气萌发，顺应时令，万物生机以阳气推动。人体生命活动也是如此，饮食起居应该养阳助阳，不宜过寒伤阳、过度冷食凉饮遏制阳气，而致寒从中生，出现脾胃虚寒的病变。

春季食疗多以辛凉、辛寒、甘寒为主。辛能散表，凉能清能泄，可以辛凉之品疏散风热之表邪；辛寒可清泄肺、胃炽盛之热邪；甘寒以养阴退热。另外，知常知变，有时使用辛温以散风寒表邪，投以淡渗、芳香之品以利湿化湿。顺时养生，甘温益气补阳，甘酸和肝柔肝息风，在春天也是常用之法。饮食方面，宜清淡忌肥腻，以配合食疗，治病养生，发挥更好的效果。

一、解 表 类

（一）汤食

1. 葱白豆豉汤

【用料】葱白 100 克，淡豆豉 150 克，葛根 150 克，麻黄 10 克（备用）。

【做法与用法】葱白切段，将淡豆豉用纱布装包，葛根洗净切块。三味放砂锅内加水 3 碗半，煎煮成浓汁约 1 碗，分 2 次温服。服药后宜厚衣被避风寒；若无汗出者，再加麻黄按上法煎服。每日服 1~2 次，连服 3 日。

【说明】葱白性温，味辛，入肺、胃经，能发汗解表，散寒通阳；淡豆豉性平，味甘、微苦，入脾、肺经，能解表除烦；葛根性凉，味辛，入脾、胃经，能解肌清热；麻黄性温，味辛、微苦，入肺、膀胱经，能发汗散寒。诸药合用，具有解表散邪，清热除烦的功效。

【调理】感冒初起，发热，怕冷，头痛，烦闷不适，肌肉酸痛，口干，舌苔薄白或黄，脉浮数。

【注意事项】若感冒日久、高热不退、汗出较多、口干口苦、苔黄厚而干者，邪已传里，不宜服用。若恶寒较重、无汗者，才加麻黄入汤煎服。

2. 葱白大蒜汤

【用料】葱白 500 克，大蒜 250 克。

【做法与用法】葱白洗净，大蒜去皮；葱白切段，大蒜砸碎。二味置入锅中，加水 2 000 克煮沸 15 分钟即可。可供家里多人饮用，每人每次饮 1 茶杯，每日服 3~4 次。

【说明】大蒜性温，味辛，入肺、胃经，能辛散，行气，通阳，杀虫等。与葱白合用，解表通阳祛邪之力较优。

【调理】预防流行性感冒，或有打喷嚏、头痛、肌肉酸痛等感冒初起症状者可服用。

【注意事项】属阴虚火旺体质者，如口咽干燥、口苦、尿黄、舌红无苔者，不宜服用。

3. 芦根汤

【用料】鲜芦根100克，鲜萝卜500克，葱白50克，青橄榄10个。

【做法与用法】将鲜芦根、葱白洗净切段，萝卜洗净切小块，青橄榄砸碎，一起放入砂锅中，加水4碗煮至1碗半，分2次温服，也可吃汤中萝卜、橄榄。每日服食1~2次。

【说明】芦根性寒，味甘，入肺、胃经，能清热生津，利小便；萝卜性平、微温，味辛、甘，入肺、胃经，能理气化痰，宣肺透邪；青橄榄性平，味甘，入肺、胃经，能生津除痰而利咽喉。三味与葱白合用具有疏风清热，利咽止咳的功效。

【调理】风热感冒。证见发热，微恶风寒，鼻塞，流涕清稀，咳嗽，咽干咽痛，舌尖边红，苔薄黄或苔薄白而干，脉浮数。

【注意事项】若属风寒感冒、恶寒较甚者，可加入生姜4片入汤中煎服。也可用于预防和治疗流行性感冒。

4. 牛蒡蜂蜜汤

【用料】牛蒡子50克，薄荷10克，蜂蜜25克。

【做法与用法】牛蒡子加水3碗半煮沸20分钟后，加入薄荷再煎5~10分钟，调入蜂蜜；或去渣后加入白糖、白粥适量。分2次温服。

【说明】牛蒡子性微寒，味辛、微苦，入肺、胃经，能疏散风热，利咽散结；薄荷性凉，味辛，气清香，入肺、肝经，能疏散风热，清头目利咽喉；蜂蜜甘润，能润脏腑和营卫，止痛解毒。三药合用，辛凉解表，清热利咽。

【调理】风热感冒或急性咽喉炎。证见咽喉干痒或痛，咳嗽少痰或痰黄，甚至发热，恶寒，口鼻干燥，头痛，大便干结，舌质红，苔薄黄，脉浮数。

【注意事项】风寒感冒、恶寒重、身骨酸痛、无汗、无明显咽喉干痒而痛、舌苔白润者，慎用此法，以避免寒邪留着不去。

5. 野菊白芷葱须汤

【用料】野菊花 30 克，白芷 20 克，连须葱白 3～4 根。

【做法与用法】连须葱白洗净，和野菊花、白芷一起放入砂锅中，加水 3 碗煎至 1 碗，取汁后留渣，再加 1 碗水煎至半碗。将头煎与二煎混和，分 2 次温服，连服用 3 日。

【说明】野菊花性凉，味苦，入肺、肝经，能疏风清热解毒；白芷性温，味辛，入肺、胃经，能发散风寒，除湿止痛。二味配上连须葱白，具有疏风透表止痛的功效。

【调理】风寒感冒，急性鼻炎。证见鼻塞不适，喷嚏频频，头痛甚，或有发热，恶寒，苔白或薄白而润，脉浮紧。

【注意事项】若热甚者，口渴而苦、多汗、大便结、小便黄，不宜服用。

6. 猪瘦肉杏仁汤

【用料】猪瘦肉 250 克，菊花 9 克，杏仁 9 克，桑叶 9 克，浙贝母 15 克，生姜 2 片。

【做法与用法】猪瘦肉洗净切细块，连同其他用料一起放进砂锅内，加清水 4 碗，煮 2 小时，放进少许食盐调味即成。吃肉饮汤，每日 1 次，连服 3～5 日。

【说明】猪瘦肉性平，味甘，入肺、脾、胃经，能益胃润肺健脾；菊花性微寒，味甘、微苦，入肺、肝经，能疏风清热，平肝明目；生姜性温，味辛、辣，入肺、胃经，能解表散寒，温肺止咳，和胃止呕；杏仁性温，味苦，入肺、大肠经，能止咳平喘，润肠通便；桑叶性微寒，味甘、微苦，入肺、肝经，能疏风清热，清肝明目；浙贝母性寒，味苦，入肺、心经，能清化热痰，开郁散结。诸物合用，具有疏风解表，清热化痰，止咳解郁的功效。

【调理】风热咳嗽，急性支气管炎，气管炎。证见咳嗽，胸闷痛，痰黏稠，口干苦，咳时头胀痛，便秘，舌红苔薄黄，脉浮数或弦数。

【注意事项】若恶寒发热明显者，猪瘦肉应酌减量或不用，忌其甘润而黏腻恋邪。

7. 芫荽汤

【用料】芫荽100克。

【做法与用法】芫荽连根带叶洗净,切段置入砂锅中,加水3碗,煮沸10分钟,分2次温服,也可同吃芫荽。连服3~5日。

【说明】芫荽性微温,味辛,气香,入肺、胃经,能解表透疹,和胃消食。

【调理】小儿麻疹不透、食滞不化。证见恶寒,鼻塞流涕,或两眼泪汪汪;麻疹出肌肤参差不齐,未能出透;胃胀闷,厌食吞酸,大便溏薄,舌苔白浊或白干,脉浮或数或紧。

【注意事项】风热感冒、面红口渴而有汗者,慎用;麻疹见肌肤红点密布出齐者,也应慎用。

8. 紫苏人参汤

【用料】紫苏叶30克,党参10克,白术20克,防风15克。

【做法与用法】紫苏叶与党参(一般以太子参为佳)共研粗末,放入砂锅中,加水3碗,煮沸20分钟,去渣。分2次温服,连服5日。

【说明】紫苏叶性温,味辛,气香,入肺、脾经,能解表散寒,行气和中;党参性平,味甘,入脾、肺经,能健脾益气生津;白术性温,味甘、苦,入脾、胃经,能补脾益气,燥湿利水;防风性温,味甘、辛,入膀胱、肝、脾经,能发表散风胜湿的。诸药合之,具有益气和中,解表散寒,祛风胜湿的功效。

【调理】虚人感冒。证见恶寒而发热不甚,咳嗽,痰白稀,神疲乏力,短气,纳差,舌苔白薄而润,脉浮而重按无力。

【注意事项】若感冒邪实热证,有发高热、面红目赤、汗出口干苦、咽痛、舌红苔黄者,不宜服用。

(二)粥食

1. 发汗豉粥

【用料】淡豆豉15克,荆芥10克,葛根20克,栀子9克,生石膏30克,生姜3片,葱白3条,粳米60克。

【做法与用法】先将淡豆豉、荆芥、葛根、栀子、生石膏同放入砂锅内,加水5碗煎至4碗,取汁去渣,再以药汁入粳米煮为稀薄粥后,加入生姜、葱白再煮沸3~5分钟即可。分2次温食,连服3~5日。

【说明】荆芥性微温,味辛,气香,入肺、肝经,能解表祛风散寒;栀子性寒,味苦,入心、肺、肝、胆、三焦经,能清热除烦祛湿;生石膏性寒,味甘、辛,入肺、胃经,能清肺热泻胃火,除烦止渴,解肌散热;淡豆豉性平,味甘、微苦,入脾、肺经,能解表除烦;葛根性凉,味辛,入脾、胃经,能解肌清热;粳米性平,味甘、淡,入脾、胃经,能养胃润脾,渗湿化滞而不留邪。诸物合用,既能发汗解表,兼清里热,又能和胃生津而防过汗伤阴。

【调理】感冒。证见发热,恶寒,无汗,头痛身疼,心烦,口渴,咳嗽,痰黄或白而稠,舌苔薄白而干或薄黄,脉浮紧或浮数。

【注意事项】感冒热甚而汗出较多,其人属气阴两虚者,不宜服食。

2. 薄荷粥

【用料】薄荷15克(新鲜的可用至30克),桑叶15克,菊花15克,粳米60克,冰糖适量。

【做法与用法】取薄荷、桑叶、菊花洗净加水2~3碗,煮沸5分钟后拿起,加盖候冷备用;另用粳米煮粥,待粥将成时,加入冰糖适量及薄荷汤半碗至1碗,再煮1~2沸即可。每日2次温服,连服3日。

【说明】冰糖性凉,味甘,入肺、脾、胃经,能养阴清热;桑叶性寒,味苦、甘,入肺、肝经,能疏散风热,清肺润燥,平肝明目;菊花性微寒,味甘、苦,入肺、肝、肾经,能疏散风热,清肝明目;薄荷性凉,味辛,气清香,入肺、肝经,能疏散风寒,清头目利咽喉。诸药与粳米合用,具有疏散风热,清利咽喉的功效。

【调理】风热感冒。证见发热,微恶风寒,咽痛喉痒,咳嗽,头痛目赤,舌尖边红,苔薄白干,脉浮数。

【注意事项】风寒感冒、恶寒重、无汗、舌淡苔薄白而润、脉浮紧者,不宜服食。风热感冒初起,服食此粥后略加衣被,使之微微汗出,效果更佳。

3. 胡萍粥

【用料】鲜芫荽15克,红浮萍15克,绿豆100克,粳米45克。

【做法与用法】鲜芫荽、红浮萍洗净放入砂锅中，加水2碗，煎沸5分钟后去渣取汁备用；另用粳米、绿豆煮粥，待粥将煮成时，入药汁共煮至稀薄状即可。分2~3次趁温服食，可连食用3~5日。

【说明】红浮萍性寒，味辛，入肺经，能发汗解表，行水消肿；绿豆性寒，味甘，入肺、胃、三焦、膀胱经，能清热解毒，利尿祛湿；鲜芫荽性微温，味辛，气香，入肺、胃经，能解毒透疹，和胃消食。三物与粳米合用，具有辛凉解表，透疹解毒的功效。

【调理】麻疹出疹前期。证见发热，怕风，咳嗽，流涕，目赤怕光，眼泡浮肿，泪水汪汪，神疲纳呆，苔薄白而干或薄黄，脉浮数。

【注意事项】服食后若汗出过多，应及时轻柔擦干、换衣服，避免受凉再感外邪。

4. 金银花葛根粥

【用料】金银花30克，杭菊花15克，葛根60克，粳米50克。

【做法与用法】将金银花、杭菊花、葛根三味放入砂锅内，加水5~6碗，煮沸15分钟后取汁，用慢火与粳米煮粥，加入冰糖适量调味。每次1碗，每日趁温食3~4次，连食3~5日。

【说明】金银花性寒，味甘，入肺、脾经，能清热透表，解毒；杭菊花性微寒，味甘、微苦，入肺、肝经，能疏风清热，平肝明目；葛根性凉，味甘、辛，入脾、胃经，能解肌清热。三物与粳米合用，具有清热解毒，疏风透疹的功效。

【调理】麻疹出疹期。证见疹点鲜红，发热，烦渴，咳嗽，舌质红赤，苔黄干，脉洪数或滑数。也可用于风热感冒，发热，口渴，面红目赤，头痛等。

【注意事项】麻疹未透发者应慎用，或加入荆芥、芫荽、薄荷等一同煎汁煮粥食用。

5. 鲮鱼鳃粥

【用料】鲮鱼鳃干片10克，粳米45克。

【做法与用法】将鲮鱼鳃干片洗净浸透，连同洗净的粳米放入砂锅，加水4碗，用慢火煮成稀薄粥，待温分2次服食，也可入少许食盐调味。连食3日。

【说明】鲮鱼鳃性寒，味咸，入肺、肝经，走血络，能清热透疹，解毒化斑。与粳米合用，具有清热解毒，养阴透疹的功效。

【调理】麻疹发热出疹期。证见疹出鲜红成片，发热，口渴，目赤唇红，舌红而干，脉弦数或滑数。

【注意事项】麻疹初起、未出齐显露于皮肤者，暂慎用。

（三）饮与茶食

1. 桑菊薄竹饮

【用料】桑叶10克，菊花10克，淡竹叶10克，薄荷3克。

【做法与用法】将桑叶、菊花、淡竹叶、薄荷洗净，放入茶壶内，用烧沸的开水冲泡15分钟即可。趁温每次饮1杯，每日饮5~6杯；亦可冷后作饮料频饮。每日1料泡制，连服用3日。

【说明】桑叶与菊花的性味、归经、功效参照"猪瘦肉杏仁汤"；薄荷的性味、归经、功效参照"牛蒡蜂蜜汤"；淡竹叶性微寒，味甘、淡，入心、胃、膀胱经，能清肺除烦，利水通淋，透解表热。四味合用，具有辛凉解表，清热宣肺的功效。

【调理】风热感冒。证见身热，微恶风，头痛，咳嗽，咽痛喉痒，口干欲饮，舌边尖红，苔薄白微黄，脉浮数。

【注意事项】风寒感冒、恶寒甚、口不干、舌淡、苔薄白而润、脉浮紧者，不宜饮服。

2. 桑菊豆豉饮

【用料】桑叶10克，菊花10克，淡豆豉6克。

【做法与用法】上三味洗净放入砂锅，加水3碗，煮沸10分钟即可。趁温每次服半碗，分2~3次饮完。每日服用1料，连饮2~3日。

【说明】桑叶与菊花的性味、归经、功效参照"猪瘦肉杏仁汤"；淡豆豉参照"葱白豆豉汤"。三味合用，具有辛凉解表，清肝热止头痛的功效。

【调理】风热感冒初起。证见恶风，微发热，头痛，困倦，咽喉干痒，喷嚏频频等。

【注意事项】风热感冒初起，发热不显，咽痛及咳嗽不甚者适宜；若发热甚，咽痛、咳嗽明显者，可饮用桑菊薄竹饮。

3. 桑薄花蜜饮

【用料】桑叶5克，菊花5克，薄荷3克，丝瓜花10克，蜂蜜15克。

【做法与用法】桑叶、菊花、丝瓜花三味放入砂锅，加水3碗煮沸10分钟后，再放入薄荷煮5分钟，去渣取汁，兑入蜂蜜和匀，当茶温服。每日1料分数次饮完，连饮3日。

【说明】桑叶性微寒，味甘、微苦，入肺、肝经，能疏风清热，清肝明目；菊花性微寒，味甘、微苦，入肺、肝经，能疏风清热，平肝明目；薄荷性凉，味辛，气清香，入肺、肝经，能疏散风热，清头目利咽喉；丝瓜花性凉，味甘，入肺、胃、膀胱经，能清热透表，利水宽胸通络。四物与蜂蜜合用，具有疏风清热，宣肺止咳，止头痛的功效。

【调理】风热感冒，风温卫表证。证见恶风寒，发热，无汗或少汗，咽干喉痛，口干，咳嗽，痰黄或白稠，头痛，舌边尖红，舌苔薄白或黄腻，脉浮数。

【注意事项】风寒感冒、恶寒重、咽喉无干痛、口淡、脉浮紧者，不宜饮用。

4. 桑菊杏仁饮

【用料】桑叶10克，菊花10克，杏仁10克，浙贝母10克，白砂糖适量。

【做法与用法】桑叶、菊花、杏仁、浙贝母四味放入砂锅，加水3碗煮沸10分钟，去渣取汁，再调入白砂糖适量，趁温分数次代茶饮。每日饮用1料，连服3~5日。

【说明】桑叶性微寒，味甘、微苦，入肺、肝经，能疏风清热，清肝明目；菊花性微寒，味甘、微苦，入肺、肝经，能能疏风清热，平肝明目；杏仁性温，味苦，入肺、大肠经，能止咳平喘，润肠通便；浙贝母性寒，味苦，入肺、心经，能清化热痰，开郁散结；白砂糖性微寒，味甘，入肺、胃经，能清热生津，利尿解毒。五味合用，具有疏风清热，宣肺化痰止咳的功效。

【调理】风热咳嗽，急性气管炎、咽喉炎。证见咽喉干痛，咳嗽，痰黏稠难咯，或黄或白，头痛，或有发热恶风，舌尖边红，苔薄黄，脉浮数。

【注意事项】风寒咳嗽、慢性支气管炎、咳嗽痰稀白、舌淡、苔白厚腻者，不宜饮服。

5．双花饮

【用料】金银花10克，山楂10克，菊花10克，蜂蜜15克。

【做法与用法】将金银花、山楂、菊花一同放入砂锅，加清水3碗共煎，取汁1碗，再兑入蜂蜜和匀，待温缓缓饮服。每日服用1料，可连用3日。

【说明】山楂性微温，味甘、酸，入脾、胃、肝经，能导滞消食，化瘀散结；金银花性寒，味甘，入肺、脾经，能清热透表，解毒；菊花性寒，味甘、微苦，入肺、肝经，能疏风清热，平肝明目。四物合用，具有清热疏风，导滞和胃的功效。

【调理】风温表证兼食滞、风热感冒挟食滞。证见发热，微恶风寒，头痛，脘痞，嗳气，咳嗽，咽干喉痛，口干引饮，舌尖边红，苔黄薄而略腻或润，脉浮数。

【注意事项】风寒感冒表寒证忌用。

6．葱豉芦根饮

【用料】鲜葱白3～5根，淡豆豉12克，鲜芦根60克，薄荷6克，淡竹叶10克。

【做法与用法】将上述各味用清水洗净，鲜芦根、淡竹叶、淡豆豉同放入砂锅，加水3碗半煮沸10～15分钟后，放入鲜葱白再煮5分钟，最后加入薄荷煎煮片刻，去渣取汁，候温分2～3次饮服。每日服用1料，可连用2～3日。

【说明】鲜葱白性温，味辛，入肺、胃经，能发散风寒，通阳止痛；淡豆豉性平，味甘、微苦，入脾、肺经，能解表，除烦；薄荷性凉，味辛，气清香，入肺、肝经，能疏散风热，清头目，利咽喉。五味合用，具有清热透表，生津除烦的功效。

【调理】春温病初起表里同病、感冒表邪未清里热已盛。证见身热，微恶风寒，口苦而渴，心烦，小便短赤，舌质红，苔薄黄，脉弦数。

【注意事项】风寒感冒、恶寒重而口淡、苔薄白而润、脉浮紧者，不宜服用。

7．双花杏蜜饮

【用料】金银花10克，菊花10克，杏仁10克，浙贝母12克，蜂蜜20克。

【做法与用法】先将杏仁研碎，同金银花、菊花、浙贝母一起放入砂锅，加水3碗半煮至1碗半，去渣取汁，兑入蜂蜜和匀，代茶频饮。每日1料，可连服用3～5日。

【说明】金银花性寒，味甘，入脾、肺经，能清热解毒，凉血透表；菊花性微寒，味辛、甘、微苦，入肺、肝经，能疏散风热，清肝明目；杏仁性温，味苦，入肺、大肠经，能止咳平喘，润肠通便；浙贝母性寒，味苦，入肺、心经，能清化热痰，开郁散结。四味与蜂蜜合用，具有疏风清热，宣肺化痰止咳的功效。

【调理】风热咳嗽，肺痈初起。证见发热，微恶风寒，咳嗽，胸闷不舒，或咳则痛甚，痰黄，黏稠浓浊，舌质红，苔薄黄而干，脉浮滑而数。

【注意事项】风寒咳嗽、痰白而稀、苔白而润者，不宜饮用。

8．金银花薄黄饮

【用料】金银花30克，薄荷9克，黄芩9克，冰糖20克。

【做法与用法】金银花、黄芩二味加水3碗煎至1碗半，再入薄荷沸5分钟后，去渣取汁，兑入冰糖溶化，候温分2次饮用。每日1料，连饮用3～5日。

【说明】金银花能清热解毒，凉血透表；薄荷能疏散风热，清头目，利咽喉；黄芩性寒，味苦，入肺、胆、胃、大肠经，能清泄热毒，泻火燥湿。三味与冰糖合用，具有辛凉解表，清热散结，泻火解毒的功效。

【调理】痄腮病初起。证见恶寒发热，头痛身疼，腮部微肿稍红，舌尖边红，苔薄黄，脉浮数。

【注意事项】痄腮病热毒炽盛、腮部红肿热痛明显者，应配合其他药物治疗。

9．桑菊竹叶饮

【用料】桑叶10克，菊花10克，淡竹叶30克，白茅根30克，薄荷3克，白糖20克。

【做法与用法】桑叶、菊花、淡竹叶、白茅根同放入砂锅，加水3碗半煮沸10分钟，再放入薄荷煮5分钟，去渣取汁，兑入白糖即成。待稍温分2～3次饮服。每日1料,连服用3～5日。

【说明】桑叶性微寒,味辛、甘,入肺、肝经,能疏散风热,清肝明目;菊花能疏散风热,清肝明目;淡竹叶性微寒,味甘、淡,入心、胃、膀胱、小肠经,能清热除烦,利水通淋;白茅根性寒,味甘,入肺、胃、膀胱经,能清热利尿,凉血止血。五味与白糖合用,具有辛凉解表,清热凉血,解毒散结的功效。

【调理】风热感冒,痄腮病初起。证见发热,恶寒,咽痛,咳嗽,或腮部肿胀不适,口干渴,小便黄,舌尖边红,苔薄黄干,脉浮数。

【注意事项】风寒感冒或寒邪束表者,见恶寒重、口淡、无汗、苔薄白而润、脉浮紧者,不宜饮服。

10. 桑芷茶

【用料】冬桑叶15克,香白芷9克,辛夷花15克,苍耳子15克。

【做法与用法】将冬桑叶搓碎,白芷碾碎后,四味一起放入暖水瓶中,冲入热开水大半瓶,盖严15分钟即可,当茶频饮,1日内饮完。连饮服3日。

【说明】桑叶性微温,味辛、甘,入肺、肝经,能疏散风热,清肝明目;香白芷性温,味辛,入肺、胃经,能发散风寒,祛风止痛,且品气芳香,善上行而通鼻窍;辛夷花性温,味辛,入肺、胃经,能散风寒,通鼻窍;苍耳子性温,味辛、苦,能通鼻窍,祛风湿,止痛。四者合用,具有祛风透表,通窍止痛的功效。

【调理】感冒初起。证见头痛,鼻塞不舒,或流清稀鼻涕,喷嚏频频。

【注意事项】此茶辛凉、辛温并用,故风热、风寒感冒初起者,均可饮服。

二、清热类

（一）汤食

1. 金银花山楂汤

【用料】金银花30克，连翘20克，山楂10克，蜂蜜20克。

【做法与用法】先把金银花、连翘、山楂放入砂锅内，加水4碗煎至2碗，去渣取汁，加入蜂蜜拌匀而成。分3次温服食，每日1料，连饮服3日。

【说明】金银花性寒，味甘，入肺、脾经，能清热解毒，透表；连翘性寒，味苦，入肺、心、胆经，能清热解毒，消痈散；山楂性微温，味甘、酸，入脾、胃、肝经，能消导散结，除滞化瘀。三味与蜂蜜合用，具有辛凉清热，消滞除痞，生津开胃的功效。

【调理】风热感冒。证见发热，口鼻干燥灼热感，脘痞，食欲差，尿黄，或大便干结，舌质红，苔薄黄而干，脉浮数。

【注意事项】风寒感冒、恶寒、口淡、尿清长者，不宜饮服。

2. 绿豆茶叶冰糖汤

【用料】绿豆50克，绿茶5克，冰糖15克。

【做法与用法】绿豆洗净、捣碎，放入砂锅加水3碗煮至1碗半，再加入茶叶煮5分钟，兑入冰糖拌化，待温分2次服食。每日1料，连服3日。

【说明】绿豆性寒，味甘，入肺、胃、三焦、膀胱经，能清热利尿，解毒祛湿；绿茶性寒，味甘、微苦，入胃、大肠、膀胱经，能清热生津，祛湿利尿。二味与冰糖合用，具有清热解毒，泻火除湿，生津利咽，利尿止渴的功效。

【调理】防治流行性感冒。证见咽喉干痒或疼痛，咳嗽少痰，或痰黄稠，口苦，小便黄短，舌红苔黄干，脉弦数或滑数。

【注意事项】若流行性感冒证属风寒性质者，见有恶寒、口淡不渴、小便清、大便溏、舌淡苔白者，不宜饮服。

3．白菜根白糖汤

【用料】白菜根（茎块）2~3个，白糖15克。

【做法与用法】将白菜根洗净切片，加水1碗半，煮沸10分钟后加白糖拌化即成，待凉分2次服食。每日服用2料，连服食3日。

【说明】白菜根性寒，味甘，入肺、胃、脾经，能清热生津。与白糖合用，具有清热解毒生津的功效。

【调理】流行性感冒初起。证见咽喉干痒疼痛，干咳无痰，舌尖边红，苔薄白干，脉浮数。

【注意事项】流行性感冒属风寒表现者，见有恶寒重、口不渴、小便清长等寒多热少者，不宜服用。

4．地胆头猪瘦肉汤

【用料】地胆头30克，猪瘦肉100克，油、盐适量。

【做法与用法】将地胆头、猪瘦肉洗净，猪瘦肉切成细块，一起放入煲内，用4碗清水煎煮成2碗，用油、盐调味，饮汤食肉。每日1料，连服食5~7日。

【说明】地胆头性寒，味苦，入肺、胃、膀胱经，能清热泻火，解毒利尿。与猪瘦肉合用，具有清热解毒，凉血止血，利尿，除湿的功效。

【调理】血尿、膀胱湿热证。证见发热，口干口渴，小便如浓茶或洗肉水样，便秘，舌质红，苔黄，脉数。

【注意事项】若血尿患者属脾胃虚寒者，见有口淡、便溏、面色苍白、气短乏力、舌淡脉虚等，不宜服用。

5．马兰草汤

【用料】鲜马兰草（连根）120克或干品60克，白砂糖20~30克。

【做法与用法】马兰草洗净，加水4碗半，用旺火煎煮至2碗，兑入白砂糖拌化，待温入瓶。分3次温服，1日饮服完，连服3~5日。

【说明】鲜马兰草性微寒，味辛、苦，入肺、胃经，能清热宣肺，化痰止咳利咽；与白砂糖合用，具有清热解毒，止咳利咽，凉血止血，宣肺化痰的功效。

【调理】风热感冒，肺胃热证。证见咽干喉痛，咳嗽无痰，鼻衄或齿龈出血，舌质红，苔黄，脉数。

【注意事项】风寒感冒、恶寒甚、咽干痒而不红、咳嗽痰白稀、舌淡苔白者，不宜服用。

6．大飞扬草豆腐汤

【用料】大飞扬草 20 克，豆腐 2 块，猪瘦肉 100 克，油、盐少许。

【做法与用法】大飞扬草洗净切段，猪瘦肉切块洗净，豆腐洗净沥干，切成小方块。砂锅内盛入清水 3 碗半，用料一起放入，煮至 1 碗水，加油、盐调味即成。饮汤吃肉和豆腐，每日 1 料，连服食 5~7 日。

【说明】大飞扬草性凉，味微辛、酸，入肺、胃、大肠经，能清热祛湿，凉血止痒；豆腐性凉，味甘、淡，入肺、胃经，能清热和胃，生津健脾。二物与猪瘦肉合用，具有清热解毒，利尿通尿的功效。

【调理】急性乳腺炎。证见乳房红肿热痛，或伴发热，口干口苦，尿黄，舌红，苔黄干，脉滑数或弦数。

【注意事项】若全身中毒症状明显者，如高热、头痛、疲乏等，应配合中西药物治疗。

7．鱼腥草猪肺汤

【用料】鲜鱼腥草 100 克，猪肺 200 克。

【做法与用法】猪肺洗净切块，同鱼腥草一起放入砂锅内，加清水 4 碗，煮半小时，放少许食盐调味即成。饮汤食猪肺，每日 1 次，连服 3~5 日。

【说明】鲜鱼腥草性微寒，味辛、酸，入肺、大肠、膀胱经，能清热解毒，消痈除肿，祛痰化湿，尤为清肺热、化痰散结之要药；猪肺性微寒，味甘、淡，入肺、胃、大肠经，能润肺益胃，止咳顺气。二味合用，具有清热宣肺，化痰止咳，生津利咽的功效。

【调理】风热犯肺。证见发热，微恶风寒，咳嗽，痰黄而稠，口干咽痛，舌尖边红，苔薄白干或微黄，脉浮数。

【注意事项】若恶风寒明显、流清鼻涕、咳嗽痰清稀、项背疼痛发凉、小便清利者，不宜服用。

8．饴糖萝卜豆腐汤

【用料】豆腐 500 克，饴糖（即麦芽糖）60 克，生萝卜汁 1 杯。

【做法与用法】将豆腐切小块,加入饴糖、生萝卜汁混和煮开。每日分2次服,也可饮汤食豆腐,连服5~7日。

【说明】豆腐性凉,味甘、淡,入肺、胃经,能清热和胃,生津健脾;饴糖性平,味甘,入脾、胃、肺经,能益气补中,润肺止咳;生萝卜汁性平,味辛、甘,入脾、胃、肺经,能降气祛痰,消食导滞。三物合用,具有清热宣肺,化痰降逆的功效。

【调理】热喘。证见气喘,咳嗽,痰黏稠胶黄,胸闷不适,口渴欲饮,舌暗红,苔黄腻,脉滑数。

【注意事项】若见气短喘息、呼多吸少、声低气怯、咯痰白如泡沫或清稀、畏风自汗、面目虚浮者,禁用此汤,以免耗伤正气,应配合药物治疗。

9. 火炭母猪红汤

【用料】鲜火炭母100克,猪红150克。

【做法与用法】将火炭母洗净切段,与猪红一起放入砂锅中,加清水3碗煲至1碗,加食盐调味,饮汤食猪红。每日服食1~2次,连服7~10日。

【说明】鲜火炭母性寒,味微苦、微酸,入肺、大肠经,能清利湿热,消滞,清肺利咽;猪红性凉,味甘,入胃、大肠经,能清胃火,凉血,消滞。二味合用,具有清热利湿的功效。

【调理】大肠湿热。证见腹痛,里急后重,便下脓血赤白黏冻,或泻下黄褐稀烂臭秽,肛门灼热,小便短少赤浊臭秽,肢体困重,口渴欲饮或渴不多饮,舌红苔黄腻,脉滑数。

【注意事项】若见大便溏泄日久不止,或下痢脓血白多赤少而缠绵日久、少气懒言、肢倦乏力、面色淡白或萎黄者,不宜服用。

10. 芹菜大枣汤

【用料】鲜芹菜250~500克,大枣50~100克。

【做法与用法】将芹菜洗净,切碎,和大枣共入砂锅,加水4碗煮至2碗,分3次饮,连服5~7日。

【说明】芹菜性寒,味辛,入肝、心、膀胱经,能清心火,利小便,清肝火,降血压;大枣性平,味甘,质润多液,入脾、胃经,能补益脾胃,调和药性。二味合用,具有清火熄风的功效。

【调理】肝阳上亢眩晕。证见头晕胀痛,急躁易怒,耳鸣如潮,失眠多梦,口苦口干,尿黄便秘,舌红苔黄,脉弦数。

【注意事项】若见头目眩晕、两目干涩或雀盲、肢体麻木、爪甲淡白不荣属肝血虚不足者,不宜服用。

11. 草决明海带肉汤

【用料】草决明30克,海带10克,猪瘦肉50克。

【做法与用法】草决明置入砂锅中,加水2 000煎20分钟后,再加入海带、猪瘦肉同煮,去渣,饮汤食肉。每日服3次,连服5~7日。

【说明】草决明性微寒,味甘、苦,入肝、胃经,能清肝明目,润肠通便;海带性寒,味苦、咸,入肝、胃经,能清热消痰,软坚散结。二味与猪瘦肉合用,具有平肝潜阳,清火熄风的功效。

【调理】同"芹菜大枣汤"。

【注意事项】同"芹菜大枣汤"。本汤剂性寒降滑利,大便溏者不宜用。

(二)粥食

1. 竹叶粥

【用料】淡竹叶15克(鲜竹叶30克),生石膏30克,粳米60克,白砂糖适量。

【做法与用法】先将淡竹叶、生石膏同放入砂锅内,加水5碗煎至4碗,去渣取汁,后下粳米作粥,候熟烂,入白砂糖搅匀即可。每日食1料,连服3~5日。

【说明】淡竹叶性微寒,味甘、淡,入心、胃、膀胱经,能清热除烦,利尿祛湿;生石膏性寒,味甘、辛,入肺、胃经,能清肺胃热,并可生津除烦。二味与白砂糖、粳米合用,具有清热生津,除烦止渴,利尿消肿,解毒的功效。

【调理】温热病。证见口渴多饮,心烦,目赤,口舌生疮糜烂,尿黄以及诸热毒肿,发背痈疽,舌红苔黄,脉数或洪大等。

【注意事项】表证未解而恶寒无汗,或发热而不烦渴,或汗虽多而面色苍白,或脉虽大而重按无力者,均不宜食用。

2. 栀子淡豆豉粥

【用料】栀子 5~10 克，淡豆豉 15 克，天花粉 30 克，粳米 50~100 克。

【做法与用法】将淡豆豉、天花粉同入砂锅煎汁，沸后约 10 分钟，取汁约 5 碗，再与粳米同煮为粥。另将栀子碾成细末，待粥将成，调入栀子末，稍煮即可。每日服 1~2 次，连服 5~7 日。

【说明】栀子性寒，味苦，入心、肺、肝、胆、三焦经，能清热除烦，清利湿热；天花粉性寒，味甘、微甘，入肺、胃经，能清热生津，清肺化痰，解毒消肿；淡豆豉性平，味甘、微苦，入肺、脾经，能透表散热，清热除烦。三味与粳米合用，具有清热除烦，透热解郁，生津止渴的功效。

【调理】热郁胸膈证。证见胸膈灼热，烦躁，口渴，唇焦咽干，便秘，舌红苔黄，脉滑数。

【注意事项】若见胸中烦热、腹中疼痛喜温喜按、恶心欲呕、面色萎黄、口干少饮、舌淡、苔薄黄、脉濡，属上热下寒证者，不宜食用。

3. 益母草汁粥

【用料】鲜益母草汁 10 毫升，鲜生地黄汁 40 毫升，鲜藕汁 40 毫升，蜂蜜 10 毫升，生姜汁少许，粳米 100 克。

【做法与用法】分别将鲜益母草、鲜生地黄、鲜藕和生姜洗净，捣烂绞汁。粳米煮粥，待未熟时，加入上述诸药汁及蜂蜜，共煮成稀粥。每日分 2 次温服，连服 5~7 日。

【说明】鲜益母草汁性平，味辛、微苦，入心包、肝经，能活血调经，利水消肿；鲜生地黄汁性寒，味甘、微苦，入心、肝、肾经，鲜品长于清热凉血，养阴生津；鲜藕汁性平，味甘、涩，入肺、胃经，用于收敛止血，鲜品对于热证出血效果更佳。三味与蜂蜜、粳米、生姜合用，具有清热凉血，解毒化斑，止血生津的功效。

【调理】热在营血，热盛动血。证见身热，口渴，躁扰不安，肌肤发斑，甚或吐衄便血，舌质绛，苔黄，脉数。

【注意事项】若脾虚有湿、腹满便溏以及阳虚证畏寒肢冷等证者均忌用，孕妇慎用。

4. 金银白粥

【用料】金银花 50 克，白头翁 100 克，粳米 100 克，红糖适量。

【做法与用法】先将金银花、白头翁入砂锅中，加入 6 碗水煎至 5 碗，去渣，用汁煮粳米为稀粥，调入适量红糖饮用。每日服 1～2 次，连用 5～7 日。

【说明】金银花性寒，味甘，入肺、脾经，能清热解毒，疏散邪热；白头翁性寒，味甘，入肺、肝、胆经，能清热解毒，利湿止泻，退黄；红糖性微温，味甘，入肝、胃、肾经，能暖胃和中，祛瘀活血。三味与粳米合用，具有清热解毒，利湿止泻，生津和胃的功效。

【调理】痢疾。证见发病急骤，下痢鲜紫黏稠脓血，壮热口渴，腹痛，里急后重，肛门重坠灼热感，舌红苔黄，脉数。

【注意事项】若下痢脓血白多赤少而缠绵日久，肛门脱出、少气懒言、肢倦乏力、面色淡白、舌质淡白胖嫩、有齿印、苔白、脉缓弱者，不宜食用。

5. 栀子莲子粥

【用料】栀子 10 克，莲子心 3～5 克，粳米 50～100 克。

【做法与用法】先将莲子心、粳米放入砂锅内煮，待粥将成时，再加入碾成细末的栀子稍煮即可，或加白糖适量饮服。每日食用 1～2 次，连食用 7 日。

【说明】栀子性寒，味苦，入心、肺、肝、胆、三焦经，能清热除烦，利湿泻火；莲子心性寒，味苦，入心经，专清心经气分之热。二味与粳米合用，具有清泻心火，除烦利湿，化浊固精的功效。

【调理】遗精。证见遗精频繁，排尿或见精液混下，口苦，心烦，少寐梦多，小便热赤，舌质红，苔黄腻，脉濡数。

【注意事项】若腰膝酸冷、性功能低下、滑精、早泄、畏寒肢冷、精神萎靡、舌淡胖嫩、苔白润者，不宜食用。

6. 加减益母草汁粥

【用料】鲜益母草汁 10 毫升，鲜生地黄汁 40 毫升，钩藤 10～15 克，生姜汁 2 毫升，粳米 100 克。

【做法与用法】分别用鲜益母草、鲜生地黄洗净捣烂绞汁。单煎钩藤取汁液，与粳米煮粥，待米熟时，加入上述诸药汁，煮成稀粥饮用。每日服1~2次，连服7~10日。

【说明】益母草汁性平，味辛、微苦，入心包、肝经，能活血止血，和血通络，利水消肿；钩藤性微寒，味甘，入肝、心包经，能清热平肝，熄风止痉；生地黄汁性寒，味甘、微苦，入心、肝、肾经，能清热，凉血，养阴生津。三味与生姜汁、粳米合用，具有平肝潜阳，清热熄风的功效。

【调理】眩晕。证见头晕目眩，头胀痛，耳鸣如潮，常因恼怒或烦劳而加重，心烦，口苦咽干，急躁易怒，少寐多梦，舌红苔黄，脉弦。

【注意事项】若眩晕兼有两目干涩、耳鸣耳聋、腰膝酸冷、五心烦热、舌淡少苔、脉弦细数者，不宜食用。

7. 鲜竹沥粥

【用料】鲜竹沥水30毫升，干地龙粉2~5克，粳米100克。

【做法与用法】先煮粳米，粥成加入鲜竹沥水、干地龙粉即可饮用。每日服1~2次，可服7~10日。

【说明】鲜竹沥水性寒，味甘，入肺、胃、心包经，能清热化痰，镇惊透络；干地龙性寒，味咸，入胃、脾、肝、肾经，能清热止痉，祛风活络。二味与粳米合用，具有平肝熄风，清热化痰，开窍安神的功效。

【调理】痫证。证见眩晕，头痛，胸闷，心烦失眠，口干苦，发作时突然昏仆，神志不清，抽搐吐涎或吼鸣尖叫，不久渐苏醒，症状可消失，舌质红，苔白腻或黄腻，脉弦滑。

【注意事项】若痫证兼见头晕目眩、腰膝酸软、五心烦热、潮热盗汗、形体消瘦、咽干舌燥、舌红瘦嫩少津、苔少、脉细数无力者，不宜食用。

8. 槐花粥

【用料】槐花50克，粳米30~60克。

【做法与用法】槐花洗净，水煎去渣留汁，与粳米共煮为粥。每日1料，可连服3~5日。

【说明】槐花性微寒，味苦，入肝、大肠经，能凉血止血，清肝热。与粳米合用，具有清热平肝，调经止血的功效。

【调理】月经过多。证见月经量多，色深红或紫红，质地黏稠有块，腰腹胀痛，心烦口渴，尿黄，舌红苔黄，脉滑数。

【注意事项】若月经过多兼见小腹疼痛、得温痛减、遇寒痛增、月经后期经色紫暗夹有血块、口淡不渴、舌淡暗、苔白、脉沉迟涩者,不宜食用。

9. 蒲公英绿豆粥

【用料】蒲公英20克,灯心草10札,绿豆50~100克,冰糖适量。

【做法与用法】先将蒲公英、灯心草煎水取汁,再将绿豆煮为糜粥,调入药汁、冰糖即成。每日3次,煎量视婴幼儿食量而定。

【说明】蒲公英性寒,味甘、苦,入肝、胃经,能清热解毒,泻火利湿,消肿散结;灯心草性微寒,味甘、淡,入心、肺经,能利水通淋,清心除烦。诸药与绿豆、冰糖合用,具有清热解毒,消疮除烦。

【调理】鹅口疮。证见舌面发生白屑,白屑周围绕有红晕,白屑互相粘连,形状像凝固的牛乳块膜,随拭随生,不易清除,烦躁,啼哭流涎,不吮乳食,舌边尖红等。

【注意事项】若鹅口疮兼见脾胃虚寒表现、手足不温、泄泻清稀臭秽、小便清、舌质淡者,要慎用。

10. 金银花粥

【用料】金银花30克,芦根30克,鱼腥草30克,绿豆50克,粳米50克。

【做法与用法】前三味药煎水去渣取汁,粳米、绿豆煮粥,待粥将熟时,加入药汁共煮10分钟即可温服。每日2~3次,可连食用3~5日。

【说明】金银花性寒,味甘,入肺、脾经,能清热解毒,透表散邪;芦根性寒,味甘,入肺、胃经,能清热利尿,和胃生津;鱼腥草性微寒,味辛、酸,入肺、大肠、膀胱经,能清肺热,消痈肿,利湿热。三味与绿豆、粳米合用,具有清热解毒,散邪宣肺,透疹的功效。

【调理】风热感冒、麻疹出疹前期。证见发热,热度逐渐升高,咳嗽痰黄稠,流黄涕,目赤怕光,眼泡浮肿,泪水汪汪,苔薄白或微黄,脉浮数。

【注意事项】若麻疹后期,见皮肤瘙痒、隐疹起伏、毛发干枯不荣、口干咽燥、舌红少津、脉细弦者,不宜食用。

（三）饮与茶食

1. 葫芦冰糖饮

【用料】葫芦瓜500克，冰糖适量。

【做法与用法】用清水3碗煎葫芦瓜（切小块），取汁约1碗，去渣，随量代茶饮。每日1料，连服3~5日。

【说明】葫芦瓜性微寒，味微苦，入肺、胃、大肠经，能清热消滞，利水祛湿。与冰糖合用，具有清热利湿，消滞化食的功效。

【调理】肠胃湿热。证见湿热积滞及食滞所致脘腹胀痛，消化不良，恶心呕吐，便溏不爽且色黄赤如酱，舌质红，苔黄腻，脉濡数。也可用于感冒食滞证，与解表类的风热感冒的料剂配合应用，效果更好。

【注意事项】若见大便失禁、泄泻无度、所下清稀、腹痛隐隐喜温喜按、舌淡苔白滑、脉沉弱、属大肠虚寒证者忌用，以免陡伤正气，与病无益。

2. 宣肺饮

【用料】生石膏30克，杏仁10克，冬瓜仁20克，鲜竹叶10片，竹沥水20~30毫升。

【做法与用法】将生石膏、冬瓜仁、鲜竹叶洗净，与杏仁共入砂锅中，加入4碗水煎成2碗，去渣，再分数次调入竹沥水服用。每日2~3次，连服3~5日。

【说明】生石膏性寒，味甘、辛，入肺、胃经，能清泄肺、胃邪热，生津除烦止渴；杏仁性温，味苦，入肺、大肠经，能宣肺化痰，止咳平喘；冬瓜仁性寒，味甘，入肺、胃、大肠、小肠经，能清热祛痰，利湿排脓；鲜竹叶性微寒，味甘、淡，入心、胃、膀胱经，能清热除烦，利水；竹沥水性大寒，味甘，入心、肺、胃经，能清热滑痰，镇惊透络。诸物合用，具有宣肺清热，化痰降逆的功效。

【调理】热哮证。证见哮喘，胸闷气促，咳呛阵作，痰黄黏稠，心烦，口渴，面赤，舌质红，苔黄腻，脉滑数。

【注意事项】若咳逆喘满不得卧、咳咯泡沫痰稀量多、面色青晦、背冷、舌淡苔白滑、脉弦细弱者禁用。

3. 胖大海冰糖茶

【用料】胖大海4～6枚，冰糖适量。

【做法与用法】将胖大海洗净置口盅内，加冰糖适量调味，冲入沸水，加盖泡半小时左右（天冷用保温杯），隔4小时可再泡1次。每日服2次。

【说明】胖大海性凉，味淡，入肺、大肠经，能宣肺清热，利咽开音。与冰糖合用，具有清热开音，生津利咽的功效。

【调理】声音嘶哑。证见发声不扬，语声重浊，咳痰黄稠，口燥喉干或咽喉疼痛，舌质红，苔黄干，脉滑数。

【注意事项】胖大海性寒凉，有少许润滑大肠的作用，故胃寒便溏者慎用。

4. 桑杏饮

【用料】桑叶10克，杏仁10克，白茅根30克，鲜藕节60～100克，梨皮20～30克。

【做法与用法】以上各味淘洗干净，杏仁捣泥，鲜藕切片，共入砂锅中，加4碗水煎至1碗半，去渣饮汤；或用鲜藕、雪梨榨取汁，兑入药汤中服用。每日2～3次，连用7～10日。

【说明】桑叶性微寒，味甘、微苦，入肺、肝经，能疏风清热，宣肺透邪；杏仁性温，味苦，入肺、大肠经，能止咳平喘，化痰宣肺；白茅根性寒，味甘，入脾、胃经，能清热利尿，凉血止血；鲜藕节性平，味甘、涩，入肺、胃经，能凉血止血，和血活血；梨皮性微寒，味甘、微酸，入肺、胃经，能润肺生津，利咽止咳。诸物合用，具有清热润肺，化痰止咳，凉血止血的功效。

【调理】肺热咳血证。证见咽痒咳嗽，痰中带血，衄血，口鼻干燥，或发热，烦渴，舌质红，苔薄黄，脉浮数。

【注意事项】可用于气候干燥发生的呼吸道感染疾患，如风热感冒、热咳初起。而燥热过甚，气阴两伤，证见心烦、气逆而喘、呼吸急促者，不宜服用。因本饮药力不足，以免延误病情。

5. 黄花菜饮

【用料】黄花菜60克，鲜藕节60克，白茅根15克。

【做法与用法】各味洗净，鲜藕节切片，加水4碗煎至2碗，去渣饮汤；或将鲜藕节捣汁冲服。每日2~3次，连服7~10日。

【说明】黄花菜性凉，味甘、酸，入肺、胃、肝经，能清热润肺，凉血活血；鲜藕节性平，味甘、涩，入肺、胃经，能凉血止血，和血活血；白茅根性寒，味甘，入肺、胃经，清热利尿，凉血止血。三味合用，具有清热润肺，止血的功效。

【调理】风热咳血、衄血证。证见咽痒干咳，少痰而痰中带血丝，鼻腔干燥，渗出血滴，或流涕带血丝，口干渴，大便结，小便黄，舌红苔少或苔薄黄，脉浮数等。

【注意事项】若见热盛动血，证如发热、躁扰不安、咳血衄血、舌质红绛、脉细数者，不宜服用。因药力不够，以免延误病情。

6. 泻白饮

【用料】桑白皮10克，全瓜蒌10克，鲜白茅根30克，鲜藕节60~100克，粳米30克。

【做法与用法】以上各味淘洗干净后，共入砂锅内煎汤，4碗水煎至1碗半；或用鲜藕节捣汁兑服；或先将桑白皮、全瓜蒌、鲜白茅根煎汁，取汁与粳米煮为稀粥，再分次兑入鲜藕汁服食。每日2次，连续服用5~7日。

【说明】桑白皮性寒，味甘，入肺经，能清肺热，止咳平喘；全瓜蒌性寒，味甘，入肺、胃、大肠经，能清热化痰，润肠通便；鲜白茅根性寒，味甘，入脾、胃经，能清热利尿，凉血止血；鲜藕节性平，味甘、涩，入肺、胃经，能凉血止血，和血活血。四味与粳米合用，具有清热泻肺，和络止血的功效。

【调理】咳血证。证见咳嗽阵发，咳痰血，血色鲜红，胸胁牵痛，烦躁易怒，便秘，尿黄，舌红苔黄，脉弦数。

【注意事项】外感初起、胃寒便溏者，不宜服用。

7. 加味三七饮

【用料】三七10克，新鲜橙汁、藕汁各适量。

【做法与用法】三七研末，加入适量新鲜橙汁、藕汁，温开水冲服。每日2次，连用5~7日。

【说明】三七性微温，味甘、微苦，入肝、胃经，能祛瘀止血，消肿止痛，为止血、外伤科之要药；鲜橙汁性凉，味甘、酸，入脾、胃、肝经，能化痰降气，和中开胃，收敛止血；鲜藕汁性平，味甘、涩，入肺、胃经，能收敛止血。三味合用，具有泻肝火，清胃热，凉血止血的功效。

【调理】吐血。证见吐血鲜红或带紫，口苦胁痛，心烦易怒，寐少梦多，烦躁不宁，舌质红，苔薄黄，脉弦数。

【注意事项】若见热盛动血证，发热、躁扰不安、吐血量多、舌质深绛、脉数者，单用本方药力不够，应配合清热凉血等中医药辨证治疗，或送医院诊治。

8．加味槐花饮

【用料】槐花30克，赤小豆60克，粳米30克，红糖适量。

【做法与用法】先煮粳米、赤小豆取米汤，将槐花研成末，调入米汤中，加红糖调味服用。每日2次，连用3~5日。

【说明】槐花性微寒，味苦，入肝、大肠经，能凉血止血，清热平肝；赤小豆性微寒，味甘、淡，入脾、肺、肾经，能利水渗湿，清热和胃，健脾化湿。二味与粳米、红糖合用，具有清热利湿，和营止血的功效。

【调理】便血。证见便血鲜红，或先便后血，大便不畅，口苦，苔黄腻，脉濡数。

【注意事项】若便血兼见面色苍白、喜暖恶寒、口淡不渴、舌淡苔白、脉沉迟者，不宜服用。

9．加味小蓟饮

【用料】小蓟30克，淡竹叶10克，藕节30克，梨汁、西瓜汁各适量。

【做法与用法】前三味药共煎取汁，兑入梨汁、西瓜汁各适量即可。每日2次，连服5~7日。

【说明】小蓟性凉，味甘，入肝、脾经，凉血止血之力较优；淡竹叶性微寒，味甘、淡，入心、胃、膀胱、小肠经，能清热除烦，利水通淋；藕节能收敛止血；梨汁性寒，味甘，入肺、肾、膀胱经，能生津润肺，清热化痰，利尿通便；西瓜汁性凉，味甘，入心、肾、膀胱、胃经，能清热解毒，除烦止渴。五味合用，具有清热泻火生津，凉血止血的功效。

【调理】尿血。证见小便黄赤，尿道口觉灼热，尿血鲜红，心烦，口渴，舌质红，苔黄，脉数。

【注意事项】属气血亏虚，尿血淋漓不尽、日久不止、面白舌淡者，均不宜服用。

10. 马齿苋槟榔茶

【用料】鲜马齿苋 250 克，槟榔 10 克，鲜白头翁 150 克。

【做法与用法】共煎取汁，代茶饮。1 日数次，连用 7～10 日。

【说明】鲜马齿苋性微寒，味酸，入大肠、肝、肾经，能清热解毒，利水祛湿，止血；鲜白头翁性寒，味苦，入大肠经，能清热解毒，凉血；槟榔性温，味辛、苦，入胃、大肠经，能行气利水，杀虫导滞。三味合用，具有清热化湿，调气行血，止痢止痛的功效。

【调理】湿热痢。证见腹痛，里急后重，下痢赤白，1 日数次，肛门灼热，舌质红，苔黄腻，脉滑数。

【注意事项】若久泄久痢、腹绵绵痛而喜按、肢倦乏力、舌淡胖、有齿印、脉弱者，不宜服用。

11. 金银花红糖茶

【用料】金银花 100 克，红糖适量。

【做法与用法】将金银花、红糖用热开水浸泡，代茶饮。1 日数次，连用 5～7 日。

【说明】金银花性寒，味甘，入肺、脾经，能清热解毒，消疮除肿，透表祛邪。与红糖合用，具有清热解毒，消疮和血，止痛消肿的功效。

【调理】痈、疮、疔、疖初起。证见局部痈、疮、疔、疖红肿灼痛，心烦，口渴喜冷饮，小便短赤，舌红，舌苔黄，脉弦数。

【注意事项】痈、疮、疔、疖属气虚脓清者忌用。

12. 三金茶

【用料】金钱草 100 克，海金砂 20 克（布包），鸡内金 30 克。

【做法与用法】共煎汤，代茶饮。温服，每日数次，连服 7 日。

【说明】金钱草性微寒，味甘、淡，入肾、膀胱、肝经，能清热利尿通淋；海金砂性寒，味甘、淡，入小肠、膀胱经，能清热利水通淋；鸡内金性平，味甘、涩，入脾、胃、小肠、膀胱经，能消食化积，化石通淋。三味合用，具有清热利湿，通淋排石的功效。

【调理】石淋。证见尿中有时夹有砂石，尿色黄赤混浊，尿道刺痛，或发腹痛、腰痛难忍，舌质偏红，苔薄黄，脉略数。

【注意事项】石淋兼有尿后余沥，遗尿，尿清而点滴不爽，排出无力，畏寒肢冷，舌淡苔白润，脉沉细，不宜单用此茶，应配合辨证用药治疗。

13．二鲜饮

【用料】鲜莲藕120克，鲜白茅根120克。

【做法与用法】将鲜莲藕洗净切片，鲜白茅根洗净切碎，同煮取汁，代茶频饮。

【说明】鲜莲藕性平，味甘、涩，入肺、胃经，能凉血止血，敛血和血；鲜白茅根性寒，味甘，入肺、胃、膀胱经，能清热利尿，凉血止血。二味合用，具有利水通淋，凉血止血的功效。

【调理】血淋。证见小便灼热，艰涩刺痛，尿血淋漓，小腹疼痛，舌红苔黄，脉滑数。

【注意事项】血淋证属血虚者慎用。

14．葱白琥珀饮

【用料】葱白250克，琥珀末1.5～3克。

【做法与用法】用葱白洗净切段煎汤，冲服琥珀末。每日2次，连服7日。

【说明】葱白性温，味辛，入肺、胃经，能通阳利水，发汗散邪；琥珀性平，味甘，入心、肝、膀胱经，能活血止血，通淋。二味合用，具有清热利湿，通淋止血的功效。

【调理】石淋血尿。证见小便淋漓不尽，带有砂石，时时尿道刺痛，尿带血色，腹痛腰痛，口淡，舌红，苔薄黄，脉弦涩。

【注意事项】气虚多汗者慎用；服食后若汗出过多要避免受凉。

15．天麻菊花饮

【用料】天麻20克，菊花15克，钩藤30克。

【做法与用法】先煎天麻，数沸后加入菊花，取汁饮。每日2次，连用7～10日。

【说明】天麻性微温，味甘，入肝经，能平肝熄风，祛风止痛，故有"定风草"之称；钩藤性微寒，味甘，能熄风止痉，清热平肝；菊花性微寒，味甘、微苦，入肺、肝经，能清肝明目，疏风散邪。三味合用，具有清肝熄风的功效。

【调理】中风。证见平素常有头痛目眩，头晕耳鸣，面红，易怒，手足突发麻木，动作无力，舌红苔黄，脉弦滑数。

【注意事项】若中风证属血虚、阴虚者，应慎用。

16. 夏枯草荷叶茶

【用料】夏枯草 30 克，荷叶 15 克（或鲜荷叶半张）。

【做法与用法】水煎汤，代茶饮。每日数次。

【说明】夏枯草性寒，味甘、辛、微苦，入肝、肺经，能清泄肝火，明目散结；荷叶性凉，味甘、微苦，入肝、脾、胃经，能清热解暑，鲜用效果更佳。二味合用，具有清肝熄风的功效。

【调理】眩晕证。证见头晕目眩，面红目赤，心烦易怒，口苦而干，大便结，小便黄，舌红苔黄，脉弦数。

【注意事项】本品性寒，阳虚畏寒体质者，不宜服用。

17. 青蒿牡丹皮饮

【用料】青蒿 15 克，牡丹皮 15 克，绿茶 3 克，冰糖 15 克。

【做法与用法】将上药洗净，同绿茶置茶杯中，用热开水浸泡 15~20 分钟，加入冰糖溶化，当茶饮，不拘时、量，连服 7 日。

【说明】青蒿性微寒，味苦、辛，气香，入肝、胆经，能清热治疟，退虚热；牡丹皮性微寒，味辛、苦，入心、肝、肾经，能清热凉血，止血祛瘀。二味与冰糖、绿茶合用，具有清热凉血的功效。

【调理】月经先期。证见月经提前，量多色紫，质地黏稠，心胸烦热，尿黄，白带色黄腥臭，舌质红，苔厚黄，脉数。

【注意事项】月经过多、阴虚多汗者，均不宜服用。

18. 黑白茶

【用料】鲜旱莲草 100 克，鲜白茅根 100 克，鲜苦瓜根 200 克，冰糖适量。

【做法与用法】以上三味洗净切碎，水煎取汁 500 毫升，加入冰糖适量调味，当茶饮。于月经前 5 日开始饮用，连用 7~10 日。

【说明】鲜旱莲草性微寒，味甘、酸，入肝、肾经，能凉血止血，滋养肝肾；鲜苦瓜根性寒，味苦，入肝、胃、脾经，能清热解毒，凉血，燥湿；鲜白茅根性寒，味甘，入脾、胃经，能清热利尿，凉血止血。三味与冰糖合用，具有清热固经的功效。

【调理】月经过多。证见月经量多，色深红或暗红，质地黏稠有块，腰腹胀痛，心烦口渴，面红唇干，尿赤，舌质红，苔黄，脉滑数。

【注意事项】本饮性寒，体弱及脾胃虚寒者慎用；旱莲草鲜用取汁，止血调经效果更佳。

19. 桑叶苦丁茶

【用料】冬桑叶25克，苦丁茶5克，冰糖适量。

【做法与用法】前两味洗净煎水去渣，加入冰糖调化，当茶饮。于月经前5日开始饮用，连用7~10日。

【说明】桑叶性微寒，味甘、微苦，入肺、肝经，能疏风清热，清肝明目；苦丁茶性寒，味苦，入胃、脾、肝经，能清热解毒，凉血止血。二味与冰糖合用，具有清肝热，调经止血的功效。

【调理】经行鼻衄。证见经前或经期有规律性的鼻衄血，色红，量较多，头晕耳鸣，烦躁易怒，两胁胀痛，口苦，舌红苔黄，脉滑数。

【注意事项】本茶性寒，体弱及脾胃虚寒者，不宜服用。

20. 清心止血饮

【用料】鲜生地黄100克，鲜藕节60克，鲜白茅根150克。

【做法与用法】上三味药放入砂锅中共煎取汤汁500毫升，加入冰糖适量调化，频频当茶饮。于经前5日开始饮用，连用7~10日。

【说明】鲜生地黄性寒，味甘、微苦，入心、肝、肾经，能清热凉血，止血生津；鲜藕节性平，味甘、涩，入肺、胃经，能凉血和血，敛血止血；鲜白茅根性寒，味甘，入脾、胃经，能清热利尿，凉血止血。三味合用，具有清热凉血，调经止血的功效。

【调理】血热崩漏。证见阴道大量流血或淋漓不断，血色深红，口干喜饮，烦躁不宁，舌红苔黄，脉滑数。

【注意事项】若崩漏兼见血色淡红质稀、大便时溏、肢倦乏力、经来时腹中冷痛、舌淡者，不宜服用。

21. 玄参三花饮

【用料】玄参30克，金银花20克，菊花15克，红花6克，冰糖适量。

【做法与用法】前四味放入砂锅煎水，去渣留汁500毫升，加入冰糖调化，不拘时服。为预防痄腮病，全家人可按比例加大药量煎煮饮用。连服3~5日。

【说明】玄参性寒，味甘、咸、微苦，入肺、胃、肾经，能清热解毒，软坚散结，养阴凉血；红花性温，味辛，入心、肝经，能活血祛瘀止痛；金银花能清热解毒；菊花能疏散风热，清肝明目。四味与冰糖合用，具有清热解毒，软坚散结的功效。

【调理】痄腮病。证见发热，腮部灼热疼痛，肿胀较甚，尿黄，便秘，舌质红，苔黄，脉滑数。

【注意事项】本饮性寒，玄参质润多液腻滞，故脾虚便溏者，不宜服用。

22. 银蝉饮

【用料】金银花20克，蝉蜕6克，前胡10克，冰糖15克。

【做法与用法】蝉蜕撕碎后与金银花、前胡放入砂锅内水煎，煎好取汁200毫升，加入冰糖调化，当茶频频饮用。可连用3~5日。

【说明】金银花能清热解毒，凉血透表；蝉蜕性微寒，味甘、咸，入肺、肝经，能疏风清热，透发麻疹，定惊；前胡性微寒，味苦、辛，入肺经，善于疏散肺之风热及降气祛痰。三味与冰糖合用，具有清热解毒，佐以疏风的功效。

【调理】麻疹出疹期。证见出疹，发热，烦渴，咳嗽，疹色鲜红或暗红，稍觉隆起，扪之碍手，舌质红，苔黄腻，脉洪数。

【注意事项】若表虚汗多、皮疹疏稀色淡、咳嗽痰清稀、小便清利、舌淡者，不宜服用。

23. 腊梅花绿豆饮

【用料】腊梅花15克，金银花15克，绿豆45克，冰糖适量。

【做法与用法】先将前二味煎水取汁200毫升，绿豆煮烂，入药汁共和匀，加冰糖适量调味。每日2~3料，连用5~7日。

【说明】腊梅花性平，味苦、甘，入肺、胃、肝经，能清热解毒，润肺止咳；金银花能清热解毒，凉血透表。二味与绿豆、冰糖合用，具有透表清热，凉血解毒，利尿化湿的功效。

【调理】水痘。证见发热头痛，鼻塞流涕，咳嗽，皮疹如豆，痘粒可数，痘内疱浆清亮，舌红苔白薄，脉浮数。

【注意事项】本饮药性偏于寒凉,水痘属外感风热夹湿之证,方为适宜,若风寒而兼湿者,即非所宜。

24. 百部四味饮

【用料】百部20克,紫苏叶10克,桑白皮10克,冰糖15克。

【做法与用法】前三味放入砂锅中,水煎去渣取汁200毫升,加入冰糖调化。每日1料,分3次饮,连用7~10日。

【说明】百部性平,味甘、苦,入肺经,能润肺止咳,尤以久咳、虚劳咳嗽为多用;紫苏叶性温,味辛,气香,入肺、脾经,能发散风寒,行气和中,解鱼蟹毒;桑白皮性寒,味甘,入肺经,能止咳平喘,利水消肿。三味与冰糖合用,具有宣肺清热,止咳化痰的功效。

【调理】顿咳。证见发热,咳嗽,以夜间为甚,痰质黏稠,舌质红,苔黄,脉浮数。

【注意事项】本饮性偏寒,肺寒喘咳、脾虚便溏者,不宜服用。

25. 三白茶

【用料】桑白皮20克,百部30克,白芍30克,绿茶10克,冰糖15克。

【做法与用法】前四味煎水去渣取汁200毫升,加入冰糖溶化。每日1料,连服5~7日。

【说明】桑白皮性寒,味甘,入肺经,能止咳平喘;百部性平,味甘、苦,入肺经,能润肺止咳,灭虱杀虫;白芍性微寒,味苦、酸,入肝经,能养血和阴,平肝止痛。三味与冰糖、绿茶合用,具有清热养肺,降气化痰的功效。

【调理】顿咳,百日咳。证见咳嗽,咳时面赤握拳,目珠红赤,眼泡浮肿,涕泪交加,咳嗽夜间为甚,苔干燥,脉滑数。

【注意事项】若百日咳日久,兼见痰稀色白、胸闷不舒、形寒肢冷、面目清白、口淡不渴、舌质淡白、苔白润、脉迟缓者,不宜服用。

26. 金银花茶

【用料】金银花20克,胖大海5个。

【做法与用法】将金银花洗净,放入热水瓶中,冲入热开水至大半瓶,加瓶塞严盖15分钟即可,分数次饮完。每日1料,连饮用7日。

【说明】金银花性寒，味甘，入肺、脾经，能清热解毒，泻火生津；胖大海性寒，味甘，入肺、大肠经，能清宣肺气，清肠通便。二味合用，具有清热解毒，泄胃火而生津利咽的功效。

【调理】急性咽喉炎。证见咽喉痒涩痛，口干口苦，大便干结，小便黄，舌红苔黄，脉浮数。

【注意事项】口淡、便溏者，不宜服用。

（四）其他食

1. 马鞭草蒸猪肝

【用料】鲜马鞭草60克（或干品30克），猪肝60~100克。

【做法与用法】将鲜马鞭草洗净切成小段，猪肝切片，混匀后放碟上，隔水蒸熟服用。每日1次，连服3~5次见效。

【说明】鲜马鞭草性寒，味苦，入肝、胃经，能清热解毒，破血逐瘀凉血；猪肝性微温，味苦，入肝、脾、胃经，能补肝养血。二味合用，具有清热解毒，活血散瘀的功效。

【调理】经闭，月经过少，白带过多（白带腥臭，黏稠色略黄），阴痒不适等妇科疾患，舌边尖红，苔黄或腻，脉弦。

【注意事项】因马鞭草破血逐瘀之力较强，故孕妇、月经量多、产后体弱血瘀者，不宜服用。

2. 毛冬青煲猪脚

【用料】毛冬青100~150克，猪脚1只。

【做法与用法】毛冬青和猪脚洗净加水适量，煎4小时以上，煎成2碗，分2~3次，食肉饮汤。20日为1个疗程，每个疗程可间隔5~7日。

【说明】毛冬青性微寒，味苦，入肝、胃、肺经，能活血祛瘀，通脉络，清热解毒；猪脚性平，味甘，入肝、脾、胃经，能和血活血，舒筋活络。二味合用，具有活血通脉，解毒化疮的功效。

【调理】血栓闭塞性脉管炎。证见四肢特别是下肢末端紫暗、冰冷麻痛，后期足背和胫后动脉搏动消失，舌边红，苔薄黄，脉沉弦。

【注意事项】用此料治热毒型血栓闭塞性脉管炎对证，如兼气血虚，可据辨证加黄芪、黄精等。如四肢末端坏死、已有死骨者，宜结合手术治疗。

3. 栀子根煲猪瘦肉

【用料】栀子根 15~20 克，入地金牛 20 克，猪瘦肉 60 克。

【做法与用法】三味料放入砂锅中，加清水适量煮汤，调味后饮汤吃肉。每日 1 次，连服 3~4 次。

【说明】栀子根性寒，味苦，入心、肺、肝、胆、三焦经，能清热泻火，利湿除烦，凉血止痛；入地金牛性温，味苦、辛辣，有小毒，入肺、脾经，能行气止痛，解毒化湿，活血祛瘀。二味与猪瘦肉合用，具有清热泻火，凉血止痛的功效。

【调理】龋齿疼痛和风火牙痛。患者感到痛苦异常，口苦口臭，大便秘结，小便短赤，舌红苍老，苔黄厚干，脉滑数。

【注意事项】若牙痛见口燥咽干、胃脘隐痛、饥不欲食、干呕呃逆、舌红少津、少苔或无苔、脉细数者，则不宜服用。因此属胃阴不足、虚火上冲所致牙痛。

4. 萝卜汁炖麦芽糖

【用料】萝卜汁适量，麦芽糖 30~50 克。

【做法与用法】用新鲜萝卜适量，洗净捣烂，榨汁 1 碗，加入麦芽糖，置蒸锅内隔水炖 15~20 分钟。每日分数次，随量热饮，连用 3~5 日。

【说明】萝卜汁性平，味甘、辛，入脾、胃、肺经，能降气除痰，清肺热，止咳嗽。与麦芽糖合用，具有清泄肺热，化痰降气，止咳利咽的功效。

【调理】风热咳嗽。证见咳嗽，痰黄而稠，口渴，头痛，苔薄黄，脉浮数。

【注意事项】若咳嗽痰清稀、胸满喘息、项背疼痛发凉、舌淡苔白等属风寒咳嗽者禁用。

5. 犀角金银花露

【用料】金银花 30 克，犀角 3 克（或水牛角 20 克）。

【做法与用法】先将金银花煎汁去渣，放凉。将犀角或水牛角锉成末，每日分 2~3 次用金银花液汁冲服，连服用 3 日。

【说明】金银花性寒、味甘，入脾、肺经，能清热解毒，消肿止痛，除烦热；犀角性寒，味苦、咸，入心、肝、肾经，能清热解毒，凉血止血，因其价贵货少，可用水牛角代之，水牛角的性味、功用与犀角基本相同，但效力较弱，用量宜大。二味合用，具有清热化湿，退黄除烦，解毒凉血的功效。

【调理】阳黄。证见起病急骤，身目皆黄，高热烦渴，胸腹胀满，尿黄如浓茶，烦躁不安，或衄血、便血，舌质红绛，苔黄干燥，脉弦数。

【注意事项】本料性寒凉，非实证不宜服用；孕妇慎用；心肝血虚的面色皮肤萎黄者禁用。

6. 明矾拌橄榄

【用料】橄榄12个，明矾末1.5克。

【做法与用法】先将橄榄用冷开水洗干净，用刀将每个橄榄割4~5条纵纹，将明矾末掺入纵纹内。每1~2小时吃2个，细嚼慢吞。有痰吐痰，无痰将汁咽下，吐出橄榄渣，可连用7~10日。

【说明】橄榄性平，味甘，入肺、胃经，能养津除痰，清利咽喉；明矾性寒，味酸，入脾经，善治风痰痫证，生用祛痰，煅用外治杀虫止痒。二味合用，具有清热导痰，祛风止痉的功效。

【调理】痫证。证见突然昏仆，神志不清，抽搐吐涎，不久渐苏醒，症状基本消失，舌质红，苔白腻，脉弦滑。

【注意事项】痫证兼脾胃虚寒者，不宜服用。

7. 鲜老桑枝炖老鸭

【用料】鲜老桑枝200克，老鸭1只。

【做法与用法】将鸭宰后去毛、内脏，洗净，入砂锅，与桑枝加适量清水熬汤，调好味，酌量饮汤食肉。每日1料，连服7日。

【说明】鲜老桑枝性微寒，味甘、苦，入肝经，善祛风通络利关节，又能清热；老鸭性寒，味甘，入胃、肝、脾经，能清热祛湿，舒筋活络。二味合用，具有清热，祛风，利湿，除痹，通络的功效。

【调理】热痹。证见关节疼痛，局部灼热红肿，痛不可触，屈伸不利，口渴，尿黄，舌质红，苔黄燥，脉滑数。

【注意事项】老桑枝善治湿火骨痛，故风寒湿痹痛者，不宜服用。

8．地榆酒

【用料】地榆60克，甜酒适量。

【做法与用法】将地榆研成细末，每次6克，甜酒煎服。每次于经前5日服用，连用5～10日。

【说明】地榆性微寒，味苦、涩，入肝、胃、大肠经，能凉血止血，清热收敛；甜酒（糯米发酵做成）性微温，味甘、辛，入心、肝、脾、胃经，能通行血脉，活利筋骨。二味合用，具有清热固经，凉血止血的功效。

【调理】血热月经过多。证见月经过多，经色深红，质地黏稠有块，心烦口渴，面红唇干，舌质红，苔黄，脉滑数。

【注意事项】妇女月经后期、经色紫暗、夹有血块、少腹疼痛得温痛减、面色苍白、喜暖恶寒、口淡不渴、舌淡苔白、脉沉迟涩属血寒证者，不宜服用此料。此酒适量饮用有益于病及身体，过饮恐伤神耗血。

9．加味金银花露

【用料】金银花30克，鱼腥草60克，蜂蜜30克。

【做法与用法】先将金银花、鱼腥草煎水，去渣，分次加入蜂蜜溶化后饮用。饮汁不要太浓，不拘饮量，每日数次，连服5～7日。

【说明】金银花性寒，味甘，入肺、脾经，能清热解毒，透解表热；鱼腥草性微寒，味辛、酸，入肺、大肠、膀胱经，能清热解毒，利湿消痈。二味与蜂蜜合用，具有清热化痰，降气止喘，止咳消胀的功效。

【调理】肺胀。证见咳喘气急，胀满烦躁，痰稠不易咯出，面红口渴，发热，微恶风寒，舌尖红，苔黄，脉滑数。

【注意事项】若咳喘痰清稀、自汗出、小便清利、舌淡红、苔薄白润、脉浮缓者，属风寒咳嗽，不宜服用此料。因本料蜂蜜有润肠通便作用，故大便溏泄者慎用。

10．鲜藕柏叶汁

【用料】鲜莲藕250克，鲜侧柏叶60克。

【做法与用法】洗净后，共捣汁，凉开水分次酌量冲服，连用5～7日。

【说明】鲜莲藕性平，味甘、涩，入肺、胃经，能和血活血，收敛止血，润肺和胃；鲜侧柏叶性微寒，味苦、涩，入肺、肝、大肠经，能凉血止血，止咳祛痰。二味合用，具有清热润肺，降气止咳，止血的功效。

【调理】咳血。证见咽痒咳嗽，痰中带血，口鼻干燥，身热，舌质红，苔薄黄，脉浮数。

【注意事项】若咳嗽痰稀带有血丝、形寒肢冷、口淡不渴、舌淡白苔白润者，则不宜服用。

11．三七末藕汁炖鸡蛋

【用料】鸡蛋1只，藕汁30毫升，三七末3克，冰糖少许。

【做法与用法】鸡蛋去壳，入碗中搅拌。新鲜莲藕洗净，削皮，榨取汁，与三七末、鸡蛋搅拌液共拌匀，再加冰糖，隔水蒸熟食。每日1料，连用5~7日。

【说明】田七末性微温，味甘、微苦，入肝、胃经，能和血止血，祛瘀消肿，止痛；鲜藕汁性平，味甘、涩，入肺、胃经，能收敛止血；鸡蛋性平，味甘，入肝、脾、胃经，能益胃生津，健脾和中。三味与冰糖合用，具有凉血止血，和胃止血的功效。

【调理】吐血。证见脘腹胀闷，甚则疼痛，吐血鲜红或紫暗，便黑，舌质红，苔黄腻，脉滑数。

【注意事项】若吐血兼见腹胀便溏、血色稀淡、面色无华、少气懒言、肢倦乏力、舌淡胖嫩有齿印、苔白少津、脉细弱者，属脾不统血，慎用此料；若吐血量多者，应及时送医院救治，以免延误病情。

12．红糖炖豆腐

【用料】豆腐2~4块，红糖60克。

【做法与用法】将豆腐、红糖放入砂锅中，加清水1碗余，煮10分钟后即可食用。可连用3~5日。

【说明】豆腐性凉，味甘、淡，入肺、胃经，能清热和胃，健脾生津。与红糖合用，具有清热凉血，和血止血的功效。

【调理】便血。证见便血鲜红，大便不畅，口苦，苔黄腻，脉濡数。

【注意事项】有痰火实邪、胃酸过多及糖尿病者，不宜服用。

13．鸦胆龙眼肉

【用料】鸦胆子10~15粒，龙眼肉适量。

【做法与用法】鸦胆子去皮,用龙眼肉包好吞服。每日服1次,服用7日为1个疗程。

【说明】鸦胆子性寒,味苦,入大肠经,能清热解毒治痢;龙眼肉性平,味甘,入心、脾经,能补益心脾,养血安神。二味合用,具有清热解毒,化湿导滞的功效。

【调理】湿热痢。证见腹痛,里急后重,下痢赤白,肛门灼热,尿赤,舌质红,苔黄腻,脉滑数。

【注意事项】鸦胆子内服对胃肠道有刺激作用,能致恶心、呕吐、腹痛等,又因味极苦,嚼服时也易致呕,故用龙眼肉包后吞服。有胃出血、肝肾功能不良者,慎用或禁用。

14. 三仁丸

【用料】火麻仁、杏仁、瓜蒌仁各等份,白蜜适量。

【做法与用法】以上三味研末,加白蜜炼为丸,如枣大。每日2～3丸,温开水送服,连服用7～10日。

【说明】火麻仁性平,味甘,入脾、胃、大肠经,能滋养润肠,为常用的润下药;杏仁能润肠通便;瓜蒌仁能清热痰,宽胸散结,润肠通便。三味合用,具有清热润肠,通便的功效。

【调理】实热便秘。证见大便干结,口干口臭,面赤身热,心烦,腹部胀闷不适,舌质红,苔黄或黄燥,脉滑数。

【注意事项】三仁丸还可用于老年人、体虚者、产后津枯血少的肠燥便秘者以及习惯性便秘者,对肠壁和粪便起润滑作用,软化大便,使之易于排出,作用缓和,无肠绞痛副作用。

15. 冰糖炖香蕉

【用料】香蕉2～3只,冰糖适量

【做法与用法】将香蕉去皮,加冰糖适量,隔水炖,温服。每日1～2次,连服数日。

【说明】香蕉性寒,味甘,入胃、肝、肾经,能清热解毒,利尿消肿,滑肠。与冰糖合用,具有清热养阴,润肠通便的功效。

【调理】虚人便秘。证见热病后津伤未复、老年人阴液亏虚的便秘,大便干燥艰涩难下,腹部微胀不适,口干咽燥,舌淡红少津,苔黄燥,脉数。

【注意事项】便秘兼有糖尿病、胃与十二指肠溃疡、胃酸过多者,不宜服用。平素多食含纤维素多的食物,养成每日大便 1 次的习惯。

16. 羚羊角散

【用料】羚羊角、霜桑叶、白菊花各 25 克。

【做法与用法】羚羊角锉末,每次用霜桑叶、白菊花煎汤,冲服 0.3~0.5 克。每日 2~3 次,连用 2~3 日。

【说明】羚羊角性寒,味咸,入肝经,能平肝熄风,清热解毒;霜桑叶、白菊花均能疏散风热,清肝明目。三味合用,具有清肝熄风的功效。

【调理】阳闭证。证见突然昏仆,不省人事,牙关紧闭,两手握固,肢体强痉,大小便闭,舌质红,苔黄腻,脉弦滑数。

【注意事项】羚羊角价格昂贵,非急需者一般少用,如缺药时,可用羚羊角骨(羚羊角中基底部之骨质部分)或山羊角、象牙丝代替,用量宜增大,可用至 9~15 克。阳闭证不可仅自行处理,必须送医院诊治。

17. 定痫丸

【用料】朱砂 100 克,黄柏 15~25 克,绿茶 10 克,猪心血适量。

【做法与用法】前三味共研成细末,以猪心血煮熟适量和之,炼为丸,蜜丸如枣核大小,或水打丸。每次服 3 克,每日 2 次,15 日为 1 个疗程。

【说明】朱砂性微寒,味甘,入心经,善清心热,能镇心安神,解毒防腐;黄柏性寒,味苦,入肾、膀胱、脾经,能清热解毒燥湿,泻肾火。与绿茶合用,具有清肝熄风,清热导痰的功效。

【调理】痫证。证见突然昏仆,神志不清,抽搐吐涎或吼鸣尖叫,不久渐苏醒,症状基本消失,舌质红,苔白腻,脉弦滑。

【注意事项】朱砂为汞化物,内服不宜过量,也不宜久服,以防汞中毒。

18. 犀角散

【用料】鲜生地黄汁 30~50 毫升,淡豆豉 15 克,粳米 50~100 克,犀角粉 3 克(或水牛角粉 6~10 克)。

【做法与用法】先将淡豆豉、粳米煮粥,粥熟,调入鲜生地黄汁与犀角粉服。每日 1~2 次,连用 5~7 日。

【说明】犀角性寒,味咸、苦,入心、肝、肾经,能清热解毒,凉血开窍，止血通络，但药价昂贵，多以水牛角（性味和功效基本与犀角相同且价廉）代之；鲜生地黄汁性寒，味甘、微苦，入心、肝、肾经，能清热凉血，养阴生津；淡豆豉能解表除烦。三味与粳米合用，具有清热凉血，和营通络，止痛消肿的功效。

【调理】热痹。证见关节红肿热痛，口渴尿黄，舌质红，苔黄燥，脉滑数。

【注意事项】犀角性寒凉，非实热痹证不宜用，孕妇慎用；本品价贵货少，可用水牛角代之，用量宜大，也可以100～150克先煎取汁调入粥中服用。

19. 茅根墨鱼羹

【用料】鲜白茅根300克，牡丹皮20克，牛膝20克，墨鱼200克。

【做法与用法】前三味洗净切片，以干净纱布包裹，与墨鱼同炖至熟烂，去药包，入精盐少许，食鱼饮汤。每日1次，于经前3日开始服用，连服5日。

【说明】鲜白茅根性寒，味甘，入肺、胃、膀胱经，能凉血止血，清热利尿；墨鱼性平，味甘、微咸，入肝、肾、胃经，能补益肝肾，止血止带；牛膝性平，味苦、酸，入肝、肾经，能活血祛瘀，引血下行，强筋骨利关节；牡丹皮性微寒，味辛、苦，入心、肝、肾经，能止血止带。四味合用，具有清血凉血，调经止衄的功效。

【调理】经行吐衄。证见经前或经期有规律性吐衄血，色红，量较多，头晕耳鸣，烦躁易怒，两胁胀痛，口苦，舌红苔黄，脉弦数。

【注意事项】若经行吐衄兼见月经量过多、气虚下陷者，不宜食用。

20. 三鲜汁

【用料】鲜藕节、鲜白萝卜、鲜旱莲草各500克。

【做法与用法】三味洗净共捣烂，用干净纱布包裹取汁，加冰糖适量，不拘量，频频饮服。每日1料，连服用5～7日。

【说明】鲜藕节性平，味甘、涩，入肺、胃经，能收敛止血；鲜白萝卜性凉，味甘、辛，入肺、胃经，能清养肺、胃，理气化痰止咳；鲜旱莲草性微寒，味甘、酸，入肝、肾经，能凉血止血，滋养肝肾。三味合用，具有清热平肝，凉血止血调经的功效。

【调理】血热崩漏。证见阴道大量流血或淋漓不断，血色深红，口干喜饮，烦躁不安，舌红苔黄，脉数有力。

【注意事项】如崩漏血色淡红质稀、口淡无味、食后作胀、大便时溏、肢倦乏力、舌淡胖嫩有齿印、苔白少津、脉细者，属脾虚不能统血，不宜服用。

21. 银黄乳

【用料】黄连5克，金银花10克，乳汁（人乳或牛乳）100毫升。

【做法与用法】前二味水煎，3碗水煎至1碗余，兑入乳汁中和匀。每次30~50毫升，每日3次，连服5~7日。

【说明】黄连性寒，味苦，入心、脾、胃经，能清心除烦，泻火解毒燥湿，清热止血；人乳性平，味甘，入胃、脾、肝经，能滋养胃津，补血养肝；金银花能清热解毒。三味合用，具有清热解毒生津的功效。

【调理】小儿鹅口疮。证见舌面有白屑，随拭随生，不易清除，烦躁啼哭流涎，不吮乳食等。

【注意事项】本料味苦，小儿饮用时可适量加入冰糖，服用时注意防止呕吐。

22. 竹叶灯心乳

【用料】淡竹叶6克，灯心草1.5克，乳汁100毫升。

【做法与用法】先将淡竹叶、灯心草水煎取汁，兑入乳汁中和匀。每日服饮数次，不拘量，连用3~5日。

【说明】淡竹叶性微寒，味甘、淡，入心、胃、膀胱经，能清心除烦，利尿通淋；灯心草性微寒，味甘、淡，入心、脾、小肠经，能清心除热邪，利尿渗湿，能引上焦的邪热下行从小便排出。二味与乳汁合用，具有清热解疮毒，利尿除烦的功效。

【调理】鹅口疮（证见同银黄乳的调理）；口腔黏膜溃疡。证见心胸烦热，失眠多梦，口舌生疮糜烂红赤灼痛，面色红赤，舌尖红，苔薄黄，脉数。

【注意事项】用于成年人口腔溃疡，淡竹叶、灯心草可增量1~2倍。

23. 黄连乳

【用料】黄连3克，乳汁100毫升，冰糖15克。

【做法与用法】先将黄连水煎，取汁30毫升，兑入乳汁中和匀，加入冰糖即成。每次10~20毫升，每日3次，连用3日。

【说明】黄连性寒，味苦，入心、脾、胃经，能清热除烦，泻火解毒。与乳汁、冰糖合用，具有清心泻热，除烦安神的功效。

【调理】小儿夜啼。证见夜间啼哭不安，啼声洪亮，面赤唇红，眵泪较多，指纹色紫等。

【注意事项】若小儿夜啼兼见易惊惕、消瘦、啼声低怯、盗汗、舌质嫩红少津、苔少者，不宜服用。

24. 鲜马齿苋凉菜

【用料】鲜马齿苋100克，大蒜泥10克。

【做法与用法】将大蒜泥、酱油等调入煮熟的鲜马齿苋上，不拘时服，连服5~7日。

【说明】马齿苋性微寒，味酸，入胃、大肠经，能清热解毒，利湿消肿。与大蒜合用，具有清热解毒，散结消肿的功效。

【调理】痄腮病。证见腮部（耳垂正下方）焮热疼痛，肿胀较甚，尿黄，便结，舌红苔黄，脉滑数。

【注意事项】此料既可治疗痄腮病，也可作预防用，全家老少皆宜，防病治病两兼顾。患痄腮病期间，禁食生冷、酸、辣等刺激性食品，以免加重腮部疼痛。

25. 杏仁冻

【用料】北杏仁60克，南杏仁120克，绿豆粉40克，白砂糖6大匙，水1杯。

【做法与用法】将2种杏仁去皮后放入粗砂盆内，加水1杯，研磨成杏仁汁，然后用纱布将汁滤入锅内（去渣）。绿豆粉用水化开后，混入杏仁汁，加入白砂糖后，边搅边煮，煮至翻滚时倒入容器内，然后放入冰箱冷冻。食时切成方块，浇上糖浆即可。每3日食完1料，可连用5~7日。

【说明】北杏仁性温，味苦，入肺、大肠经，能宣肺止咳，润肠通便；南杏仁性平，味甘，入肺、大肠经，能润肺止咳。二味与白砂糖、绿豆粉合用，具有清热解毒，消肿利咽的功效。

【调理】口臭。证见口臭，口苦，或牙龈肿痛溃烂，大便秘结，小便短赤，舌红苔黄，脉滑数。

【注意事项】本料南杏仁、北杏仁脂多润下，故大便溏泄者忌用。

26. 大豆黄卷凉菜

【用料】鲜大豆黄卷（即黄豆芽）250克，糖、盐、食醋适量。

【做法与用法】将鲜大豆黄卷洗净，摘出豆瓣，再放入开水中拌洗1次，捞起放在盘中，加适量盐、糖、食醋拌匀，加2~3滴香油即可，佐餐送饭或粥。每日2次，连食3~5日。

【说明】鲜大豆黄卷性平，味甘、淡，入脾、胃、大肠、膀胱经。与糖等合用，具有清热利湿，健脾醒胃的功效。

【调理】热病后期。证见口干口苦，食欲不振，疲乏，小便黄等。

【注意事项】若脾胃虚寒或胃脘痛、大便溏者，慎用。

三、祛风类

（一）汤食

1. 芹菜大枣汤

见春季食疗中清热类汤食料10。

2. 草决明海带汤

【用料】海带20克，草决明10克。

【做法与用法】海带切丝与草决明同放入砂锅中，加3碗清水煎至1碗余，去渣饮汤。可连服用10~15日。

【说明】草决明性微寒，味甘、苦，入肝、胃经，能清肝明目，润肠通便；海带性寒，味咸，入肝、胃经，能清热消痰，软坚散结。二味合用，具有平肝熄风，化痰通络的功效。

【调理】中风。证见头痛目眩，口干口苦，手足重滞，半身麻木，大便结，小便黄，舌质红，苔黄，脉弦滑数。

【注意事项】本料性寒滑利，气虚便溏者，不宜服用。

3．芎芷鱼头汤

【用料】草鱼头或鲢鱼头1个，川芎10克，白芷10克，海带1条（约30厘米），荸荠20个，猪脊肉200克，葱、生姜、香菜、芹菜、胡椒、酒、盐、蒜泥、酱油少许。

【做法与用法】鱼头洗净，一切为二，热汤烫过后，涂上少许酒，腌5分钟。海带用水洗净，与猪脊肉、芹菜、葱花、生姜片同放入锅中，加入15杯水，大火煮沸，即换用小火煮15分钟后，将海带取出切条，加入蒜泥、酱油拌匀即可食用。荸荠洗净去外皮，切成两半，再和鱼头放入锅中一起煮；川芎、白芷另加1杯水煮沸后，去渣取汁倒入鱼头锅中，煮至味出，加入香菜、少量酒、胡椒，即可，饮鱼汤食海带。每日1料，连用5～7日。

【说明】草鱼头（鲢鱼头）性凉，味咸，入肝、肾、胃经，走血络，能养胃补血，清肝祛风；川芎性温，味辛，入肝、胆、心包经，能活血行气，祛风止痛；白芷、海带、猪脊肉分别参见野菊白芷葱须汤、草决明海带肉汤、猪瘦肉杏仁汤的有关内容；荸荠性平，味甘，入胃、肝、肺经，能清热止渴，利尿降压，祛湿化痰，消积开胃，益气明目；香菜、芹菜、胡椒、酒等用量极小，属调味品。众味合用，具有祛头风止痛，调经补血的功效。

【调理】神经衰弱、常有头痛者；身体衰弱、病后或久病元气丧失者；妇女月经不调者。

【注意事项】本汤料药性较平和，一家老少皆可食用，养身、治病两兼顾，可常饮服。

4．天麻煨鸡汤

【用料】天麻片30克，老母鸡1只。

【做法与用法】先杀鸡净身去肠杂，将天麻片放入鸡腹中，再把整只鸡放入砂锅内，加清水淹过鸡背2厘米深，用文火煨至鸡身熟烂透即可，分数次饮汤吃肉。可每周煨制饮食1次，连续食用3～4周。

【说明】天麻性微温，味甘，入肝经，能平肝熄风，柔筋止痛；老母鸡性微温，味甘，入脾、肝、肾经，能补血益气。二味合用，具有补血、和血、熄风的功效。

【调理】时有眩晕，经常反复者。证见头晕，目眩，反复发作，经久不愈，舌淡红，脉弦细。

【注意事项】遇感冒、发热时，停止服用本汤。

5. 野菊白芷葱须汤

见春季食疗中解表类汤食料5。

6. 五味降压汤

【用料】紫菜1块，芹菜2条，番茄1个，荸荠5个，洋葱半个。

【做法与用法】将紫菜浸软去沙，芹菜切段，番茄切片，荸荠去皮切小块，洋葱切丝，加适量清水，煮滚后调味即可。可连服10~15日。

【说明】紫菜性寒，味咸，入肝、胃经，能清热消痰，清肝养阴；番茄性凉，味甘、酸，入脾、胃、肝经，能生津止渴，清肝养血，凉血；洋葱性温，味辛，入肺、胃经，能发汗解表，理气健脾。三味与芹菜、荸荠合用，具有清肝降压的功效。

【调理】早期高血压。证见头痛头眩，时而口干口苦，易发脾气，血压增高等症。

【注意事项】高血压日久，此料也可作为辅食，但需配合其他药物治疗。

7. 粉葛洋参汤

【用料】粉葛根120克，西洋参9克，山药45克，山茱萸9克，鸡内金9克，双钩藤10克。

【做法与用法】将粉葛根用水洗净，切成长条状，连同其他药材一起放进砂锅内。用8碗水煎煮，煮至2碗便可去渣饮汤。每日1料，连用5日。

【说明】粉葛根性凉，味甘、辛，入脾、胃经，能生津止渴，解肌退热；鸡内金性平，味甘，入脾、胃、小肠、膀胱经，能消食化积，涩精止遗，通淋化石；双钩藤性微寒，味甘，入肝、心包经，能清热平肝，熄风止痉，疏风透热；西洋参性凉，味甘、苦，入肺、胃经，能益气生津，清热养阴；山药性平，味甘，质润多液，入脾、肺、肾经，能补益脾胃，益肺滋肾；山茱萸性微温，味酸、涩，入肝、肾经，能滋补肝肾，固肾涩精。六味合用，具有镇静熄风，滋补肝肾的功效。

【调理】高血压病、糖尿病。证见头目眩晕，两目枯涩，五心烦热，咽干口燥,夜寐多梦,舌红干少津,苔少,脉弦细数。

【注意事项】高血压病、糖尿病属脾胃虚寒者,不宜服用。

(二) 粥食

1. 决明子粥

【用料】炒决明子30克,白菊花10克,钩藤20克,粳米100克,冰糖少许。

【做法与用法】先将决明子入锅内炒至微有香气,与白菊花、钩藤同煎取汁,去渣,与粳米煮粥,粥将熟时,入冰糖,稍煮即可食用。可服10~15日。

【说明】决明子性微寒,味甘、苦,入肝、胃经,能清肝明目,润肠通便;白菊花能清热解毒;钩藤能清热平肝,熄风止痉,疏风透热。三味与粳米、冰糖合用,具有清肝祛风,宣通窍络的功效。

【调理】中风、头痛。证见语言不利,口眼㖞斜,半身麻木,舌红苔黄,脉弦滑数;头痛,眩晕,心烦易怒,失眠梦多,面红口苦,舌质红,苔薄黄,脉弦。

【注意事项】若头痛、眩晕兼见咽干口燥、盗汗、肢体麻木、舌红干少津、苔少、脉弦细者,属肝阴不足证,则不宜食用。

2. 天麻竹沥粥

【用料】天麻10克,淡竹沥30克,粳米100克,白糖适量。

【做法与用法】将天麻切成薄片,与粳米同煮粥,粥熟调入淡竹沥、白糖。每日2次,连用7日。

【说明】天麻性微温,味甘,入肝经,能平肝熄风;淡竹沥性大寒,味甘,入心、肺、胃经,能透达经络以祛痰。二味与粳米、冰糖合用,具有清肝熄风,清热导痰的功效。

【调理】肝风痰热之痫证。证见突然昏仆,神志不清,抽搐吐涎或吼鸣尖叫,不久渐苏醒,舌质红,苔白腻,脉弦滑。

【注意事项】若痫证兼见头目眩晕、两目干涩、爪甲淡白不荣、肢体震颤、筋脉拘急或转筋、肌肉𥆧动、面色无华或萎黄、唇色淡白、舌淡苔白、脉细弦者,属肝血亏虚、虚风内动之证,不宜食用此粥。

（三）饮与茶食

1. 天麻菊花饮

见春季食疗中清热类饮与茶料 15。

2. 加味菊花饮

【用料】菊花 5 克，蝉蜕 3 克。

【做法与用法】用沸水冲泡菊花，另煎撕碎的蝉蜕，去渣，取少量药汁，兑入菊花茶中，当茶饮用。

【说明】菊花性微寒，味甘、微苦，入肺、肝经，能疏风清热，清肝明目；蝉蜕性微寒，味甘，入肺、肝经，能疏散风热，透疹止痒。二味合用，具有清热，疏风，透表的功效。

【调理】风热表证。证见身热微恶风寒，头痛，微咳，痰黄，咽干痛不适，口干欲饮，舌尖红，苔薄白微黄，脉浮略数。

【注意事项】若见发热恶风寒、无汗、鼻塞声重、喷嚏频频、小便清利、舌淡红、苔白润、脉浮紧者，属风寒表证，不宜用此饮。

3. 夏枯草荷叶茶

见春季食疗中清热类饮与茶料 16。

4. 夏枯草茶

【用料】夏枯草 30 克，枸杞叶带枝 120 克（或地骨皮 30 克），薄荷 15 克，冰糖适量。

【做法与用法】把夏枯草洗净，切碎。枸杞叶带枝洗净，切小段或切碎地骨皮（即枸杞之根皮），一起放入不锈钢大锅中，加入水盖上锅盖，用大火煮沸后，改用小火煮 20 分钟，再加洗净的薄荷，盖上锅盖，待冷后，过滤，加入冰糖后可饮，可连服 10～15 日。

【说明】夏枯草性寒，味甘、辛，微苦，入肝、肺经，能清肝明目，清热散结；薄荷能疏散风热，清头目，利咽喉，祛风透疹；枸杞叶枝性微凉，味甘，入肝、肾经，能清热养阴，滋补肝肾，明目；地骨皮性寒，味甘、微苦，入肺、肝、肾经，能清肺止咳，退虚热。三味与冰糖合用，具有清肝火，散热结，降血压的功效。

【调理】淋巴结核、肝阳上亢的高血压。证见头痛，淋巴结肿大，耳鸣，性情急躁，失眠，便秘，舌质红干少津，苔少，脉弦细数。

【注意事项】淋巴结核兼见头晕目眩、喉中异物感、脘腹痞闷不舒、舌淡白、舌苔腻、脉弦滑者，属痰结证，不宜服用。

5．菊花钩藤饮

【用料】白菊花10克，霜桑叶15克，钩藤20克。

【做法与用法】前两味药放入砂锅中，煎水约15分钟；后放入钩藤，再煎5分钟即可，去渣留汁作茶饮。每日2次，连用7～14日。

【说明】白菊花性微寒，味甘、微苦，入肺、肝经，能清热平肝，熄风；霜桑叶、钩藤能清热平肝，熄风止痉，疏风透热。三味合用，具有清热平肝，熄风的功效。

【调理】中风。证见突然昏仆，牙关紧闭，两手握固，肢体强痉，口臭身热，大便结，小便黄，唇舌红，苔黄腻，脉弦滑数。

【注意事项】本饮可作平时调理服用，若病情发作不省人事时要送医院诊治。

6．天麻橘红饮

【用料】天麻10克，橘红15克，茯苓30克。

【做法与用法】三味药入砂锅内，加入清水4碗煎至1碗，去渣饮汁。每日2次，连服10～15日。

【说明】天麻性微温，味甘，入肝经，能平肝熄风；橘红性温，味辛、苦，入肺、脾经，能燥湿化痰，行气健脾；茯苓性平，味甘、淡，入脾、胃、心、肺、肾经，能利水渗湿，健脾补中，宁心安神。三味合用，具有豁痰熄风的功效。

【调理】中风。证见突然昏仆，牙关紧闭，两手握固，肢体强痉，静而不烦，面白唇暗，痰涎壅盛，四肢欠温，苔白腻，脉沉滑缓。

【注意事项】本饮性微温，偏于燥湿祛痰熄风，若舌红津少，或内有实热、热痰壅盛者，须慎用。本饮可作平时调理服用，病情发作不醒人事时要及时送医院诊治。

(四) 其他食

1. 猪脑炖天麻

【用料】猪脑1个,天麻片20克。

【做法与用法】将猪脑轻洗净血渍,天麻片也用清水洗净,二味同放碗内加盖,隔水炖1.5小时即可。每周食用2次,连用3周。

【说明】猪脑性平,味甘,入肝、肾经,能补脑髓,益虚劳;天麻性平,味甘,入肝经,能平肝熄风,祛风止痛。二味合用,具有益肝肾,补虚损,祛头风。

【调理】脑外伤、脑震荡后遗症。证见头风眩晕,或头痛不适,耳鸣,失眠、健忘,舌淡红,脉弦细无力。

【注意事项】猪脑性质滋腻,凡食欲差、大便溏泄者,不宜过多食用。

2. 羊脑炖葵子

【用料】鲜羊脑1个,葵花子30克。

【做法与用法】鲜羊脑轻洗净去血渍,葵花子碾碎去壳,两味同放碗中加盖,隔水置锅内盖严慢火炖1～2小时即可。每周食1～2次,连用5～7次。

【说明】羊脑性温,味甘,入肾、脾、肝经,能补益脑髓,温中和血,祛风;葵花子性平,味甘、淡,入脾、胃、肝经,能滋阴养血,润五脏,益脾胃。二味合用,具有补虚益损,养血熄风,止头晕头痛的功效。

【调理】血虚眩晕,证见头晕,头痛,时觉天旋地转,面色无华,失眠,多梦,舌淡红,脉弦细。

【注意事项】同"猪脑炖天麻"。

3. 天麻何首乌汁

【用料】天麻20克,鲜何首乌100克。

【做法与用法】天麻洗净放入砂锅,用3碗水煎至1碗,去渣备用;鲜何首乌洗净后,再用开水冲1次,切碎,用纱布包好,拧绞取汁(或榨汁机取汁),兑入天麻药汤中。每日2～3次温服,连用5～7日。

【说明】鲜首乌性微温,味苦、甘,入肝、肾经,能补肝肾,益精血;

天麻能平肝熄风,祛风止痛。二味合用,具有补血祛风,强壮筋骨,安神醒脑的功效。

【调理】神经衰弱。证见头晕,视蒙,失眠,多梦,耳鸣,腰膝酸软,或遗精带下,手足麻痹,大便干结,舌淡红而少苔,脉弦细弱。

【注意事项】神经衰弱为慢性功能性疾病,服用天麻何首乌汁需要2个疗程以上方能显效,此期间若感冒、发热,则不宜服用。

4. 桑椹薏苡仁炖白鸽

【用料】桑椹子30克,薏苡仁60克,白鸽1只(150~200克重为宜)。

【做法与用法】桑椹子连同薏苡仁洗净,白鸽净身去肠杂,三物一起放入砂锅,加水3碗半,慢火炖白鸽烂透即可。食肉饮汤,每天1料,连用7日。

【说明】桑椹子性微凉,味甘,入肝、肾经,能养血滋阴,熄风;薏苡仁性微寒,味甘、淡,入脾、肾、肺经,能利水渗湿,祛风湿;白鸽性平,味甘,入肝、肾、肺经,能益气补血,滋肝肾。诸物合用,具有养血舒筋,祛风止痛的功效。

【调理】血虚风痹。证见肩颈关节凝痛,伴有上肢麻痹,面色晦黄,头晕,耳鸣,舌淡红,脉弦细无力。

【注意事项】若见关节局部热、红、肿而伴有发热、口苦、舌红者,不宜服食。

四、补 益 类

(一)汤食

1. 人参酸枣仁汤

【用料】人参5克(党参30克),茯神30克,酸枣仁30克,砂糖30克。

【做法与用法】将人参、茯神、酸枣仁煎汤,调入砂糖,频频代茶服,每日1料。人参可用纱布包煎，可连续煎用3次。

【说明】人参性微温，味甘、微苦，入脾、肺经，能大补元气，补肺生津；茯神性平，味甘、淡，入脾、胃、心、肺、肾经，能健脾补中，宁心安神；酸枣仁性平，味甘、酸，入肝、胆、心、脾经，能养心安神，益阴敛汗。与砂糖合用，具有健脾补气，养心安神的功效。

【调理】心悸。证见心神不宁，易受惊恐，坐卧不安，眠少梦多，舌质淡，苔薄白，脉虚数。

【注意事项】人参按加工炮制的方法不同，有生晒参、糖参、红参等，人参产于国外的有朝鲜参（高丽参），性味均偏温；如属阴虚火旺体质的，可选用性味偏凉的西洋参（花旗参）或太子参。西洋参能益气生津，养阴清热，用量6～10克；太子参能益气健脾，生津，用量15～30克。

2. 木耳汤

【用料】白木耳30克，鹿角胶7.5克，冰糖15克。

【做法与用法】将白木耳用温水发泡，除去杂质，洗净，放砂锅内，加水适量，用温水煎熬，待木耳熟透后，加入鹿角胶和冰糖，使之烊化，和匀，熬透即成。分次或一次服用均可，每日1料。

【说明】白木耳又名银耳，性平，味甘、淡，能养胃生津，滋阴润肺；鹿角胶性微温，味甘，入肾、肝经，能温补肝肾，滋养精血。与冰糖合用，具有补肾填精的功效。

【调理】房劳过度而致的肾虚精少。证见腰酸腿软，阳痿遗精，眩晕耳鸣，小便频数等。

【注意事项】外感疾病及内有实热，见口干口苦、脘腹胀满、小便黄、舌质红、苔黄、脉数者，不宜服用。

3. 人参莲子汤

【用料】人参10克，莲子20枚，冰糖30克。

【做法与用法】将人参、莲子（去心）放碗内，加清水适量发泡，再入冰糖。将碗置蒸锅中，隔水蒸炖1小时即成。喝汤，吃莲子肉。人参可连续使用3次，次日再另加莲子、冰糖和适量水，如前法蒸炖服用。到第3次时，可连同人参一并食之。常服用。

【说明】人参性微温，味甘、微苦，入脾、肺经，能大补元气，健脾生津；莲子性平，味甘、涩，入心、脾、肾经，能补脾，益气，养心。与冰糖合用，具有益气升阳，补脾养心的功效。

【调理】脾气虚弱。证见头晕乏力，心悸，气短，食少便溏，或见低热，自汗，舌质淡，苔薄白，脉濡数。

【注意事项】外感发热或有内热，见口干口苦、舌红、苔黄者，不宜服用。

4. 甘麦大枣汤

【用料】浮小麦 30 克，大枣 10 枚，炙甘草 6 克。

【做法与用法】水煎服。每日 1 料，连用 7～10 日。

【说明】浮小麦性凉，味甘，入心经，能养心安神；炙甘草性微温，味甘，入脾、肺经，能补脾益气，甘缓和中。与大枣合用，具有养心安神镇惊的功效。

【调理】脏躁病。证见精神恍惚，悲伤欲哭，不能自主，或心神不宁，坐立不安，失眠梦多，盗汗等。

【注意事项】脾胃湿滞、大便溏泄、舌苔厚腻者，不宜服用。

5. 补阳乳鸽汤

【用料】乳鸽 1 只，肉苁蓉 12 克，大枣 5 枚，生姜 2 片，油、盐酌量。

【做法与用法】乳鸽杀好洗净，去除内脏。将 5 碗清水、乳鸽和其他材料一起放入瓦煲中，炖煮约 3 小时，调味便可吃用。隔日 1 料，连服 2 周为 1 个疗程。

【说明】乳鸽性平，味咸，入肾、肝经，能滋肾补虚；肉苁蓉性温，味甘、咸，入肾、大肠经，能补肾壮阳，润肠。与大枣、生姜合用，具有补肾助阳的功效。

【调理】阳气虚弱。证见体弱多病，头晕，气短懒言，神疲，舌质淡红，脉虚弱。

【注意事项】外感发热及内有湿热，见脘腹胀满、口干口苦、苔厚腻者，不宜服用。

6. 桑椹子猪胰汤

【用料】猪胰 1 条，桑椹子 30 克，鸡血藤 30 克，黑豆 60 克，油、盐酌量。

【做法与用法】将猪胰膜脂去除，洗净后切成块状。用5碗水，连料一起放进锅内，煎煮至一半水份量，调味便可，分2~3次吃。每日或隔日1料，常服。

【说明】猪胰性平，味涩，入脾、胃经，能健脾胃，助消化；桑椹子性微凉，味甘，入肝、肾经，能养血滋阴；鸡血藤性温，味苦、微甘，入肝、肾经，能补血活血，祛风通络；黑豆性平，味甘，入脾、肾经，能补肾生血。诸物合用，具有补血滋阴的功效。

【调理】糖尿病日久血虚，耳鸣，头晕，神经衰弱等。

【注意事项】外感热病及湿热内蕴者，不宜服用。

7．沙苑子鱼胶汤

【用料】沙苑子20克，鱼胶50克，花生油少许，精盐酌量。

【做法与用法】沙苑子洗净，用纱布包好，鱼胶洗净切碎，放适量水入瓦锅内，沙苑子和鱼胶一起煮，煮沸后放花生油和精盐，再煮片刻便成。每日1料，连服1周为1个疗程。

【说明】沙苑子又称关沙苑、沙苑蒺藜，性微温，味甘，入肝、肾经，能补益肝肾，固精明目；鱼胶又称鱼鳔、鱼肚，性平，味甘，入肾经，能补血，滋肾，益精。诸物合用，具有补肾益精，明目养筋的功效。

【调理】眩晕。证见头昏眼花，手足麻木，舌质淡红，苔白，脉虚弱。

【注意事项】沙苑子与蒺藜科白蒺藜作用不同，不可混用。外感热病者，不宜服用。

8．何首乌鸡汤

【用料】鸡项半只，何首乌30克，山药30克，乌豆120克，生姜3片。

【做法与用法】将用料全部洗净，用6碗清水，与材料一起放入瓦煲内，煮约4小时，调味即可。分2~3次吃肉饮汤，每周1~2料。

【说明】鸡肉性温，味甘，入脾、肾经，能补中益气，填精添髓；何首乌性温，味甘、苦、涩，能补肝肾，益精血，涩精止遗；山药性平，味甘，入脾、肺、肾经，能补益脾胃，滋肾益肺。诸物与乌豆合用，具有补精髓，黑发，强壮筋骨的功效。

【调理】肝肾阴虚。证见眩晕，头痛，眼花，手足麻木，视物模糊，头发白，舌质嫩红，苔少，脉细数。

【注意事项】外感发热者,不宜服用。何首乌忌铁器,注意不宜用铁锅等铁质的物品盛煮。

9. 鸡肝汤

【用料】鸡肝4个,枸杞子30粒,鸡骨头100克,生姜3片,枸杞嫩叶1束,盐、胡椒、酒酌量。

【做法与用法】将枸杞的嫩叶摘下洗净,枝洗净另放。鸡骨头一副,洗净后压碎或切块,与枸杞枝一起熬煮成浓汤。鸡肝洗净,切成薄片,先用热水烫过,水洗,再加少量生姜汁浸润一下。浓汤中加枸杞子,中火煮30分钟后,加入鸡肝、枸杞叶,以及适量的盐、酒,煮沸后加入胡椒即可。分2次服,每日或隔日1料,常食用。

【说明】鸡肝、鸡骨头性微温,味甘,入肝、肾经,能滋补肝肾;枸杞子性平,味甘,入肝、肾经,能滋补肝肾,益精明目。诸物合用,具有滋补肝肾,明目的功效。

【调理】可增加视力,对体质衰弱及病后体虚、视力下降有较好疗效。

【注意事项】脾胃虚弱、消化不良见食少便溏者,不宜服用。

10. 参枣老鸽汤

【用料】党参30克,枸杞子30克,大枣15枚,老鸽1只,猪瘦肉120克。

【做法与用法】将老鸽杀好洗净,去除内脏。其他用料也洗净,猪瘦肉原块使用。用清水5碗,将材料一起放入瓦煲内,煮约4小时,调味便可。分2~3次吃肉饮汤,每日或隔日1料。

【说明】党参性微温,味甘,入脾、肺经,能健脾胃,补中益气;枸杞子性平,味甘,入肝、肾经,能滋补肝肾,益精明目;鸽子肉性平,味咸,能滋肾益气。与大枣、猪瘦肉合用,具有滋阴健胃,益智宁神的功效。

【调理】虚劳。证见头晕眼花,神疲乏力,心悸、失眠、多梦,舌质淡红,苔白,脉虚弱。

【注意事项】外感未愈及内有湿热,见口干口苦、脘腹胀满、舌质红、苔黄者,不宜服用。

11. 鸡血藤黑豆汤

【用料】鸡血藤 50 克，黑豆 50 克。

【做法与用法】二味共煮，去鸡血藤药渣，吃豆饮汤。每日 1 料，常服用。

【说明】鸡血藤性温，味苦、微甘，入肝、肾经，能活血补血，祛风通络。与黑豆合用，具有补气养血的功效。

【调理】血虚月经过少。证见经量很少，颜色淡，质地清稀，小腹有空痛感，头晕眼花，心悸耳鸣，面色苍白不华，舌质淡红，苔薄，脉细弱等。

【注意事项】黑豆炒熟补益作用更佳。外感发热者，不宜服用。

12. 枣杞鸡汤

【用料】大枣 10 枚，枸杞子 50 克，子鸡 500 克（1 只），精盐适量。

【做法与用法】将子鸡去毛及内脏洗净，与大枣、枸杞子同炖至鸡烂熟，加入少许精盐调味。吃肉饮汤，每日 1~2 次，分 2 日食完。每周 1~2 料。

【说明】大枣性平，味甘，入脾、胃经，能补益脾胃；枸杞子性平，味甘，入肝、肾经，能滋补肝肾，益精明目。与子鸡肉合用，具有补血养胎，缓急止痛的功效。

【调理】妊娠腹痛。证见妊娠期间，小腹绵绵作痛，按之痛减，面色萎黄，心悸，头目眩晕，舌质淡红，苔薄白，脉细。

【注意事项】外感及湿热内困，见脘腹胀满、口干口苦、舌苔黄腻者，不宜服用。

13. 八宝鸡汤

【用料】党参 15 克，茯苓 15 克，炒白术 15 克，炙甘草 5 克，熟地黄 30 克，白芍 15 克，川芎 10 克，母鸡 1 只，猪瘦肉 750 克，猪杂骨 750 克，葱、生姜、料酒、味精、食盐各适量。

【做法与用法】将以上各味中药洗净，装入洁净纱布袋内，扎口备用；将母鸡宰杀后，去毛和内脏，洗净；猪瘦肉洗净，猪杂骨洗净捶破。将鸡肉、猪瘦肉、鸡杂骨、药袋放入砂锅内，加水适量，先用武火烧开，撇去浮沫，加入葱、生姜、料酒，改用文火煨炖至烂熟，将药袋捞出不用，取出鸡肉、猪瘦肉切好,再放砂锅内,加少许盐、味精调味,食肉饮汤,每日服2次,分2~3日吃,每周1料。

【说明】党参性微温,味甘,入脾、肺经,能补中益气,健脾胃;茯苓性平,味甘、淡,入脾、胃、心、肺、肾经,能健脾补中,利水渗湿;白术性温,味甘、苦,入脾、胃经,能补脾益气燥湿;熟地黄性微温,味甘,入肝、肾、心经,能补血滋阴;白芍性微寒,味甘、酸,入肝经,能养血和阴平肝;川芎性温,味辛,入肝、胆、心包经,能活血行气;炙甘草性微温,味甘,入脾、肺经,能补脾益气。与猪瘦肉、母鸡肉等合用,具有养血补虚的功效。

【调理】虚劳。证见头晕,目眩,耳鸣,惊惕不安,月经不调,舌质淡红,脉细弱。

【注意事项】湿热内困,见脘腹胀满、食欲不振、口干口苦、舌苔黄腻及外感疾病者,不宜服用。

14. 参归乌鸡汤

【用料】当归身30克,人参10克,枸杞子30克,乌骨鸡500克,橘皮10克。

【做法与用法】将乌骨鸡宰杀去毛洗净,去内脏及头足,余药洗净切片,用干净纱布包裹,装进鸡腹中,放入炖盅内,加水适量,武火蒸炖2~3小时,食鸡饮汤。每日1~2次,分2日吃,每周1~2料。

【说明】当归身性温,味甘、辛、苦,入肝、脾、心经,能补血调经,活血止痛;人参性微温,味甘、微苦,能补气健脾;枸杞子性平,味甘,入肝、肾经,能滋补肝肾,益精;乌骨鸡性平,味甘,入肝、肾经,能滋补肝肾,补中益气;橘皮性温,味辛、苦,入脾、肺经,能行气健脾。诸物合用,具有补血益气调经的功效。

【调理】月经不调。证见月经延期,经量少,色淡,小腹冷痛,面色无华,心悸,头目昏花,舌质淡,脉虚细。

【注意事项】本汤料温燥之品较多,阴虚火旺如见口干咽燥、大便干结、小便黄等及外感病者,不宜服用。

15. 泥鳅汤

【用料】泥鳅90~120克,食盐、食油各适量。

【做法与用法】用热水洗去泥鳅黏液,剖腹去肠脏,用油煎至金黄,加水1碗半，煮汤至半碗，用盐调味。饮汤食鱼，每日1次，连服3日，间断再服。

【说明】泥鳅性平，味甘，入脾经，能补中祛湿，益气补肺。

【调理】虚劳。证见气短自汗，时寒时热，面色萎黄，易于感冒，舌质淡红，苔白，脉软弱。

【注意事项】汗出、发热，见咽喉肿痛、大便干结、舌质红、苔黄者，不宜服用。

16. 银杞明目汤

【用料】银耳30克，枸杞子30克，鸡肝100克，茉莉花24朵，料酒、姜汁、食盐、味精、水豆粉、清汤各适量。

【做法与用法】将鸡肝洗净，切成薄片，放入碗内，加水豆粉、料酒、姜汁、食盐拌匀待用；将银耳温水发泡洗净，撕成小片待用；茉莉花择花蒂，洗净，放入盘内；枸杞子洗净，待用。将汤锅置火上，放入清水，加入料酒、姜汁、食盐和味精，随即下入银耳、鸡肝、枸杞子烧沸，撇去浮沫，待鸡肝刚熟，装入碗内，将茉莉花撒入碗内即成，分2～3次服，每日或隔日1料。

【说明】银耳（即银耳）性凉，味甘，能滋阴润肺，生津养胃；枸杞子性平，味甘，入肝、肾经，能滋补肝肾，益精明目；鸡肝性微温，味甘，入肝、肾经，能滋补肝肾；茉莉花性温，味辛、甘，能理气开郁和中。诸物合用，具有滋阴养肝的功效。

【调理】虚劳。证见头痛，眩晕，耳鸣，口干唇燥，目干昏花，急躁易怒，大便燥结，面潮红，舌质干，少津，脉细数。

【注意事项】脾胃虚弱。证见口淡、不欲饮水、便溏、脘腹胀闷、舌苔厚腻及患外感病者，不宜服用。

17. 乌梅大枣汤

【用料】乌梅10枚，蚕茧壳2个，大枣10枚。

【做法与用法】水煎服，每日1料，5～7日为1个疗程。

【说明】乌梅性平，味酸、涩，入肝、脾、肺、大肠经，能敛肺止咳，涩肠止泻；蚕茧壳性温，味甘，能缩尿止遗。与大枣合用，具有补肺健脾，缩尿止遗的功效。

【调理】小儿遗尿。证见遗尿或尿床，兼见自汗，面色苍白，唇色淡白,食欲不振,肌肤不丰满,脉象无力。

【注意事项】膀胱湿热,见尿黄尿痛、口干口苦、舌红苔黄者,不宜服用。

18. 猪蹄筋黄豆汤

【用料】猪蹄筋180克,黄豆250克,油、盐酌量。

【做法与用法】黄豆用清水浸泡约3小时,猪蹄筋洗净。一齐放入炖锅内,炖至黄豆烂熟,调味即可。分2～3次服,每日或隔日1料。

【说明】猪蹄筋性平,味甘、咸,入胃经,能补血填精健腰;黄豆性平,味甘,入脾、大肠经,能健脾宽中,润燥消水。诸物合用,具有强壮筋骨的功效。

【调理】痹证。证见关节顽固疼痛,活动不灵,脉弦紧。

【注意事项】脾胃湿热、脘腹胀满者,不宜服用。

19. 猪髓补腰汤

【用料】猪骨髓1条,补骨脂15克,杜仲20克,油、盐酌量。

【做法与用法】先将猪骨髓洗净,与其他用料一齐放入瓦煲内,加水适量,煮1～2小时,调味便成。分2次服,每日或隔日1料。

【说明】猪骨髓性寒,味甘,能养血补肾填精;补骨脂性温,味辛、苦,入肾经,能补肾壮阳;杜仲性温,味甘、微辛,入肝、肾经,能补肝肾,强筋骨。诸物合用,具有补肾壮阳,强筋骨的功效。

【调理】病后体虚,小儿骨骼发育迟。

【注意事项】若患儿并见脾胃虚弱、食少便溏,宜先调理脾胃,然后服用。

20. 猪蹄通乳汤

【用料】猪蹄2只,通草10克,姜、葱少许,盐适量。

【做法与用法】猪蹄去毛洗净,通草洗净,一并放入砂锅内,加水适量,入姜、葱少许,文火炖至烂,食时加入盐适量调味。每日食肉喝汤数次,连服数日。

【说明】猪蹄性平,味甘、咸,能填肾精健腰,助血脉充乳汁;通草性寒,味甘、淡,入肺、胃经,能通乳。诸物合用,具有补血益气,佐通乳汁的功效。

【调理】血气虚弱缺乳。证见产后乳少或全无，乳汁清稀，乳房塌软，不胀不痛，面色无华，神疲乏力，食欲不振，舌质淡红，苔少，脉虚细。

【注意事项】肝郁气结之缺乳，如见口干口苦、乳房胀痛、乳汁难出、舌红苔黄者，不宜服用。

21．黄芪猪肠汤

【用料】黄芪60克　猪小肠1段（30～40厘米），黑豆30克，赤小豆30克。

【做法与用法】将黑豆、赤小豆洗净装入猪肠内，用清水将猪肠与黄芪同炖至熟，去药渣。分2～3次吃肠及豆，饮汤。每日或隔日1料，小便畅通后停服。

【说明】黄芪性微温，味甘，入脾、肺经，能补脾益气，固表升阳；赤小豆性平，味甘、酸，入心、小肠经，能利水祛湿；猪小肠性微寒，味甘，入大肠经，能调血润肠。诸物与黑豆合用，具有补虚举胎的功效。

【调理】气虚妊娠小便不通。证见妊娠7个或8个月小便不通，小腹急胀疼痛，坐卧不安，心跳气短，神疲无力，头眩晕重，大便不畅，舌质淡，苔薄，脉虚。

【注意事项】妊娠小便不利属湿热者，不宜服用。

22．糯稻根泥鳅汤

【用料】糯稻根60克，黄芪50克，白术30克，泥鳅90克。

【做法与用法】先将泥鳅用热水洗去黏液，去肠脏，用食油煎至金黄。用清水2碗煮糯稻根，煮至1碗汤时，放入泥鳅、黄芪、白术煮汤。吃时调好味，连汤带鱼同吃，每日或隔日1料，常食用。

【说明】糯稻根性平，味甘、淡，入脾、胃经，能养阴止汗；黄芪性温，味甘，入脾、肺经，能补脾益气，固表止汗；白术性温，味苦、甘，入脾、胃经，能补气健脾，燥湿利水，止汗；泥鳅性平，味甘，入脾经，能补中祛湿，滋阴。诸物合用，具有补气固表，和营止汗的功效。

【调理】气虚自汗。证见出汗较多，不能自止，动则加剧，时或恶风，面色苍白，气短懒言，语声低怯，倦怠乏力，舌质淡红，苔薄白，脉虚弱。

【注意事项】感冒见恶寒、发热，头痛，或是发热汗出者，不宜服用。

23．枸杞叶猪肝汤

【用料】猪肝120克，鲜枸杞叶500克，蜜枣6枚，豆粉、油、盐酌量。

【做法与用法】将猪肝洗净后切片，用豆粉调匀，鲜枸杞叶洗净，与蜜枣一并用适量清水烹煮，水滚后加油、盐调味，分2～3次食肉饮汤，每日或隔日1料。

【说明】猪肝性温，味甘、苦，入肝经，能养血补肝明目；鲜枸杞叶性凉，味苦、甘，入心、脾、肺、肾经，能补虚益精，祛风明目。诸物与蜜枣合用，具有养血明目的功效。

【调理】视力衰退，夜盲症。

【注意事项】内有湿热、口干口苦、腹满纳差、舌红苔黄腻者，不宜服用。

24．猪心当归汤

【用料】猪心300克，当归10克，黑豆30克，香菇6个，葱、姜、大蒜少许。

【做法与用法】将猪心切成2块，洗净后再用热水烫过，然后用6碗水煮，去除泡沫和浮油，放半条葱和少许姜及大蒜；再放入浸好的黑豆，以文火煮1小时；当归另外用2碗水煮成1碗，放入猪心汤内，再放入浸好去蒂的香菇，用中火煮30分钟便可。分2～3次吃肉、豆、菇，饮汤，每日或隔日1料。

【说明】猪心性平，味甘、咸，入心经，能补虚养心；当归性温，味甘、辛、苦，入肝、脾、肾经，能补血，调经活血；香菇即香蕈，性平，味甘，入胃经，能益胃健脾。诸物与黑豆合用，具有补血，养心健脾的功效。

【调理】心悸。证见心悸，心慌，失眠多梦，面色苍白，口淡无味，舌质淡红，苔白，脉虚弱。

【注意事项】心悸见口干口苦、潮热盗汗、烦热易饥、舌红苔少、脉细数、属阴虚火旺者，不宜服用。

25．何首乌牛肉汤

【用料】何首乌30克，牛肉150克，龙眼肉15克，大枣10枚，鲜竹笋 100 克，乌豆 90 克。

【做法与用法】先把乌豆浸 1 夜，用水煮开，水滚后把水倒去，再加 6 碗水煮；牛肉切成小块，鲜竹笋和姜片也要切细，一起放进煲内与乌豆同煮；水滚时去除泡沫，再加入洗净的何首乌、龙眼肉和大枣；待煮软后加油、盐调味便可，分 2~3 次吃肉饮汤，每日或隔日 1 料。

【说明】何首乌性微温，味甘、苦、涩，入肝、肾经，能补肝肾，益精血；牛肉性平，味甘，入脾、胃经，能补脾胃，益气血，强筋骨；龙眼肉性平，味甘，入心、脾经，能补益心脾，养血安神；鲜竹笋性寒，味甘，入肺、胃经，能消痰，祛风，镇惊；大枣性平，味甘，入脾、胃经，能补脾和胃，益气和营。与乌豆合用，具有补血祛风，黑发的功效。

【调理】虚劳。证见头晕眼花，神疲乏力，手足麻木，消瘦，头发早白，舌质淡红，苔白，脉虚弱无力。

【注意事项】脾虚湿滞，食少便溏，或内有湿热见口干口苦，舌苔黄腻者，不宜服用。

26．返老还童汤

【用料】田鸡腿 100 克，猪腰 1 对，鱼鳔胶 12 克，枸杞子 30 克。

【做法与用法】将田鸡腿洗净，起肉去骨；猪腰、鱼鳔胶和枸杞子洗净，用清水 5 碗，把以上用料一起放进煲内，煮约 2 小时，加油、盐调味佐餐吃。每日或隔日 1 料，常服用。

【说明】田鸡肉性凉，味甘，入胃、大肠经，能滋阴补虚；猪腰性平，味咸，能补肾育阴；鱼鳔胶性平，味甘，入肾经，能补肾益精，滋养血脉；枸杞子性平，味甘，入肝、肾经，能滋补肝肾，益精明目。诸物合用，具有养颜，旺血气，去皱纹的功效。

【调理】中老年人、妇女产后体弱，神疲乏力等。

【注意事项】消化不良者，不宜服用。

27．杞龟汤

【用料】乌龟 1 只，枸杞子 50 克，高丽参 9 克，油、盐酌量，酒少许。

【做法与用法】将乌龟剖开洗净，肉切成小块，连同药材一起放入锅内，加适量清水，以文火熬煮至龟肉软熟，加盐和酒调味。分 2~3 次食肉饮汤，隔日 1 料，连用 7~10 料。

【说明】乌龟性平,味甘、咸,入肝、肾经。能益阴补血,滋肾健骨;枸杞子性平,味甘,入肝、肾经,能滋补肝肾,益精明目;高丽参性微温,味甘、微苦,入脾、肺经,能补气益阴生津。诸物合用,具有补气滋阴养血的功效。

【调理】病后体弱,气血不足。证见头晕眼花,神疲乏力,心悸,气短懒言,舌质淡红,苔白,脉虚弱。或妇女气血不足所致月经不调。

【注意事项】外感病或内有湿热,见口干口苦、苔黄腻、尿黄者,不宜服用。

28. 鱼胶田鸡汤

【用料】田鸡腿60克,鱼胶30克,芡实20克,莲子肉20克。

【做法与用法】先将鱼胶用热水泡浸20分钟,然后切片,和田鸡腿一起用酒浸洗,去除腥味,加适量清水,将材料一齐放进瓦盅内,炖3~4小时,调味便可。分2~3次吃肉饮汤,每日或隔日1料,连用7~10料。

【说明】田鸡肉性凉,味甘,入胃、大肠经,能滋阴补虚;鱼胶(鱼鳔胶)性平,味甘,入肾经,能补肾益精,滋养补血;芡实性平,味甘、涩,入脾、肾经,能健脾止泻,固肾涩精;莲子肉性平,味甘、涩,入心、脾、肾经,能养心、益肾、健脾、止泻。诸物合用,具有健脾补肾,涩精止带的功效。

【调理】气血虚弱。证见体弱多病,神疲乏力,或见遗精、早泄,或见妇人白带清稀量多,舌淡,脉弱。

【注意事项】外感未愈或实热者,如见大便干结、舌质红、脉数者,不宜服用。

(二)粥食

1. 黄芪阿胶粥

【用料】黄芪30克,阿胶10克,粳米50克。

【做法与用法】黄芪水煎取汁,煮粳米为粥,烊化阿胶,兑服。每日1料,连服3~5日。

【说明】黄芪性微温,味甘,入脾、肺经,能补中益气,健脾;阿胶性平,味甘,入肝、肾、肺经,能养血止血,滋阴润肺。与粳米合用,具有补气养血的功效。

【调理】百日咳恢复期。证见咳嗽次数和持续时间逐渐减短，咳声无力，痰稀而少，气短声低，唇色淡白，舌质淡，无苔。亦可用于其他上呼吸道疾病后期咳嗽而见上述症状者。

【注意事项】咳嗽痰黄稠、口干咽燥、舌红苔黄属热者，不宜服用。

2．人参百合粥

【用料】人参3克，百合15克，粳米30克。

【做法与用法】先加水煎人参与百合，后下粳米同煮为粥。每日1料，连服3日。

【说明】人参性微温，味甘、微苦，入脾、肺经，能大补元气，健脾生津；百合性微寒，味甘、微苦，能清心安神，润肺止咳。与粳米合用，具有补气养阴的功效。

【调理】百日咳恢复期。证见咳嗽次数和持续时间逐渐减短，咳声无力，痰稀而少，气短声低，唇色淡白，舌质淡，无苔。也可用于久咳而见上述症状者。

【注意事项】咳嗽而见痰多、痰黄者，不宜服用。

3．粟米龙眼肉粥

【用料】粟米100克，龙眼肉30克，粳米50克。

【做法与用法】将粟米、龙眼肉、粳米同置锅内，加适量水，煮至烂熟成粥。作早、晚餐食用，每日或隔日1料，常服用。

【说明】粟米性凉，味甘、咸，入肾、脾、胃经，能补养肾气，健脾胃；龙眼肉能补益心脾，养血安神。与粳米合用，具有补心肾，益腰膝的功效。

【调理】心肾精血不足。证见心悸，失眠，腰膝酸软等。

【注意事项】外感病未愈者，不宜服用。

4．海参粥

【用料】鲜海参50克，粳米60克，葱、生姜适量，食盐少许。

【做法与用法】鲜海参用温水发泡，洗净，切成小块，把上述用料同放一锅内，加水适量，熬熟成粥。作早、晚餐食用，每日或隔日1料，常服用。

【说明】海参性微温，味甘、咸，能养血润燥，补肾益精。与粳米合用，具有益肾润燥的功效。

【调理】肾之精气不足。证见形体瘦弱，皮肤枯燥，低热盗汗，干咳无痰，舌无苔，脉细数。

【注意事项】外感疾病、口干口苦、舌苔黄者，不宜服用。

5．鸡汁粥

【用料】母鸡汤1 000克，粳米100克。

【做法与用法】将母鸡宰杀后，除去毛和内脏，洗净放入锅内，加水适量，置武火上烧沸，再用文火至鸡熟，将其捞出，留鸡汤（去油）加入粳米煮至成粥。作早、晚餐食用，每日或隔日1料，常服用。

【说明】鸡肉性温，味甘，入脾、胃经，能补中气，益精髓。与粳米合用，具有滋补气血，安养五脏的功效。

【调理】精血亏损、肾气不足、营养不足等症。证见神疲乏力，体弱多病，面色苍白，头晕眼花，唇舌淡白，或妇女月经量少，色淡质稀。

【注意事项】外感疾病未愈，或见咽干口苦、尿黄等有热证者，不宜服用。

6．龙眼肉莲子粥

【用料】龙眼肉30克，莲子肉30克，大枣10克，糯米100克，白糖少许。

【做法与用法】将龙眼肉、莲子肉、大枣（去核）和糯米同置一砂锅中，加水适量，煮至烂熟成粥，加入白糖，搅拌均匀即可。作早、晚餐食用，每日1料，常服用。

【说明】龙眼肉性平，味甘，入心、脾经，能补益心脾，养血安神；莲子肉性平，味甘，入心、肺、肾经，能养心，益肾，健脾。与糯米、大枣、白糖合用，具有养心宁神，健脾益气的功效。

【调理】脾气虚弱，心神不宁。证见心悸，健忘，少气，面黄肌瘦，便溏，舌淡，脉细弱。

【注意事项】外感发热未愈者，不宜服用。

7．山药糯米粥

【用料】山药50克，薏苡仁50克，荸荠粉10克，大枣5克，糯米250

克，白糖25克。

【做法与用法】山药打成粉备用，将薏苡仁加水煮至开花，加入糯米、大枣煮至米烂，把山药粉边撒边搅放入锅内，约隔2分钟后，再将荸荠粉撒入锅内，搅匀加入白糖即可。分2~3次服，每日1料，3~5日为1个疗程，间断再服。

【说明】山药性平，味甘，入脾、肺、肾经，能益脾胃；薏苡仁性微寒，味甘、淡，能利水渗湿，健脾；荸荠粉（马蹄粉）性寒，味甘，入肺、胃经，能清热利湿。与大枣、糯米等合用，具有补中益气，健脾除湿，益肾止带的功效。

【调理】脾胃虚弱，湿气内阻。证见食少便溏，神疲乏力，或妇人带下清稀量多，色白或淡黄，绵绵不断，伴面色苍白或萎黄，四肢乏力，腰酸，舌淡苔白。

【注意事项】薏苡仁炒熟后用，健脾祛湿，止泻效果更佳。薏苡仁性较滑利，有习惯性流产的孕妇慎用。

8. 大枣粥

【用料】大枣10枚，粳米100克，冰糖20克。

【做法与用法】将大枣和粳米加水置武火煮沸，后用文火煮熬至米熟烂，加入冰糖，搅匀即成。作早、晚餐食用，每日1料，常服用。

【说明】大枣性平，味甘，入脾、胃经，能补脾益胃。与粳米、冰糖合用，具有健脾益气，补血益胃的功效。

【调理】脾胃虚弱，血亏，血小板减少，营养不良，久病体弱等症。

【注意事项】湿盛脘腹胀满者，不宜服用。

9. 龙眼肉粥

【用料】龙眼肉30克，大枣10枚，糯米100克，白糖少许。

【做法与用法】取连壳龙眼，剥去果皮，去核取肉（纯龙眼肉亦可），同大枣、糯米一并煮粥，可加少许白糖，每日早、晚服，每日或隔日1料，常服用。

【说明】龙眼肉性平，味甘，入心、脾经，能补益心脾，养血安神。与大枣、糯米合用，具有养心安神的功效。

【调理】心脾两虚。证见心悸，失眠，多梦，面色不华，舌质淡，脉细结代。

【注意事项】湿盛脘腹胀满、痰多者,不宜服用。

10. 白术猪肚粥

【用料】白术50克,猪肚1个,粳米250克,生姜少量。

【做法与用法】猪肚洗净,切成小块,同白术、生姜煎煮取汁,与粳米煮粥。分2日早、晚餐温热食,每周1~2料。猪肚可适当调味佐餐。

【说明】白术性温,味甘、苦,入脾、胃经,能补脾益气,健脾燥湿;猪肚性温,味甘,能健脾胃,补虚损。与粳米、生姜合用,具有益气温中,健脾的功效。

【调理】虚劳。证见食少,倦怠,形寒肢冷,大便溏泄,肠鸣腹痛,妇女白带清稀,口淡,舌质淡红,苔白,脉虚弱。

【注意事项】胃肠湿热、口干口苦、大便燥结及外感病者,不宜服用。

11. 磁石粥

【用料】磁石30~60克,猪腰1只,粳米60克。

【做法与用法】先将磁石打碎,置砂锅中加水猛火煎1小时,滤汁去渣;猪腰去膜洗净切细,同粳米入磁石汁煮粥。分2~3次食,每日1料,5~6日为1个疗程,间断再服。

【说明】磁石性寒,味甘,入肾、肝经,能镇惊安神,潜阳纳气;猪腰性平,味咸,能补肾育阴。与粳米合用,具有补肾安神,聪耳明目的功效。

【调理】老年肾虚之耳鸣耳聋,头晕目眩,心悸,失眠等症。

【注意事项】肝胆湿热见口干口苦、尿黄、舌苔黄腻、心烦耳鸣者,不宜服用。

12. 蛤蚧粥

【用料】蛤蚧1对,党参30克,糯米100克。

【做法与用法】先用酒和蜜将蛤蚧涂身,炙熟;党参研末化蜡,与蛤蚧匀成饼;煮糯米稀粥,加入蛤蚧饼搅化即成。分2~3次食,每日或隔日1料,5~6料为1个疗程,间断再服。

【说明】蛤蚧性平,味咸,入肺、肾经,能益肾补肺,纳气定喘;党参性微温,味甘,入脾、肺经,能补中益气,健脾胃。与糯米合用,具有补肾温阳,纳气益肺的功效。

【调理】肾气亏虚。证见久咳喘不愈,面浮肢肿,动则出汗,腰腿冷痛,阳痿等症。

【注意事项】外感病、咳喘痰黄者,不宜服用。

13. 紫河车粥

【用料】新鲜紫河车1具,小米250克。

【做法与用法】将新鲜紫河车洗净切碎,每次取100克与小米同煮粥。如无新鲜胎盘,可用紫河车10克研粉,待小米粥煮成后调入,再煮2~3沸,调匀即可。分2次服,5~6日为1个疗程,间断再服。

【说明】紫河车(即胎盘)性微温,味甘、咸,入肾、肺经,能大补气血,益精髓;小米(即粟米)性凉,味甘、咸,入肾、脾、胃经,能和中益肾。诸物合用,具有益气养血,补虚的功效。

【调理】元气不足,精血亏损而至虚损羸弱,倦怠乏力,咳喘咯血,遗精早泄,性功能减弱,女子不孕或乳少等症。

【注意事项】外感未愈者,不宜服用。

14. 人参大枣粥

【用料】人参6克,大枣15枚,粳米或糯米30克。

【做法与用法】大枣去核,三味共煮为粥,每日1料,分2~3次服,可连续服用1周为1个疗程。

【说明】人参性微温,味甘、微苦,入脾、肺经,能大补元气,益阴生津。与大枣、粳(糯)米合用,具有益气摄血的功效。

【调理】气虚月经先期。证见月经超前,量多,色淡,质地清稀,神疲怠倦,食欲不振,气短心悸,少腹有空坠感,舌质淡,苔薄白而润,脉沉虚无力。

【注意事项】外感疾病,湿热内蕴见口干口苦、尿黄、舌红苔黄者,不宜服用。

15. 白术鲫鱼粥

【用料】白术10克,鲫鱼30~60克,粳米30克。

【做法与用法】鲫鱼去鳞及内脏洗净,白术洗净先煎取汁100毫升,然后将鲫鱼与粳米煮粥,粥成入药汁和匀。根据个人口味加入盐或糖。食粥,每日1料,可连服3~5日。

【说明】白术性温,味甘、苦,入脾、胃经,能补脾益气,健脾燥湿;鲫鱼性平,味甘,入脾、胃、大肠经,能健脾和胃,祛湿。与粳米合用,具有健脾和胃,降逆的功效。

【调理】脾胃虚弱恶阻。证见孕后2个或3个月,脘腹胀闷,呕恶不食,或食入即吐,浑身乏力,倦怠思睡,舌质淡,苔白,脉缓滑。

【注意事项】湿热内阻之呕恶不食、口干口苦,或因食滞引起的脘腹胀痛者,不宜服用。

16. 鳝鱼粥

【用料】鳝鱼250克,薏苡仁30克,山药30克,生姜3克,粳米50克。

【做法与用法】鳝鱼去内脏洗净切段,与后四味共煮为粥,入少许盐或糖。食粥,每日1料,连服5~6日为1个疗程,间断再服。

【说明】鳝鱼性温,味甘,入脾、肾经,能补虚损,益气血;薏苡仁性微寒,味甘、淡,能健脾止泻,利水渗湿;山药性平,味甘,入脾、肺、肾经,能补益脾胃。与生姜、粳米合用,具有健脾利水渗湿的功效。

【调理】阴水。证见水肿日久反复,以腰以下为甚,按之凹陷不易恢复,脘闷腹胀,食少便稀,面色萎黄,神疲肢冷,小便短少,舌质淡,苔白滑,脉沉缓。

【注意事项】水肿初起,证见小便不利、发热恶寒,咽喉红肿疼痛、四肢及全身浮肿、舌质红、脉浮滑数者,不宜服用。

17. 荔枝干粥

【用料】荔枝干(去壳)20克,粳米100克。

【做法与用法】荔枝干、粳米同置于砂锅内,加水300~500毫升,煮至表面有粥油为度。分2次服,每日或隔日1料,常服用。

【说明】荔枝干性温,味甘、酸,入肝、脾经,荔枝肉能补脾气,养肝血,荔枝核能祛寒,理气止痛。与粳米合用,具有益气补脾,温阳止泻的功效。

【调理】脾虚食少,消化不良,慢性腹泻及老年人五更泻等。

【注意事项】外感病或胃肠湿热所致的食少腹胀、腹泻者,不宜服用。

18. 糯米阿胶粥

【用料】糯米60克，阿胶30克，红糖少许。

【做法与用法】先用糯米加水煮成稀粥，待粥将熟时，放入捣碎的阿胶，边煮边搅匀，稍煮2~3沸后调入红糖即可。分2次服，每日或隔日1料。

【说明】糯米性温，味甘，入脾、胃、肺经，能补中益气；阿胶性平，味甘，质润，入肝、肾、肺经，能养血止血，滋阴。与红糖合用，具有滋阴补虚，养血止血，安胎的功效。

【调理】气血虚弱所致吐血，衄血，便血；妇女月经过少，崩中漏下；孕妇胎动不安，胎漏；以及虚劳所致咳嗽咯血。

【注意事项】本料性黏腻，有瘀滞、脾胃湿滞、消化不良者，不宜服用。

19. 加味参苓粥

【用料】人参3~5克（或党参15~20克），茯苓15~20克，山药30克，扁豆15克，莲子15克，薏苡仁15克，陈皮5克，粳米100克。

【做法与用法】先将人参（或党参）、茯苓、山药、扁豆、莲子、陈皮合煎成浓汁（人参用纱布包煎，可反复用3次），去渣取汁，与粳米、薏苡仁煮成稀粥。早、晚食，每日或隔日1料，连用5~7料，间断再服。

【说明】人参性微温，味甘、微苦，入脾、肺、肾经，能大补元气，益气生津；茯苓性平，味甘、淡，入脾、胃、心、肾、肺经，能健脾补中，利水渗湿；山药能补益脾胃，益肺滋肾；扁豆能健脾和中化湿；薏苡仁能利水渗湿；莲子能益肾健脾止泻；陈皮能行气健脾燥湿。诸物与粳米合用，具有健脾益气，补湿，扶正祛邪的功效。

【调理】休息痢。证见下痢时作时止，日久难愈，发作时腹痛，肛门重坠，便下黏滞脓血，或赤白相间，饮食减少，倦怠怯冷，嗜睡，舌质淡，苔白腻，脉细。

【注意事项】伤食或湿热所致的下痢不止、腹痛腹泻、口干口苦、泻下大便臭如败卵、肛门灼热、烦热口渴、舌质红、苔黄者，不宜服用。

20. 猪肾粥

【用料】猪肾1对，草果6克，陈皮3克，缩砂仁6克，粳米100克。

【做法与用法】将猪肾洗净切块，与陈皮、草果、缩砂仁共煎取汁，入白酒少许，再与粳米同煮成稀粥食。分2次服，每日或隔日1料，连用5~7料，间断再服。

【说明】猪肾（即猪腰）性平，味咸，能补肾育阴；草果性温，味辛、香，入脾、胃经，能祛寒燥湿；陈皮性温，味辛、苦，入脾、肺经，能行气健脾燥湿；缩砂仁性温，味辛，入脾、胃、肾经，能行气健胃，止痛燥湿。与粳米合用，具有补肾健脾，驱寒祛湿的功效。

【调理】脾肾亏虚之痿证。证见下肢痿弱无力，腰脊酸软，眩晕，男性阳痿，妇女月经不调，舌淡，脉细。

【注意事项】外感未愈及阴虚火旺见口干咽燥、干咳无痰、大便干燥、苔少干、脉细数者，不宜服用。

21．何首乌粥

【用料】何首乌50克，当归15克，粳米100克。

【做法与用法】将何首乌洗净切片，与粳米共煮为粥。分2次服，每日或隔日1料，常服用。

【说明】何首乌性微温，味甘、苦、涩，入肝、肾经，能补肝肾，益精血，润肠通便；当归性温，味甘、辛，入肝、心、脾经，能补血活血，润肠通便。上药与粳米合用，具有养血益气通便的功效。

【调理】血虚便秘。病后体虚，年老体弱，产后大便数日不解，或解时艰涩难下，但无腹胀痛，饮食正常，面色萎黄，舌质淡，苔薄，脉虚。

【注意事项】大便秘结见腹满疼痛、拒按、口干口苦、尿黄、舌质红、苔黄厚者，不宜服用。

22．双仁粥

【用料】酸枣仁30克，柏子仁30克，大枣10枚，粳米100克，红糖适量。

【做法与用法】先煎酸枣仁、柏子仁、大枣，取汁与粳米同煮粥，粥熟调入红糖稍煮即可食用。分2次服，每日1料，5~6日为1个疗程，间断再服。

【说明】酸枣仁性平，味甘、酸，入肝、胆、心、脾经，能补养肝血，宁心安神；柏子仁性平，味甘，入心、肝、肾经，能养心安神。与大枣、粳米等合用，具有健脾益气，养心宁神的功效。

【调理】心悸。证见心悸,头晕倦怠,面色不华,唇白舌淡,脉细弱。

【注意事项】柏子仁含脂肪油多,性较滑腻,便溏及痰多者,不宜服用。

23. 雀儿药粥

【用料】麻雀5只,菟丝子30~45克,覆盆子10~15克,枸杞子20~30克,粳米100克,葱白2茎,生姜3片,细盐少许。

【做法与用法】先将菟丝子、覆盆子、枸杞子一并放入砂锅内煎取药汁,去渣,将麻雀去毛及肠杂,洗净用酒炒,然后与粳米、药汁加适量清水共煮粥。待粥欲熟时加入细盐、葱白、生姜。分2~3次服,隔日1料,5~6料为1个疗程,间断再服。

【说明】麻雀性温,味甘,能内续五脏不足,壮阳益气,暖腰膝,益精髓,缩小便;菟丝子性微温,味甘、微辛,入肝、肾经,能补肝肾,益精气;枸杞子性平,味甘,入肝、肾经,能滋补肝肾,益精明目;覆盆子性微温,味甘、微酸,入肝、肾经,能固肾涩精,缩小便。诸物与粳米、生姜等合用,具有温阳补肾,固涩止遗的功效。

【调理】早泄、滑精、下消证。证见性功能减退,早泄遗精,腰膝冷痛,头晕眼花,耳鸣耳聋,或见小便频,量多,混浊如脂膏,甚则饮一溲一,面色黧黑,舌质淡,苔白,脉沉细无力。

【注意事项】阴虚火旺之梦中遗精,心烦易怒,咽干口苦,尿频伴见尿急、尿痛、尿少,舌红,脉细数及外感未愈者,不宜服用。

24. 桑椹粥

【用料】桑椹子20~30克(或鲜者30~60克),糯米100克,冰糖少许。

【做法与用法】将桑椹子浸泡片刻,洗净后与糯米同入砂锅煮粥,粥熟加入冰糖稍煮即可。或用新鲜紫黑色成熟果实,与糯米同煮为粥。分1~2次服,每日1料,常服用。

【说明】桑椹子性微凉,味甘,入肝、肾经,能滋阴养血。与糯米、冰糖合用,具有养血润燥的功效。

【调理】血虚便秘。证见大便秘结,面色无华,心悸,头晕目眩,唇舌色淡,脉细。

【注意事项】脾虚便溏及肾阳虚者,不宜服用。

25. 山药扁豆粥

【用料】山药 60 克，白扁豆 30 克，粳米 50~100 克。

【做法与用法】先将山药、白扁豆煎取浓汁，与粳米同煮成稀粥。早、晚服，每日 1 料，5~6 日为 1 个疗程。

【说明】山药性平，味甘，入脾、肺、肾经，能补益脾胃，益肺滋肾；扁豆性平，味甘，入脾、胃经，能健脾，和中化湿。与粳米合用，具有补脾健胃化湿的功效。

【调理】脾虚泄泻。证见大便稀烂，甚则腹泻，水谷不化，食欲不振，食后脘闷不舒，面色萎黄，肢倦乏力，舌质淡红，苔白，脉缓弱。

【注意事项】湿热泄泻，证见腹痛腹泻、口干口苦、大便腥臭、舌红苔黄者，不宜服用。

26. 加味白术猪肚粥

【用料】白术 30 克，阿胶 10 克，猪肚 1 个，大枣 10 枚，粳米 200 克，红糖适量。

【做法与用法】猪肚洗净，切成小块，同白术、大枣煎取汤汁，与粳米同煮粥，待粥将熟时，放入捣碎的阿胶，边煮边搅匀，稍煮即可，调入红糖食用。每日分 1~2 次食，连服 3 日，间断再服。

【说明】白术性温，味甘、苦，入脾、胃经，能补脾益气；阿胶性平，味甘，质润，能养血止血，滋阴润肺；猪肚（即猪胃）性温，味甘，能健脾胃，补虚损。与大枣、粳米、红糖合用，具有健脾温中，养血止血的功效。

【调理】便血。证见便血紫黯，甚则色黑如柏油，腹痛隐隐，喜热饮，神疲懒言，舌质淡红，脉细。

【注意事项】便血属热者，如见便血鲜红、肛门灼热、小便黄、舌质红、苔黄者，不宜服用。

27. 莲子芡实粥

【用料】莲子（去皮心）30 克，芡实 30 克，粳米 50~100 克。

【做法与用法】以上各味洗净后，共煮粥。酌量分次食用，每日或隔日 1 料，常服用。

【说明】莲子性平，味甘、涩，入心、脾、肾经，能养心益肾，健脾止泻；芡实性平，味甘、涩，入脾、肾经，能健脾止泻，固肾涩精。与粳米合用，具有健脾止泻，涩精止遗的功效。

【调理】脾虚肾亏之慢性腹泻，小便频数，遗尿，滑精等。

【注意事项】大便秘结者，不宜服用。

28. 菟丝子粥

【用料】菟丝子30～60克（新鲜者可用60～100克），粳米100克，白糖适量。

【做法与用法】先将菟丝子洗净后捣碎，或用新鲜菟丝子捣烂，加水煎取汁去渣，入米煮粥，粥将成时加入白糖，稍煮即可。分2次服，每日1料，常服用。

【说明】菟丝子性微温，味甘、微辛，入肝、肾经，能补肝肾，益精气。与粳米、白糖合用，具有补肾健胃的功效。

【调理】虚劳。证见面色苍白，腰膝酸软，阳痿遗精，尿频，遗尿，舌淡苔白，脉沉迟。

【注意事项】外感疾病者，不宜服用。

29. 茯苓大枣粥

【用料】茯苓粉90克，大枣10枚，粳米150克，味精、食盐、胡椒粉各适量。

【做法与用法】将粳米、大枣淘洗干净，加入茯苓粉，放锅内加适量水，置武火上烧开，后改文火，熬至米烂熟，加入调料以调味。酌量经常服用。

【说明】茯苓性平，味甘、淡，入脾、胃、心、肺、肾经，能健脾补中，利水渗湿。与大枣、粳米合用，具有健脾渗湿化痰的功效。

【调理】哮喘。证见平素痰多，喉间有哮鸣，面色黧黑，食少脘痞，倦怠乏力，便溏，四肢浮肿，苔白滑腻。

【注意事项】哮喘伴有外感发热、痰黄稠、舌质红、苔黄者，不宜服用。

30. 加味补虚正气粥

【用料】炙黄芪30～60克，人参3～5克，山药30克，法半夏20克，粳米100～150克，白糖少许。

【做法与用法】先将黄芪、人参切成薄片，用冷水浸泡半小时，与法半夏同入砂锅煎沸，后改用文火煎成浓汁，取汁后，再加冷水如上法煎取2汁，将1、2煎汁合并，同粳米、山药加水适量同煮为粥，粥成后，入白糖。早、晚餐空腹食用，3～5日为1个疗程，间隔2～3日可再服。

【说明】黄芪性微温，味甘，入脾、肺经，能补脾益气固表；人参性微温，味甘、微苦，入脾、肾经，能大补元气，益气生津；山药性平，味甘，入脾、肺、肾经，能补益脾胃，益肺滋阴；法半夏性温，味辛，入脾、胃经，能燥湿化痰，和胃止呕。与粳米、白糖合用，具有健脾化痰的功效。

【调理】哮喘。证见平素痰多，喉间有哮鸣，面色黧黑，食少脘痞，怠倦乏力，便溏，四肢浮肿，苔白滑腻，脉缓无力。

【注意事项】哮喘伴外感发热、痰黄稠、舌质红、苔黄者，不宜服用。

31. 补虚正气粥

【用料】炙黄芪30～60克，人参3～5克（或党参15～30克），粳米100～150克，白糖少许。

【做法与用法】将炙黄芪、人参切成薄片，用冷水浸泡半小时，入砂锅煎沸，后改用文火煎成浓汁，取汁后，再加冷水如上法煎取2汁，去渣，将1、2煎药液合并，加入粳米、适量水煮粥，粥成后入白糖少许，稍煮即可。人参亦可制成参粉，调入黄芪粥中煎煮服食。3～5日为1个疗程，间隔2～3日可续服。

【说明】黄芪性微温，味甘，入脾、肺经，能补脾益气，固表升阳；人参性微温，味甘，入脾、肾经，能大补元气，益阴生津。与粳米合用，具有益气升阳，甘温除热的功效。

【调理】气虚发热。证见低热，常在劳累后加重，头晕乏力，自汗，气短懒言，食少便溏，舌质淡，苔薄白，脉濡数。

【注意事项】外感发热或阴虚火旺，证见低热、盗汗、心烦失眠、舌红苔少、脉细数者，不宜服用。

32. 枸杞叶羊肾粥

【用料】鲜枸杞叶500克，羊肾2对，羊肉250克，粳米250克，葱白10克。

【做法与用法】羊肾去臊腺胎膜后，洗净切成细丁，连同羊肉、粳米、枸杞叶（用纱布包好）、葱白一同放入锅内，加水适量，煮至肉熟米烂即可。分2～3日食，每日2次，每周1～2料。

【说明】枸杞叶性凉，味苦、甘，入心、肺、脾、肾经，能补肾益精；羊肾、羊肉性热，味甘，入脾、肾经，羊肉能益气补虚，温中暖下，羊肾能补肾气，益精髓。与葱白、粳米合用，具有补肾壮阳填精的功效。

【调理】肾精衰败之阳痿。证见性欲减退，阳痿，头晕，耳鸣耳聋，腰膝酸软，食欲不振，舌质淡，苔白，脉沉迟。

【注意事项】外感发热或阴虚火旺所致遗精、早泄、头晕、耳鸣者，不宜服用。

33. 高粱粥

【用料】高粱米100克，桑螵蛸20克。

【做法与用法】将桑螵蛸用清水煎熬3次，过滤后，收集滤液500毫升，加入高粱米煮为粥。作早、晚餐食用，每日1料，常服用。

【说明】高粱米性温，味甘、涩，入肺、脾、胃经，能补中益气；桑螵蛸性平，味甘、咸、涩，入肝、肾经，能补肾助阳，固精缩尿。诸物合用，具有健脾补肾，止遗尿的功效。

【调理】肾气不足，营养失调，小便频数，小儿遗尿等症。

【注意事项】膀胱湿热所致的小便频数、尿黄、尿痛者，不宜服用。

34. 二乳粥

【用料】鲜牛奶150克，鲜羊奶100克，粳米60克，白糖适量。

【做法与用法】先将粳米加水煮为稀粥，然后加入牛奶、羊奶，烧沸即成。早、晚服，常服用。

【说明】牛奶性平，味甘，入心、肺经，能补虚损，滋阴养血；羊奶性温，味甘，入脾、肾经，能补肾润燥。与粳米、白糖合用，具有补虚损，润五脏的功效。

【调理】体质衰弱，气血亏损，病后虚羸，便秘等症。

【注意事项】脾胃虚寒腹泻、痰湿者，不宜服用。

35. 参蚧粥

【用料】人参10克，蛤蚧1对，大枣10枚，生姜5片，粳米100克。

【做法与用法】将人参、蛤蚧共研成细末，和匀。大枣撕破，生姜切片洗净,与粳米同煮为粥。或将大枣、生姜煎汁,去渣,再与粳米煮粥。粥成后,分次调入人参末、蛤蚧末服用。每日或隔日1料,连服1周为1个疗程,间断再服。

【说明】人参性微温,味甘、微苦,入脾、肺经,能大补元气,补肺益气;蛤蚧性平,味咸,入肾、肺经,能益肾补肺,纳气定喘。与大枣、生姜、粳米合用,具有补肾纳气的功效。

【调理】肾虚喘证。证见喘促日久,气不能续,呼多吸少,动则喘息更甚,形体瘦弱,精神疲惫,汗自出,面色青白,畏寒肢冷,舌质淡,脉沉细。

【注意事项】外感发热者,不宜服用。

36. 猪脊肉粥

【用料】猪脊肉100克,粳米150克,食盐、香油、花椒粉少许。

【做法与用法】先将猪脊肉洗净,切成小块,用香油烹炒一下,然后加入粳米煮粥,待粥将成时,加入食盐、花椒粉,再煮1~2沸即可。分2~3次服,每日或隔日1料,常服用。

【说明】猪脊肉性平,味甘,入脾、胃、肾经,能滋阴润燥,补益脾胃。与粳米合用,具有补中益气,滋养脏腑的功效。

【调理】体质虚弱,消瘦,营养不良,脾胃虚寒及气血不足之症。

【注意事项】体质偏热者,花椒粉少用。

37. 加味参蚧粥

【用料】人参3~5克(或党参15~20克),茯苓30克,核桃仁20克,蛤蚧末5~6克,生姜3~5片,粳米200克。

【做法与用法】先将人参(或党参)、茯苓共煎取汁,生姜片后下,去渣。人参可连用3次。将核桃仁研烂,与药汁、粳米共煮为稀粥,调入蛤蚧末,早、晚食用,5~7日为1个疗程,间断再服。

【说明】人参性微温,味甘、微苦,入脾、肾经,能大补元气,益阴生津;茯苓能健脾补中,利水渗湿;核桃仁性温,味甘,入肾、肺经,能补肾益肺,定喘;蛤蚧性平,味咸,入肺、肾经,能益肾补肺,纳气定喘。与生姜、粳米合用,具有益气定喘的功效。

【调理】虚喘。证见喘促气短,咳声低弱,语言无力,面色苍白,自汗畏风,舌质淡红,苔白,脉弱。

【注意事项】外感疾病及阴虚火旺，见咳嗽痰少黄、舌红苔黄者，不宜服用。

38. 养心粥

【用料】人参10克（或党参30克），茯神10克，麦冬10克，大枣10枚，糯米100～150克，红糖适量。

【做法与用法】将人参、大枣、茯神、麦冬共煎取汁，与糯米同煮粥，调入红糖即成。分2～3次服，每日或隔日1料，连用5～7料为1个疗程，间断再服。

【说明】人参性微温，味甘、微苦，入脾、肾经，能大补元气，益气生津；茯神性平，味甘、淡，入脾、胃、心、肺、肾经，能宁心安神；麦冬性寒，味甘、微苦，入肺、胃、心经，能养阴清热，润肺止咳。与粳米、红糖合用，具有养血安神的功效。

【调理】心悸。证见心悸，健忘，失眠，多梦，面色不华，舌质淡，脉细结代。

【注意事项】外感发热者，不宜服用。

（三）饮与茶食

1. 人参核桃饮

【用料】人参5克，核桃仁6个。

【做法与用法】将人参浸润切片，每个核桃仁都掰成2块，放入砂锅内加水适量，置武火上烧沸，再用文火熬煮1小时即成。早、晚服用。吃人参、桃核肉，饮药液，每日或隔日1料，常服用。

【说明】人参性微温，味甘、微苦，入脾、肺经，能大补元气，补肺生津；核桃仁性温，味甘，入肾、肺经，能补肾强腰，益肺定喘。诸物合用，具有益气，固肾，平喘的功效。

【调理】肺肾两虚之咳喘证。证见喘息，气短，自汗，劳累后加剧，面色苍白，形体消瘦等。

【注意事项】外感热病及咳喘痰黄、舌红、苔黄者，不宜服用。

2. 山楂核桃饮

【用料】山楂 50 克,核桃仁 150 克,白糖 200 克。

【做法与用法】将核桃仁加入适量的水浸泡 30 分钟,洗净后,再加少许清水,用石磨将其磨成浆,装入容器中,再加适量的清水,稀释调匀备用。将山楂用水冲洗干净(山楂果宜拍破),放入锅内加适量水,置火上煎熬 3 次,每次 20 分钟,过滤去渣,将 3 次煎汁合并浓缩至约 1 000 毫升,加入白糖搅拌,待溶化后,再缓缓地倒入核桃浆,边倒边搅匀,微沸即可。每次 30~50 毫升,常饮用。

【说明】山楂性微温,味甘、酸,入脾、胃、肝经,能消食导滞,化瘀散结;核桃仁性温,味甘,质润多脂,入肾、肺经,能补肾强腰,益肺定喘。与白糖合用,具有补肾益肺,纳气定喘的功效。

【调理】肺肾两虚的喘证。证见咳嗽,气喘,胃纳欠佳,面色㿠白,腰膝酸软,舌淡苔白,脉细等。

【注意事项】肺热咳喘、痰黄、舌红、苔黄者,不宜服用。

3. 龙眼肉酸枣仁饮

【用料】龙眼肉 30 克,芡实 25 克,炒酸枣仁 20 克,白糖少许。

【做法与用法】将炒酸枣仁、芡实洗净,与龙眼肉一同入锅加水适量,先用武火煮沸,再用文火煎熬 20 分钟,过滤药渣,放入白糖,搅匀即成。当茶常饮用。

【说明】龙眼肉性平,味甘,入心、脾经,能补益心脾,养血安神;芡实性平,味甘、涩,入心、脾、肾经,能健脾固肾涩精。与白糖、炒酸枣仁合用,具有养心补肾涩精的功效。

【调理】遗精。证见梦中遗精或时而滑精,伴见失眠多梦,心悸,纳少,腰膝酸软,头昏耳鸣,神疲乏力。

【注意事项】外感及湿热内蕴之遗精,见口苦心烦、小便热赤、舌红、苔黄腻者,不宜服用。

4. 莲子饮

【用料】莲子 100 克,白糖 30 克。

【做法与用法】将莲子除去杂质,砸碎,去皮,去心,洗净,放入锅内,加水适量,置武火煮沸,再改用文火熬煮 30~40 分钟,加入白糖搅匀即可。常饮用。

【说明】莲子性平,味甘、涩,入心、脾、肺经。与白糖合用,具有养心益肾,补脾涩肠的功效。

【调理】夜寐多梦,遗精,久痢,虚泻,妇女崩漏带下。

【注意事项】脘腹胀满、大便燥结者,不宜服用。

5. 龙眼肉洋参饮

【用料】龙眼肉30克,西洋参6克,白糖少许。

【做法与用法】将西洋参浸润切片,龙眼肉去杂质洗净,一并放入盆内,加适量水,置沸水锅内隔水炖40～50分钟即成。代茶常饮用。

【说明】龙眼肉性平,味甘,入心、脾经,能补益心脾,养血安神;西洋参性凉,味甘、苦,入肺、胃经,能益气生津,养阴清热。与白糖合用,具有养心血,宁心神的功效。

【调理】心悸。证见心悸气短,面色苍白,自汗神疲,失眠健忘等。

【注意事项】心悸,并见胸腹痞满,小便短少、恶心吐涎、舌苔白滑者,不宜服用。

6. 荔枝饮

【用料】荔枝干20克,白糖适量。

【做法与用法】将荔枝干去壳洗净,放入锅内,加清水适量,置武火上烧开,再改用文火煮15～20分钟,加入白糖稍煮,糖溶化即成。常饮用。

【说明】荔枝干性温,味甘、酸,入肝、脾经,能生津益气,行气止痛。与白糖合用,具有养阴,益气,理气止痛的功效。

【调理】胃脘痛。证见胃痛隐隐,喜暖喜按,舌淡红,苔白,脉细弱。

【注意事项】脾胃湿热,见口苦口臭、舌质红、苔黄腻者,不宜服用。

7. 牛奶麦冬饮

【用料】牛奶300克,麦冬20克,白糖50克。

【做法与用法】将麦冬洗净,放入锅内,加水适量,熬煮30分钟,取汁去渣,加入牛奶、白糖烧开拌匀即成。分2～3次服,常服用。

【说明】牛奶性平,味甘,入心、肺经,能补益虚损,养阴止渴;麦冬性微寒,味甘、微苦,入肺、胃、心经,能养阴清热,润肺止咳。与白糖合用，具有补虚损，益脾胃，生津润肠的功效。

【调理】年老体弱、病后体虚。证见口干多饮，便秘，神疲乏力，舌红少苔等。

【注意事项】脾胃虚寒、食少便溏、呕恶、脘腹胀满者，不宜服用。

8. 参莲核桃饮

【用料】人参3克，核桃仁30克，莲子30克。

【做法与用法】将人参浸润切片，莲子浸软去心，核桃仁碎开，一并放入锅内，加水适量，置武火上烧开，再用文火熬煮约1小时即成。人参、莲子、核桃仁可一并食用，代茶常饮。

【说明】人参性微温，味甘、微苦，入脾、肺经，能大补元气，益阴生津；核桃仁性温，味甘，入肾、肺经，能补肾壮腰；莲子性平，味甘、涩，入心、脾、肾经，能健脾益肾涩精。诸物合用，具有益气补肾止遗的功效。

【调理】遗精。证见遗精，伴神疲乏力，腰膝酸软，头昏耳鸣，舌质淡，脉细弱。

【注意事项】外感病及阴虚火旺之遗精见口干、盗汗、手足心热、舌红少苔、脉细数者，不宜服用。

9. 粳米参茶

【用料】党参30克，当归15克，粳米30克。

【做法与用法】将粳米放入锅中炒黄，与党参、当归同煮，以3碗水煎至1碗水。每日或隔日1料，常饮用。

【说明】党参性微温，味甘，入脾、肺经，能补中益气，健脾胃；当归性温，味甘、辛、苦，入肝、脾、心经，能补血活血。与粳米合用，具有健脾益气补血的功效。

【调理】病后体弱或产后欠补而致气血两虚。证见头晕，乏力，面色苍白，舌淡苔白，脉细弱。

【注意事项】当归常分为3种：全当归、当归头、当归尾，本料选用当归以起补血作用，故选用当归头为佳。外感热病及阴虚火旺者，不宜服用。

10. 百龙茶

【用料】干龙眼肉 30 克，百合 30 克，鸡蛋 1 只，冰糖适量。

【做法与用法】将干龙眼肉、百合放入瓦锅中，加水 4 碗煎至约 1 碗半，加入已蒸熟去壳的蛋和冰糖，再煮 10 分钟左右即可。代茶常饮用。

【说明】干龙眼肉性平，味甘，入心、脾经，能补益心脾，养心安神；百合性微寒，味甘、微苦，入心、肺经，能润肺止咳，清心安神；鸡蛋性平，味甘，入心、肾经，能滋阴养血润燥。与冰糖合用，具有补血宁神的功效。

【调理】神经衰弱而致的心烦失眠，精神不安，心悸怔忡等症。

【注意事项】湿阻脾胃、痰饮内停、苔厚腻者，不宜服用。

11. 麦芽茶

【用料】麦芽 90 克，党参 30 克，白术 15 克，冰糖适量。

【做法与用法】麦芽洗净，放入锅中，加入适量清水，用武火煮沸后，改用文火煮 5 分钟，再加入切好洗净的党参片及白术片，一起煮 20 分钟，过滤去渣取液，加入冰糖煮溶化。常饮用。

【说明】麦芽性平，味咸、甘，入脾、胃经，能消食健胃；党参性微寒，味甘，入脾、肺经，能益气补中；白术性温，味甘、苦，入脾、胃经，能补脾益气燥湿。与冰糖合用，具有补中益气，健脾消食的功效。

【调理】脾胃虚弱证。证见神疲乏力，食少，食后饱胀，便溏，舌淡苔白，脉细弱。

【注意事项】胃肠湿热见腹满、纳差、舌红苔黄者，不宜饮用。

12. 浮麦黑豆茶

【用料】浮小麦 30 克，黑豆 30 克。

【做法与用法】把浮小麦和黑豆放入锅中，加入 3 碗水煎至大半碗。常饮用。

【说明】浮小麦性凉，味甘，入心经，能养心安神，止虚汗；黑豆性平，味甘，入脾、肾经，能补肾生血，利水。二味合用，具有养阴补血，敛汗安神的功效。

【调理】体虚盗汗。证见睡则汗出，面色不华，舌淡苔薄，脉虚。

【注意事项】外感发热汗出者，不宜服用。

13. 连衣花生茶

【用料】连衣花生米50克,大枣50克

【做法与用法】将连衣花生米、大枣洗净,放入锅中,加水适量,置武火上烧沸,再改用文火煮30分钟。代茶常服。

【说明】花生性平,味甘,入脾、肺经,能补血滋阴。与大枣合用,具有滋阴润燥,养血健脾的功效。

【调理】虚损。证见面色不华,精神不爽,倦怠乏力,食少,气短心悸,蛋白尿或血尿久不消尽等。

【注意事项】脾胃湿滞,见脘腹胀闷、舌苔厚腻者,不宜服用。

14. 当归补血饮

【用料】黄芪30克,当归9克,莲子20枚,冰糖15~30克。

【做法与用法】将黄芪、当归共煎取汁约1碗,去渣;莲子(去心)置另一碗内,用清水适量发泡,再加入冰糖,将碗置蒸锅内,隔水蒸1小时,然后将2碗饮汁兑匀即可饮。分2~3次温服,每日1料,5~7日为1个疗程,间断再服。

【说明】黄芪性微温,味甘,入脾、肺经,能补脾益气升阳,固表止汗;当归性温,味甘、辛、苦,入肝、脾、心经,能补血活血,莲子能养心益肾,健脾止泻。诸物与冰糖合用,具有补中益气,和胃润肺的功效。

【调理】气血虚弱。证见心悸气短,自汗乏力,面色㿠白,纳食欠佳,舌淡,苔白,脉细弱。

【注意事项】外感发热者,不宜服用。

15. 党参大枣茶

【用料】党参15~30克,大枣5~10枚(可加陈皮2~3克),冰糖15~30克。

【做法与用法】水煎服。代茶常饮。

【说明】党参性微温,味甘,入脾、肺经,能补中益气,健脾胃;大枣能补脾和胃。与冰糖合用,具有健脾补气养血的功效。

【调理】心脾两虚。证见心悸,健忘,失眠,多梦,面色不华,神疲乏力,舌质淡,脉细结代。

【注意事项】外感未愈及阴虚火旺者,不宜服用。

（四）其他食

1. 参归大枣鹌鹑蛋

【用料】党参20克，当归9克，大枣10枚，鹌鹑蛋2个。

【做法与用法】将三味药加水煮取汁，再把鹌鹑蛋打破去壳，放入汁中煮熟即成。吃蛋饮汁，每日或隔日1料，常食用。

【说明】党参性微温，味甘，入脾、肺经，能补中益气，健脾胃；当归性温，味甘、辛、苦，入肝、脾、心经，能补血润燥；鹌鹑蛋性平，味甘，能补虚弱，益气血。诸物与大枣合用，具有填精髓，补脾肾，益气血的功效。

【调理】气血两虚。证见面色苍白或萎黄，心悸气短，神疲懒言，小便量少，面目虚浮，饮食减少，大便溏薄等。

【注意事项】外感疾病及阴虚火旺，见口干、舌质红、苔黄者，不宜服用。

2. 枸杞子菊花酒

【用料】枸杞子250克，熟地黄300克，麦冬100克，甘菊花20克，白酒5 000毫升。

【做法与用法】将枸杞子、麦冬捣烂，连同甘菊花、熟地黄一起放入罐内，倒入白酒密封，经15日启封，去渣备用。每日早、晚各1次，空腹温服10～20毫升。

【说明】枸杞子性平，味甘，入肝、肾经，能滋肝补肾，益精明目；熟地黄性微温，味甘，入肝、肾、心经，能滋阴补血；麦冬性微寒，味甘、微苦，入肺、胃、心经，能清心除烦；甘菊花性凉，味甘、苦，能清肝明目。诸物与白酒合用，具有补肾滋阴，交通心肾的功效。

【调理】遗精。证见遗精，头晕耳鸣，腰酸腿软，烦热神疲，视物模糊，脉细数。

【注意事项】遗精属湿热内蕴，见口干渴、小便热赤、舌苔黄腻、脉数者，不宜服用。

3. 清炖鳖参

【用料】鳖鱼250克，红参5克，大枣5枚，食盐少许。

【做法与用法】将鳖鱼放清水养2～3日，然后将鳖连甲煮至七八成熟，去甲，加入大枣、红参共炖至烂熟，加入食盐少许佐味。分2日服完，每日1～2次食肉饮汤，连服3～4料。将鳖甲放锅内炒脆，研为极细末，每次1.5克，每日3次。

【说明】鳖鱼性平，味甘、咸，入肝、脾经，能滋阴凉血，平肝熄风；红参性微温，味甘、微苦，入脾、肺经，能大补元气，益气生津。诸物合用，具有养阴益气，退虚热的功效。

【调理】麻后潮热。证见麻后潮热不解，手足心发热，大便不调，消瘦，皮肤干燥，盗汗或自汗，食欲不振，舌质红，少苔，脉细数。也可用于其他热病后期见上述症状者。

【注意事项】外感热病初起、麻疹初起者，不宜服用。

4. 白及炖燕窝

【用料】白及20克，燕窝6～9克，冰糖适量。

【做法与用法】将白及和燕窝放入瓦盅内，加清水适量，隔水炖至极烂，过滤去渣，加冰糖适量调味，再炖片刻。分1～2次服，每日1料，6～7日为1个疗程，间断再服。

【说明】白及性平，味苦、甘，入肺、胃、肝经，能收敛止血，补肺生肌；燕窝性平，味甘，入肺、胃、肾经，能养阴润燥，益气补中。诸物合用，具有滋养肺阴，止咳止血的功效。

【调理】肺结核咳血，老人慢性支气管炎，肺气肿，哮喘等病。证见干咳痰少，痰中带血或咯血，口燥咽干，心烦失眠，盗汗，舌质红，少苔，脉细数。

【注意事项】肺胃虚寒、湿痰停滞，见痰多白而稀、胸脘痞闷、大便溏薄、苔白腻、脉濡滑及外感未愈者，不宜服用。

5. 玉竹鸽

【用料】玉竹50克，山药60克，白鸽1只。

【做法与用法】先将山药、玉竹下锅，注入2碗半水，武火煮开后加入宰杀好的白鸽，改用文火煮至剩大半碗水，调味，饮汤吃肉。每日或隔日1料，3～5料为1个疗程，间断再服。

【说明】玉竹性微寒，味甘，入肺、胃经，能养阴润燥；山药能补益脾胃，益肺滋肾。与滋肾益气的白鸽肉合用，具有滋阴益气的功效。

【调理】病后气阴两虚。证见头晕，神疲乏力，口干咽燥，舌质嫩红，脉细弱。

【注意事项】脾胃虚寒、痰湿内盛及外感未愈者，不宜服用。

6. 黄芪枸杞子炖乳鸽

【用料】黄芪60克，枸杞子30克，乳鸽1只。

【做法与用法】乳鸽去毛和内脏，与黄芪、枸杞子一并放入炖锅内，加水适量，隔水炖熟，饮汤吃鸽肉。每日1料，3～5日为1个疗程，间断再服。

【说明】黄芪性微温，味甘，入脾、肺经，能补脾益气，固表升阳，托疮生肌；枸杞子性平，味甘，入肝、肾经，能滋补肝肾，益精明目。与滋肾益气，解毒疗疮的白鸽肉合用，具有补气养血的功效。

【调理】中气虚弱。证见体虚乏力，表虚自汗，易感冒，舌淡苔白，脉细弱。外科临床上也常用于治疗疮疖溃后久不愈合，以及慢性疖病。

【注意事项】外感未愈及疮疖初起红、肿、灼热者，不宜服用。

7. 黄芪炖母鸡

【用料】生黄芪120克，母鸡1只，姜、葱、盐适量。

【做法与用法】将母鸡杀后除毛去内脏，洗净，再将生黄芪纳入鸡腹中缝合，置锅中加水适量，再放入姜、葱、盐。置武火上烧沸，用文火炖至鸡熟烂即成。每日1小碗，连服数日。

【说明】生黄芪性微温，味甘，入脾、肺经，能补脾益气固表。与补中气，生精髓的母鸡肉、生姜合用，具有补肺固表，健脾益气，利水固肾的功效。

【调理】虚劳。证见面色无华，头晕心悸，倦怠乏力，腰膝酸软，怕冷，易于感冒，食欲不振，面目或下肢肿胀等。

【注意事项】外感未愈及脾胃湿热，见脘腹胀满、小便黄、舌红、苔黄腻者，不宜服用。

8. 鳖甲炖白鸽

【用料】鳖甲50克,白鸽1只,米酒少许。

【做法与用法】将白鸽去毛和内脏,并将鳖甲打碎放入白鸽腹内,加清水适量,米酒少许,放瓦锅内隔水炖熟,调味服食。每日或隔日1料,常服用。

【说明】鳖甲性微寒,味咸,入肝、脾经,能滋阴散结,与滋肾益气的白鸽肉合用,具有滋阴益气,散结通经的功效。

【调理】妇女身体虚弱引起的闭经。

【注意事项】外感未解、脾虚泄泻者及孕妇,不宜服用。

9. 黄芪炖乳鸽

【用料】黄芪30克,白术20克,茯苓30克,乳鸽1只。

【做法与用法】将乳鸽(未换毛的幼鸽)浸入水中淹死,去毛和内脏,洗净,放入炖盅内,加适量水,再加入黄芪、白术、茯苓,置于蒸锅内,隔水炖熟。加少许食盐、味精。每3日炖服1次,吃鸽肉饮汤。

【说明】黄芪性微温,味甘,入脾、肺经,能补脾益气固表;白术性温,味甘、苦,入肺、胃经,能补脾益气,固表止汗燥湿;茯苓性平,味甘、淡,入脾、胃、心、肺、肾经,能健脾益中,利水渗湿。与乳鸽合用,具有健脾益气固表的功效。

【调理】肺气虚弱。证见面色苍白,气短懒言,神疲乏力,自汗,恶风,易患感冒,舌淡红,脉细弱。

【注意事项】阴虚火旺,见口干、大便燥结、舌红、少苔、脉细数及邪热实证者,不宜服用。

10. 参枣米饭

【用料】党参10克,糯米250克,大枣20克,白糖50克。

【做法与用法】将党参、大枣放在瓷锅或铝锅内,加水泡发,然后煎煮30分钟左右,捞出党参、大枣,药液备用。将糯米淘洗干净,放在大瓷碗中,加水适量,蒸熟后,扣在盘中,然后把党参、大枣摆在糯米饭面上,将药液加白糖,煎成浓汁,倒在枣饭上即成。作早、晚餐食用,常服用。

【说明】党参性微温,味甘,入脾、肺经,能补中益气,健脾胃。与大枣、白糖、糯米合用,具有益气健脾的功效。

【调理】脾气虚弱。证见食少,倦怠,大便溏薄,面色萎黄,舌质淡红,脉细弱。

【注意事项】湿盛脘腹胀满者,不宜服用。

11. 参归炖猪心

【用料】党参50克,当归10克,猪心1个,味精、食盐各适量。

【做法与用法】将猪心去油脂,洗净。将党参、当归和猪心放入砂锅内,加水适量,用文火炖至猪心软烂。食用时可加少许味精、食盐调味。每日2～3次食肉饮汤,隔2～3日1料。

【说明】党参性微温,味甘,入脾、肺经,能补中益气,健脾胃;当归(选用当归头为佳)性温,味甘、辛、苦,入肝、脾、心经,能补血调经。与猪心合用,具有益气养血,补心安神的功效。

【调理】心脾两虚。证见心悸,健忘,失眠,多梦,面色不华,倦怠乏力,气短懒言,舌淡红,脉细结代。

【注意事项】外感未愈及阴虚内热,见口干口苦、烦渴、尿黄、舌质红、少苔、脉细数者,不宜服用。

12. 柏子仁炖猪心

【用料】柏子仁30克,猪心1个。

【做法与用法】将猪心剖开,洗净,与柏子仁一并放入炖盅内,隔水炖熟。分2～3次食肉饮汤,隔2～3日1料。

【说明】柏子仁性平,味甘,入心、肝、肾经,能补血养心安神。与猪心合用,具有养血补心的功效。

【调理】心悸。证见心悸怔忡,失眠多梦,咽干口燥,舌质红等。

【注意事项】便溏、痰多湿重者,不宜服用。

13. 桃酥豆泥

【用料】扁豆150克,黑芝麻30克,核桃仁30克,白糖120克,猪油125克。

【做法与用法】将扁豆入沸水煮30分钟,捞起挤出外皮放入碗内,加水淹没扁豆,上笼蒸2小时,取出滤去水,捣成泥。将黑芝麻炒香,研细。锅烧热放入猪油,待油热时,倒入扁豆泥翻炒,至水分将尽时,放入白糖炒匀，再放入黑芝麻、核桃仁（打碎）混合炒匀即成。本品可供作点心，每次 50～100 克。

【说明】扁豆性平，味甘，入脾、胃经，能健脾，和中化湿；黑芝麻性平，味甘，入肝、肾经，能滋养肝肾，润燥滑肠；核桃仁性温，味甘，入肾、肺经，能补肾益肺强腰；猪油能滋阴润燥。诸物合用，具有补脾肾，益气阴的功效。

【调理】虚损。证见头晕，心悸，神疲，消瘦，食少，口干，腰膝酸软，下肢浮肿等。

【注意事项】大便稀烂者，不宜服用。

14. 鲜桃炖冰糖

【用料】鲜桃 3 个，冰糖 30 克。

【做法与用法】将鲜桃去皮，加冰糖隔水炖烂后去核。每日 1 料，常服用。

【说明】鲜桃性温，味甘、酸，能养阴生津润肠。与冰糖合用，具有养阴生津，健脾和中的功效。

【调理】咳嗽（肺阴虚）。证见咳嗽有痰，痰出不爽，喘息，午后潮热，气短声低，食欲不振，大便干结，咽干口燥，形瘦面白，舌质光红，脉细数无力。

【注意事项】咳嗽痰黄稠、苔黄腻、大便溏薄者，不宜服用。

15. 虫草炖紫河车

【用料】冬虫夏草 25 克，鲜紫河车（即胎盘）1 个。

【做法与用法】鲜紫河车洗净，加入冬虫夏草，加水炖熟即成。每次 1 碗，隔日 1 次。

【说明】冬虫夏草性温，味甘，入肺、肾经，能补虚损，益精气，止咳化痰；鲜紫河车性温，味甘、咸，入肾、肺经，能大补气血，益精髓。二味合用，具有滋养肺阴，补肾阳，止血化痰，补精益气养血的功效。

【调理】痨病晚期。证见时而潮热骨蒸，时而形寒怕冷，身体瘦弱，腰膝酸软，咳嗽气短，声音嘶哑，食少便溏或四肢浮肿等。

【注意事项】外邪未解者，不宜服用。

16. 海参煮白及

【用料】海参1个（10~20克），白及粉9克。

【做法与用法】海参洗净，加水适量煮至熟烂，与白及粉同时服下。每日或隔日1料，常服用。

【说明】海参性凉，味咸，入心、肾经，能补肾益精，养血润燥；白及粉性平，味甘，入肺、胃、肝经，能收敛止血。二味合用，具有养阴止血的功效。

【调理】痨病。证见咳嗽咯血，痰少盗汗，颧红咽干等。或支气管扩张见上述症状者。

【注意事项】脾弱不运、痰多便溏、外感未愈者，不宜服用。

17. 龙眼肉汁

【用料】鲜龙眼肉500克，冰糖适量。

【做法与用法】取鲜龙眼肉用干净纱布包好，绞取汁液，加入适量冰糖（溶化）水即成。每次5~10毫升，每日2次，常服用。

【说明】鲜龙眼肉性平，味甘，入心、脾经。与冰糖合用，具有补益心脾，养心安神的功效。

【调理】心悸。证见心悸，失眠，头晕，倦怠乏力，食欲不振，面白无华，舌质淡，脉细弱等。

【注意事项】痰多、大便溏稀者，不宜服用。

18. 龙眼肉童子鸡

【用料】童子鸡1只，龙眼肉100克，料酒100毫升，料酒、葱、生姜、盐适量。

【做法与用法】将鸡宰杀除毛去内脏，剁去爪，洗净，把腿别在鸡翅下，使其团起来，放入沸水中氽一下，捞出洗净，放入瓦盅中，再加入龙眼肉、料酒、葱、生姜、盐，加水适量，隔水蒸炖1小时，取出葱、生姜即成。可供佐餐食用，每周1~2料。

【说明】龙眼肉性平，味甘，入心、脾经，能补益心脾，养心安神；童子鸡肉性温，味甘，入脾、胃经，能补中气，益精髓。与生姜等合用，具有补肾益精，养心安神的功效。

【调理】心悸，健忘。证见心悸，失眠，头昏多梦，记忆力减退，注意力不集中，纳少，倦怠，耳鸣，腰酸等。

【注意事项】痰多、大便溏稀、脘腹胀满、舌苔腻者，不宜服用。

19. 百合大枣炖乌龟

【用料】乌龟1只（约250克），百合50克，大枣10枚，冰糖少量。

【做法与用法】将乌龟去甲和内脏，切成块，用清水煮一下，再放入百合、大枣一起煮，直至龟肉烂熟即成。临吃时放入少量冰糖炖化，吃肉喝汤。分3次服，隔2~3日1料。

【说明】乌龟性平，味甘、咸，入肝、肾经，能益阴补血，退虚热；百合性微寒，味甘、微苦，能润肺清心安神。与大枣合用，具有滋阴，安心神的功效。

【调理】心悸。证见心悸，头晕，失眠，多梦，心烦，口干，咽燥，便干尿黄等。

【注意事项】脾胃寒湿、大便溏泄、苔白腻者，不宜服用。

五、温里类

（一）汤食

1. 胶艾汤

【用料】阿胶15克，艾叶20克。

【做法与用法】将艾叶洗净水煎，阿胶烊化，1次服。在月经间歇期每日或隔日1料，连服5~6个周期。

【说明】阿胶性平，味甘，入肝、肾、肺经，能滋阴润肺，养血止血；艾叶性温，味苦、辛，入脾、肝、肾经，能温经止血，调经，祛寒。二味合用，具有温经祛寒，养血调经的功效。

【调理】虚寒性月经不调。证见月经过多，或经期延后，色淡量少，质地清稀，小腹绵绵作痛，喜温喜按，腰酸无力，小便清长，舌质淡，苔薄白，脉沉细无力。

【注意事项】脾胃虚弱、腹满便溏者,不宜服用。

2. 葱枣汤

【用料】大枣20枚,葱白7根。

【做法与用法】将大枣洗净,用水泡发,葱白(连须)洗净备用。将大枣放入锅内,加水适量,用武火烧沸约20分钟加葱白即成。酌量食枣喝汤,每日1料,常服用。

【说明】大枣性平,味甘,入脾、胃经,能补脾益胃,扶助正气;葱白性温,味辛,入肺、胃经,能散寒通阳。二味合用,具有补脾益气,温通心阳的功效。

【调理】虚劳。证见心悸,自汗,倦怠,气短,嗜睡,形寒肢冷,心胸憋闷,面色苍白,舌质淡或紫暗,脉细弱。

【注意事项】湿盛脘腹胀满者,不宜服用。

3. 四味猪脬汤

【用料】益智仁30克,芡实30克,猪脬(猪膀胱)1具,山药30克,莲子(去心)30克。

【做法与用法】将益智仁煎水去渣取汁,以药汁把芡实、山药、莲子泡浸2小时,装入洗净的猪脬内,把口扎紧,置砂锅内文火炖熟,入盐。分2~3次食肉饮汤,每日1料,1周为1个疗程,间断再服。

【说明】益智仁性温,味辛,入脾、肾经,能温肾固精,缩小便,温脾止泻;芡实性平,味甘、涩,入脾、肾经,能健脾止泻,固肾涩精;山药性平,味甘,入脾、肺、肾经,能补益脾胃,益肺滋肾;莲子性平,味甘、涩,入心、脾、肾经,能健脾止泻益肾;猪脬性平,味甘、咸,入胃、肾经,能补肾止遗缩尿。诸物合用,具有补肺健脾,缩尿止遗的功效。

【调理】小儿遗尿。证见遗尿或尿床,兼见自汗,面色苍白,唇色淡白,食欲不振,肌肤不丰,脉弱。

【注意事项】外感发热或见有口干口苦、尿黄、咽痛等热证者,不宜服用。

4. 益智仁猪脬汤

【用料】益智仁30克,桑螵蛸30克,猪脬1具。

【做法与用法】将上三味洗净,以干净的纱布包裹益智仁、桑螵蛸,用砂锅将三味炖熟,去药包,入盐,食肉饮汤。每日1料,1周为1个疗程,间断再服。

【说明】益智仁性温,味辛,入脾、肾经,能温肾固精缩小便,温脾止泻;桑螵蛸性平,味甘、咸、涩,入肝、肾经,能补肾助阳,固精缩尿;猪脬性平,味甘、咸,入胃、肾经,能补肾止遗缩尿。诸物合用,具有温肾缩尿的功效。

【调理】小儿遗尿或出而不禁,肢冷恶寒,腰膝酸软,小便清长,智力迟钝,脉沉迟无力等。

【注意事项】下焦湿热证,见腰痛、尿黄、舌红、苔黄者,不宜服用。

5. 山药猪脬汤

【用料】山药30克,益智仁(盐炒)20克,乌药15克,猪脬1具。

【做法与用法】上方中前三味研细末,包裹,炖猪脬。分次吃肉饮汤,每日1料,1周为1个疗程,间断再服。

【说明】山药性平,味甘,入脾、肺、肾经,能补益脾胃,滋肾益肺;益智仁性温,味辛,入脾、肾经,能温肾固精,缩小便,温脾止泻;乌药性温,味辛,入脾、胃、肺、肾经,能温肾散寒,行气止痛;猪脬性平,味甘、咸,入胃、肾经,能补肾止遗缩尿。诸物合用,具有温肾缩尿的功效。

【调理】小儿遗尿或出而不禁,肢冷恶寒,腰膝酸软,小便清长,智力迟钝,脉沉迟无力等。

【注意事项】阴虚火旺证,见失眠多梦、心烦口苦者,不宜服用。

6. 三黑猪脬汤

【用料】黑补骨脂50克,黑芝麻20克,黑大豆30克,猪脬1具。

【做法与用法】将前三味洗净,冷水浸泡2小时备用,猪脬洗净。把浸泡好的前三味装入猪脬内,并用线将猪脬口扎紧,置砂锅内文火清炖至烂熟。食前入盐少许,药、汤、肉一齐服,隔日1料,5料为1个疗程,间断再服。

【说明】黑补骨脂性温,味辛、苦,入肾经,能补肾壮阳;黑芝麻(即胡麻仁)性平,味甘,入肝、肾经,能滋养肝肾,养血润燥;黑大豆性平,味甘,入脾、肾经,能补肾治遗尿;猪脬性平,味甘、咸,入胃、肾经，能补肾止遗缩尿。诸物合用，具有温肾缩尿的功效。

【调理】小儿遗尿或出而不禁，肢冷恶寒，腰膝酸软，小便清长，智力迟钝，脉沉迟无力等。

【注意事项】黑大豆宜入盐炒香，以加强补肾止遗的功效。

（二）粥食

1. 椒面粥

【用料】川椒 3~5 克，白面粉 100 克，生姜 3 片。

【做法与用法】先将川椒研为细末，每次取适量同白面粉和匀，调入水中煮粥，后加生姜稍煮即可食。每日 1~2 次，5~6 日为 1 个疗程。

【说明】川椒又名蜀椒、花椒，性温，味辛，入脾、胃经，能温中止痛；白面粉能健脾益肠。与生姜合用，具有温中健脾的功效。

【调理】虚寒型胃脘痛。证见胃脘隐隐作痛，或冷痛，喜暖喜按，纳食欠佳，泛吐清水，神疲乏力，甚则手足不温，便溏，舌质淡红，苔白，脉细弱。

【注意事项】川椒有毒，用量不宜过大。胃痛属热者，不宜服用。

2. 吴茱萸粥

【用料】吴茱萸 15 克，粳米 50 克，生姜 5 片，葱白 5 段。

【做法与用法】将吴茱萸研为细末。用粳米先煮粥，待米熟后下吴茱萸末及生姜、葱白稍煮沸。每日 1 料，5~6 日为 1 个疗程。

【说明】吴茱萸性热，味辛、苦，入肝、胃、脾、肾经，能散寒止痛，降逆止呕。与粳米、生姜、葱白合用，具有温中健脾的功效。

【调理】腹痛。证见食少，倦怠，形寒肢冷，大便溏泄，肠鸣腹痛，舌质淡红，苔白，脉虚弱。

【注意事项】外感发热、口干口苦、尿黄、舌质红、苔黄者，不宜服用。

3. 茴香粥

【用料】小茴香 10~15 克，粳米 50~100 克。

【做法与用法】先煎小茴香取汁，去渣，入粳米煮为稀粥。或用小茴香3~5克研为细末，调入粥中煮食。每日1料，5~6日为1个疗程。

【说明】小茴香性温，味辛，入肝、脾、胃经，能理气止痛，温中开胃。与粳米合用，具有散寒止痛益胃的功效。

【调理】胃脘痛。证见胃脘疼痛，畏寒喜暖，得温熨则痛减，口不渴，喜热饮，舌质淡，苔白，脉弦紧。

【注意事项】胃脘痛属热，证见口干口苦、疼痛拒按者，不宜服用。

4. 干姜茯苓粥

【用料】干姜10克，茯苓30克，粳米200克，大枣10枚，红糖适量。

【做法与用法】先煎干姜、茯苓、大枣取汁去渣，与粳米同煮为粥，调入红糖。分2~3次服，每日或隔日1料，连用5~7料。

【说明】干姜性热，味辛，入心、脾、胃、肾经，能温中祛寒；茯苓性平，味甘、淡，入脾、胃、心、肺、肾经，能利水渗湿，健脾补中。与大枣、粳米、红糖合用，具有祛寒除湿，温经通络的功效。

【调理】寒湿腰痛。证见腰部冷痛重者，遇阴雨天疼痛加剧，病情常呈逐渐加重趋势，甚则转侧困难，静卧痛不减或反加重，苔白腻，脉沉。

【注意事项】湿热腰痛见小便黄、舌质红、苔黄腻者，不宜服用。

5. 川乌粥

【用料】生川乌5克，生姜10克，粳米150克，蜂蜜适量。

【做法与用法】将生川乌久煎3小时，生姜榨取汁，用生川乌煎液同粳米加水煮粥，沸后调入生姜汁，临熟再调入蜂蜜。分2次服，每日或隔日1料，连用5~7料。

【说明】生川乌性热，味辛，入心、肾、脾经，能祛寒除湿，温经止痛；与生姜、粳米、蜂蜜合用，具有散寒止痛，祛风除湿的功效。

【调理】寒痹。证见肢体关节疼痛较剧，活动尤甚，痛有定处，遇寒痛增，得热痛减，痛处皮色不红，触之不热，苔白，脉沉紧。

【注意事项】生川乌有毒，用量不宜过大，且需久煎，减其毒性。本品辛热，外感发热或痹证属热见痛处红肿拒按、舌红苔黄者，不宜服用。

6. 益智仁粥

【用料】益智仁15克，干姜5克，糯米100克，食盐少许。

【做法与用法】益智仁研为细末备用，糯米加水煮成稀粥，然后调入益智仁末和食盐少许,再煮1~2沸即可食。每日1料,1周为1个疗程,间断再服。

【说明】益智仁性温,味辛,入脾、肾经,能温肾暖脾,固精止泻;干姜性热,味辛,入脾、胃、心、肺经,能温中散寒,温肺化饮。与粳米合用,具有温脾止泻,补肾固精,缩尿止遗的功效。

【调理】虚寒泄泻,腹中冷痛,遗精阳痿,早泄,尿频遗尿,多唾流涎等症。

【注意事项】湿热泄泻、腹痛拒按、尿黄、口干口苦、舌红苔黄者,不宜服用。

7. 艾叶粥

【用料】艾叶15克(鲜品30克),粳米50克,红糖适量。

【做法与用法】先取艾叶煎汁,去渣,然后入粳米、红糖,兑水煮粥。每日1料,连服3~5日,间断再服。

【说明】艾叶性温,味辛、苦,入脾、肝、肾经,能温经止血,调经,祛寒。与粳米、大枣合用,具有温经止血,调经安胎,散寒止痛的功效。

【调理】妇女虚寒性痛经,月经不调,少腹冷痛,崩漏下血,胎动不安等症。

【注意事项】痛经见口干口苦、经色鲜红者,不宜服用。

8. 胡椒粥

【用料】胡椒3克,糯米50克,葱白3根,大枣2枚。

【做法与用法】先将胡椒研为细末,把糯米、葱白、大枣同入砂锅内兑水煮粥,待粥将熟时,调入胡椒末,改用文火,盖紧焖5分钟即可食。每日1料,5~6日为1个疗程。

【说明】胡椒性热,味辛,入胃、大肠经,能温中散寒,醒脾开胃。与糯米、葱白、大枣合用,具有温中健胃,助火散寒的功效。

【调理】胃脘痛。证见腹痛,喜温喜按,口淡无味,舌质淡,苔白等。

【注意事项】口干口苦、尿黄、便秘等属热证者或胃脘痛拒按、舌红苔黄者,不宜服用。

（三）饮与茶食

1. 姜茶饮

【用料】干姜丝 3 克，绿茶叶 3 克。

【做法与用法】将干姜丝、绿茶叶用沸水冲泡 15 分钟即成。代茶饮，每日数次。

【说明】干姜性热，味辛，入心、脾、肺、胃、肾经，能温中回阳，止呕祛寒。与消食、提神、利水的绿茶合用，具有温中止呕的功效。

【调理】胃脘痛。证见胃脘隐痛，喜温喜按，泛吐清水，大便稀溏等。

【注意事项】胃痛见胃脘灼热、泛酸嘈杂、口干口苦、舌红苔黄者，不宜服用。

2. 姜糖饮

【用料】生姜 5 片，红糖适量。

【做法与用法】将生姜和红糖以滚开水沏泡，趁热饮服。每日 2~3 次，连服 3~4 日。

【说明】生姜性温，味辛，入肺、胃、脾经，能温中散寒止呕。与红糖合用，具有温中散寒，和血化瘀的功效。

【调理】胃脘痛。证见胃脘隐痛，喜按喜温，泛吐清水，大便溏稀等。

【注意事项】胃痛见胃脘灼热、腹胀满、大便秘结、舌红苔黄者，不宜服用。

3. 桂皮山楂饮

【用料】桂皮 6 克，山楂 10 克，红糖 30 克。

【做法与用法】桂皮切成 2 厘米见方的块，山楂洗净，一同放入锅内，加水适量，置武火烧沸，用文火煮熬 30 分钟，滤去渣，加入红糖搅匀。常饮用。

【说明】桂皮性大热，味辛、甘，入肝、肾、脾经，能温肾壮阳，温中祛寒，温经止痛；山楂性微温，味甘、酸，入脾、胃、肝经，能消食导滞，化瘀散结。与红糖合用，具有温胃散寒，消食导滞的功效。

【调理】寒邪犯胃，饮食停滞。证见胃脘满闷作痛，畏寒喜按，口不渴，厌食而大便不畅，舌淡苔白，脉紧。

【注意事项】胃痛属热证，见口干口渴、喜冷饮、舌苔黄者，不宜服用。

4. 姜艾红糖饮

【用料】生姜6克，艾叶10克，红糖15克。

【做法与用法】将生姜、艾叶洗净，与红糖煎煮，每日2次，连服2～3日。亦可用滚水于保温杯中泡15～20分钟饮服。

【说明】生姜性温，味辛，入肺、胃经，能解表散寒，温中止呕；艾叶性温，味苦、辛，入脾、肝、肾经，能温经止血，调经。与红糖合用，具有温经散寒的功效。

【调理】痛经。证见经前或经期小腹冷痛，喜暖喜按，畏寒肢冷，面色苍白，经色暗红，量少，苔薄白，脉沉迟。

【注意事项】痛经见口干口苦、痛时拒按、舌红苔黄者，不宜服用。

5. 桂姜红糖饮

【用料】桂枝20克，生姜10克，红糖15克。

【做法与用法】将桂枝、生姜、红糖煎煮，每日2次，连服2～3日。

【说明】桂枝性温，味辛、甘，入肺、膀胱经，能通阳化气，温经散寒。与生姜、红糖合用，具有温经散寒的功效。

【调理】痛经。证见经前或经期小腹冷痛，喜暖喜按，畏寒肢冷，面色苍白，经色暗红，量少，苔薄白，脉沉迟。

【注意事项】痛经见口干口苦、痛时拒按、经量多、色鲜红、舌红苔黄者，不宜饮用。

6. 姜枣饮

【用料】干姜5～10克，大枣10枚，饴糖30克。

【做法与用法】将干姜、大枣共煎，取汁去渣，再调入饴糖，稍煮片刻即可。每日分2次，饴糖分2次调服，连服4～5日为1个疗程，间断再服。

【说明】干姜能温中散寒；大枣能补脾益胃；饴糖即麦芽糖，性平，味甘，入脾、胃、肺经，能益气补中，缓急止痛。诸物合用，具有益气散寒，温中补虚的功效。

【调理】虚寒性腹痛。证见腹痛绵绵，时作时止，喜热喜按，纳食欠佳，神疲，畏寒，大便溏薄，舌淡苔薄白，脉沉细。

【注意事项】湿热内困之腹痛、腹泻、大便酸臭、舌质红、苔黄腻者，不宜服用。

7. 陈皮姜枣饮

【用料】陈皮3克，大枣10枚，生姜6克。

【做法与用法】先将生姜磨烂，用纱布包好挤出姜汁备用；大枣去核，与陈皮共煎至大枣软烂。调入姜汁温服，每日1料，连用5~7日。

【说明】陈皮性温，味辛、苦，入脾、肺经，能行气健脾，燥湿化痰。与大枣、生姜合用，具有温中降逆的功效。

【调理】虚寒型胃痛。证见胃脘隐隐作痛，或冷痛，喜热喜按，泛吐清水，甚则手足不温，便溏，舌质淡红，苔薄白，脉细弱。

【注意事项】胃痛属热证者，不宜服用。

（四）其他食

1. 生姜炖猪肚

【用料】猪肚1个，生姜（不去皮）5克。

【做法与用法】将猪肚洗净，入沸水锅中余一下捞出，刮去内膜，再将生姜放入猪肚内，置清水锅内蒸至猪肚熟烂即成。分2日服，3~4料为1个疗程。

【说明】猪肚性温，味甘，能健脾补虚。与生姜合用，具有温补脾胃的功效。

【调理】脾胃虚弱。证见食欲不振，四肢欠温，神疲乏力，大便溏薄，舌质淡，脉软弱。

【注意事项】阴虚火旺见口干咽燥、大便秘结、尿黄、舌红苔少、脉细者，不宜服用。

2. 姜汁黄鳝饭

【用料】黄鳝150克，姜汁10~20毫升，粳米250克，花生油适量。

【做法与用法】先将黄鳝剥好，放盘内，以姜汁、花生油拌匀。待粳米煮至水分将干时，放黄鳝于饭面上，以文火焖煮15~20分钟即可。作早、晚餐食用，5~6日为1个疗程。

【说明】黄鳝性温，味甘，入脾、肾经，能补虚损，益气血。与姜汁、粳米合用，具有益气养血，温中散寒的功效。

【调理】脾胃虚寒。证见胃痛，腹痛隐隐，呕吐清水，大便溏薄，食欲不振，面色苍白，舌淡苔白，脉细弱。

【注意事项】阴虚内热见口干口苦、大便燥结、尿黄、舌质红、脉数者，不宜服用。

3. 茴桂酒

【用料】小茴香30克，桂枝15克，白酒250克。

【做法与用法】将三味浸泡3~6日，饮酒，每次15~20克，每日2次。

【说明】小茴香性温，味辛，入肝、脾、胃经，能理气止痛，温中开胃；桂枝性温，味辛、甘，入脾、膀胱经，能温经散寒，解表通阳。与白酒合用，具有温经散寒止痛的功效。

【调理】痛经。证见经期延后，小腹冷痛，得热稍减，肢冷恶寒，面色苍白，经色暗红，量少，脉沉迟紧。

【注意事项】饮茴桂酒过量会引起中毒，故一次饮用量不宜过多。失血及内有湿热者，不宜服用。

4. 白胡椒煲猪肚

【用料】白胡椒15克，猪肚1个。

【做法与用法】将白胡椒略打碎，放入洗净的猪肚内，并留少许水分，然后头尾用线扎紧，慢火细炖至猪肚熟烂。调味后分2~3次服食，隔3日1料。

【说明】胡椒性热，味辛，入胃、大肠经，能温中散寒；猪肚性温，味甘，能健脾胃，补虚损。二味合用，具有温中健脾，散寒止痛的功效。

【调理】脾胃虚寒。证见心腹冷痛，吐清口水，口淡，脉沉迟。可治虚寒性胃、十二指肠溃疡等病。

【注意事项】咽喉肿痛、大便干结、小便黄、舌苔红等热证者，不宜服用。

5. 枣蔻煨肘

【用料】大枣60克，草豆蔻10克，猪肘子1 000克，冰糖180克。

【做法与用法】将猪肘子洗净，放入沸水汆一下捞出，草豆蔻拍破，用干净纱布包裹好，备用。在锅底垫上几块瓷瓦片，加水适量，放入猪肘子，置武火烧沸，撇去浮沫。另将冰糖60克炒成深黄色糖汁，连同其余冰糖、大枣、草豆蔻入锅，烧煮1小时，移文火上煨2小时，待肘子熟烂，取出草豆蔻不用，喝汤吃肘子。可加少许调味品，佐餐食用。隔3日1料。

【说明】大枣性平，味甘，入脾、胃经，能健脾益胃；草豆蔻性温，味辛，入脾、胃经，能温中和胃；猪肘子能滋阴补虚。与冰糖合用，具有健脾益气，温中养血的功效。

【调理】脾胃虚寒。证见面色苍白无华，食少便溏，脘痞腹胀，喜热怕冷，神疲乏力，四肢欠温，舌淡，脉沉迟。

【注意事项】外感疾病及阴虚火旺、脾胃湿热，见口干口苦、胃脘痛而喜冷饮、嗳腐吞酸、舌质红、苔黄腻者，不宜服用。

6. 肉桂鸡肝

【用料】肉桂10克，雄鸡肝1个，盐、姜、葱、料酒、味精适量。

【做法与用法】将肉桂切小块，鸡肝切成4片，放入炖盅内，加入盐、葱、姜、料酒，清水适量，隔水炖至鸡肝熟时，调入味精即成。每日1料，可供佐餐食用。

【说明】肉桂性大热，味辛、甘，入肝、肾、脾经，能温肾壮阳，温中祛寒；雄鸡肝性微温，味甘，入肝、肾经，能益肝肾，补血。诸物合用，具有温阳生血的功效。

【调理】脾肾阳虚。证见面色苍白，四肢不温，耳鸣耳聋，视物模糊，疲倦喜卧，大便不实，或见妇女月经延后，量少色淡等。

【注意事项】肉桂辛热燥烈，能损胎气，故孕妇慎用。口干、尿黄、舌质红、苔黄有热者，不宜服用。

7. 益脾饼

【用料】白术120克，干姜60克，鸡内金60克，大枣肉250克。

【做法与用法】将白术、鸡内金分别轧细焙熟，干姜切细，与大枣肉一起同捣如泥,做成小饼,在炭火上烤干即成。每次 5～10 克,每日 3 次,常食用。

【说明】白术性温,味甘、苦,入脾、胃经,能补脾益气,健脾燥湿;干姜性热,味辛,入心、肺、脾、胃、肾经,能温中散寒;鸡内金性平,味甘、涩,入脾、胃、小肠、膀胱经,能消食化积。与大枣合用,具有温中健脾,补益气血的功效。

【调理】虚寒性胃痛。证见胃脘隐痛,喜温喜按,泛吐清水,大便稀溏,神疲乏力,朝食暮吐,面色㿠白,心悸等。

【注意事项】胃脘痛见口干口苦、喜冷饮、舌质红、苔黄腻属热证者,不宜服用。

夏季食疗

夏季暑气当令，气候炎热。人若正气素亏或劳倦过度而津伤气耗，则抗御外邪入侵的能力下降，暑热病邪即可乘虚袭入人体而发病。古人说："暑热者夏之令也，人或劳倦或饥饿，元气亏乏，不足以御天令亢热，于是受伤而为病。"

中医学认为，暑为火热之气，其性酷烈，传变迅速，故病邪侵入人体发病多人气分而无卫分过程，初起即见壮热，汗多，口渴，脉洪等阳明气分热盛证候。由于暑性火热，极易伤人正气，尤多耗伤津液，所以在病变过程中常出现津气耗伤，甚或津气欲脱等危重证象。又因暑性炎热，易入心营与引动肝风，所以气分热邪不能及时清解，最易化火，深入心营，生痰生风，从而迅速出现痰热内盛，风火相煽等危重病证。暑热之邪还易内迫血分，而致咳血、咯血、衄血或出现斑疹等。暑热病邪还可以直接侵袭心包或犯于肝经，引起神昏、痉厥。这些危重病证常见于小儿患者。

夏季暑热既盛，而雨湿较多，湿气亦重。因天暑下逼，下湿上蒸，湿气与热邪相合，故暑湿每多兼感，亦可称之为暑湿病邪，其致病可形成暑温夹湿之证。故临床表现除了具有暑热见症外，并伴有胸痞，身重，苔腻，脉濡等湿邪中阻的症状。

暑湿病的后期，热邪渐减而津气未复，大多表现为正虚邪恋证候。其临床表现多因病机不同而各异。如偏于气阴亏损的，可见低热不退，心悸，烦躁，甚至因虚风内动而致手指蠕动；若因包络痰热未净，窍机不利的，可见神情呆钝，甚或痴呆，失语，失明，耳聋；若风痰瘀滞经络，筋脉失利，在热退之后仍可见手足拘挛，肢体强直或抽搐等。

夏季食疗应以苦寒、清淡，富有营养，易消化的食物为原则，勿过饱过饥，忌食肥腻、辛辣、燥热、烟酒、助阳生热生火生湿之品，发热期间，宜进食流质或半流质饮食，多喝水，多吃新鲜蔬菜、新鲜水果，不宜食热量过高的食品。恢复期，可适当食清补滋补的食物。

一、解 表 类

（一）汤食

1. 芥菜牛肉汤

【用料】牛肉250克，芥菜500克，生姜30克，油、盐适量。

【做法与用法】生姜去皮，拍扁，打碎；牛肉洗净，切片；芥菜洗净。把用料及油、盐等放入开水锅内，武火煮沸片刻即可，乘热食用。每日1料。

【说明】牛肉性平，味甘，入脾、胃经，能补脾益气；芥菜性温，味辛，入肺、脾经，既能散寒解表，又能利气豁痰。与生姜合用，具有解表散寒，温肺止咳的功效。

【调理】夏月感冒风寒。证见微恶风寒，头痛，周身骨痛，咳嗽痰白，舌质淡红，苔白，脉浮；或肺寒咳嗽。

【注意事项】外感风热，见发热、口渴、尿黄、口苦口干者，不宜服用。

2. 荽豉豆腐鱼头汤

【用料】淡豆豉30克，芫荽30克，鲩鱼头2个，豆腐5块，葱白30克。

【做法与用法】芫荽、葱白洗净，切碎；淡豆豉、鲩鱼头洗净。鲩鱼头、豆腐分别下油锅煎香，与淡豆豉一齐放入锅内，加清水适量，文火煲30分钟，再放入芫荽、葱白，煮沸片刻，调味，趁热饮用。每日1料。

【说明】淡豆豉性微温，味辛，入肺、胃经，具有疏散宣透之性，既能透散表邪，又能健胃助消化；芫荽性温，味辛，气香，既发汗解表，又芳香开胃；鲩鱼头性平，味甘，能补益脾胃；豆腐性凉，味甘，能补益脾胃。与葱白合用，具有发汗解表，开胃消食的功效。

【调理】夏季感冒风寒。证见微恶风寒，周身酸痛，头痛无汗，鼻塞流涕，喉痒咳嗽，苔薄白，脉浮。

【注意事项】饮汤后可以盖被取汗，但以微微汗出为宜，切忌大汗淋漓。

（二）粥食

1. 荷叶粥

【用料】鲜荷叶1张，粳米100克。

【做法与用法】先将粳米煮粥，粥熟加入鲜荷叶，再稍煮即成。每日1料。

【说明】荷叶性平，味苦、涩，入脾、肾经，能清暑利湿，升阳止血。与粳米合用，具有清暑辟秽，化浊的功效。

【调理】暑秽。证见猝然闷乱烦躁，头痛而胀，胸脘痞闷，肤热有汗，甚则神昏耳聋等。

【注意事项】热入营血、身热夜甚、神昏谵语者，不可服用。

2. 芦根薏苡仁粥

【用料】鲜芦根100~150克，冬瓜仁30克，淡豆豉15克，薏苡仁30克，粳米100克。

【做法与用法】鲜芦根、冬瓜仁、淡豆豉先煎，取汁适量，薏苡仁、粳米合煮为稀粥。待粥将成，加入以上汁液再稍煮即成。每日1~2料。

【说明】鲜芦根性寒，味甘，入肺、胃、肾经，能清胃除烦止呕，清肺热；冬瓜仁性寒，味甘，入肺、大肠、小肠经，能清肺化痰，清痈排脓，清热利湿；淡豆豉性温，味辛，入肺、胃经，能透散表邪，宣散郁热；薏苡仁性寒，味甘、淡，入脾、胃、肺经，能清利湿热，健脾补肺。与粳米合用，具有透表宣化，燥湿化浊的功效。

【调理】湿温。证见身热不扬，午后热象较显，头重如裹，身重肢倦，胸闷脘痞，苔白腻，脉濡缓。

【注意事项】暑热阳明实证、高热、烦渴喜冷饮、汗出者，不可服用。

3. 加味生芦根粥

【用料】鲜芦根150克，薏苡仁30克，淡竹茹30克，粳米100克，生姜3片。

【做法与用法】取鲜芦根洗净后，切成小段，与竹茹同煎取汁，去渣，入薏苡仁、粳米一齐煮粥，粥欲熟时加生姜，稍煮即成。每日1料。

【说明】鲜芦根性寒，味甘，入肺、胃、肾经，能清胃除烦止呕；薏苡仁性寒，味甘、淡，入脾、胃、肺经，能清利湿热，健脾补肺；竹茹性微寒，味甘，入肺、胃、胆经，能清痰热，宁神开郁，除烦止呕。诸物与生姜、粳米合用，具有清热化湿的功效。

【调理】湿温。证见发热口渴，胸痞腹胀，肢酸倦怠，咽肿尿赤，苔黄腻等。

【注意事项】同"芦根薏苡仁粥"。

4. 绿豆竹叶粥

【用料】绿豆30克，银花露10克，鲜荷叶10克，鲜竹叶10克，粳米50克，冰糖适量。

【做法与用法】先将银花露、鲜荷叶、鲜竹叶用清水洗净后，共煎取汁，去渣。绿豆、粳米淘洗干净后共煮为稀粥，待沸后再加入以上汁液，文火缓熬至粥熟即成。最后调入冰糖。每日1料。

【说明】绿豆性寒，味甘，入脾、胃经，能清热解毒，清暑利湿，止渴；银花露性寒，味甘，入肺、胃、心经，能散肺经邪热，又可清解心胃之热毒；鲜竹叶性寒，味甘，入心、肺经，能散热清心除烦；鲜荷叶性平，味苦、涩，入脾、肾经，能清暑利湿。诸药与粳米、冰糖合用，具有清暑化湿，解表清热的功效。

【调理】伏暑。证见恶寒发热，头痛，全身酸痛，无汗，心烦口渴，尿黄，苔腻，脉濡数。

【注意事项】脾虚湿困、神疲乏力、饮食减少、便溏者，慎用。

5. 青蒿绿豆粥

【用料】青蒿10克，西瓜翠衣60克，赤茯苓30克，鲜荷叶10克，绿豆30克，粳米50克。

【做法与用法】将青蒿（或鲜的用绞汁）、西瓜翠衣、赤茯苓入锅内共煎取汁，去渣。将绿豆淘洗干净后，与粳米、鲜荷叶同煮为稀粥。待粥将成，加入以上药汁再稍煮即成。绿豆与汤液，一并缓缓服食。每日1~2料。

【说明】青蒿性寒，味苦，入肝、胆经，能清解暑热，清热凉血；西瓜翠衣性凉，味甘，入肺、胃经，能清肺胃之热，善解暑热，除烦止渴，而利小便；赤茯苓性平，味甘、淡，入心、脾、胃、肺、肾经，能渗利湿热；鲜荷叶性平，味甘，入脾、肾经，能清暑利湿。诸物与绿豆合用，具有清泄少阳的功效。

【调理】伏暑。证见寒热似疟，口渴心烦，脘痞，身热，午后较重，苔黄腻，脉弦数。

【注意事项】热入气分、高热、烦渴、汗出、尿黄、便秘者，不宜服用。

6. 加减竹叶粥

【用料】鲜竹叶30克，山楂20克，淡竹茹20克，广陈皮5克，粳米100克，砂糖少许。

【做法与用法】先将鲜竹叶、山楂、淡竹茹、广陈皮洗净，共煎取汁，去渣，再与粳米同煮成稀粥，最后调入砂糖食用。每日1~2料。

【说明】鲜竹叶性寒，味甘，入心、肺经，能散热清心除烦；山楂性微温，味酸、甘，入脾、胃、肝经，能健脾开胃，增强消化；淡竹茹性微寒，味甘，入肺、胃、胆经，能清痰热，宁神开郁，除烦止呕；广陈皮性温，味辛、苦，入脾、肺经，能理气健脾，燥湿化痰。诸物与粳米、砂糖合用，具有清心除烦，行气消食的功效。

【调理】伏暑。证见寒热往来，身困乏力，腹脘痞满，食欲不振，苔黄腻，脉滑数。

【注意事项】热入营分，见高热、神昏谵语、躁动不安者，不宜服用。

7. 葱白鸡肉粥

【用料】葱白30克，鸡肉（连骨）500克，芫荽20克，大枣10个，生姜15克，粳米100克。

【做法与用法】葱白、芫荽洗净，切碎；大枣（去核）、粳米洗净；生姜去皮，拍扁，切碎；鸡肉洗净，切块。鸡肉、粳米、生姜、大枣放入锅内，加清水适量，武火煮沸后，文火煲1小时，粥成放入葱白、芫荽，调味食用。每日1料。

【说明】葱白性微温,味辛,气芳香,含有挥发油,入肺、胃经,能解肌发散,并能宣通上下之阳气;鸡肉性温,味甘,入肺、脾、肾经,能温中益气,补精充髓;芫荽性温,味辛,而芳香,入肺、胃经,能解肌透表,健胃理气,既增强葱白发汗解表之力,又增强病者之食欲。诸物与大枣、生姜、粳米合用,具有发汗解表,调和营卫的功效。

【调理】夏月感冒风寒。证见发热恶寒,头重头痛,鼻塞流涕,无汗,喷嚏,苔薄白,脉浮。

【注意事项】本粥以温食为宜,使之微微汗出,令邪随汗而外解。

(三) 饮与茶食

1. 香薷饮

【用料】香薷10克,厚朴10克,白扁豆10克。

【做法与用法】将各药洗净,用剪刀把厚朴剪碎,白扁豆炒黄捣碎,一起放入保温杯中,以沸水冲泡,盖严温浸1小时,代茶频饮。每日2~3料。

【说明】香薷性微温,味辛,而芳香,入肺、脾、胃经,外能发汗祛暑邪而解表,内能化湿浊而和中;厚朴性温,味苦、辛,入脾、胃、肺、大肠经,能下气除满,燥湿消痰;白扁豆性微温,味甘,入脾、胃经,能补脾化湿,消暑。三味合用,具有解表清暑,利湿清热的功效。

【调理】暑湿。证见发热恶寒,无汗或微汗,身重倦怠,头胀如裹,心烦,口渴,舌质红,苔腻,脉濡数。

【注意事项】内热亢盛,见高热、口干口苦、便秘、神昏谵语者,不宜服用。

2. 藿香饮

【用料】鲜藿香叶10克,砂糖适量。

【做法与用法】水煎鲜藿香叶,取汁1杯,加入砂糖和匀饮用。每日2~3次。

【说明】鲜藿香叶性微温,味辛,入肺、脾、胃经,芳香辛散而不峻烈,微温化湿而不燥热,善于散邪辟恶,理气化湿,止呕和中,醒脾开胃。与砂糖合用，具有解表清暑，祛湿的功效。

【调理】暑湿表证。证见发热恶寒，无汗或微汗，身重倦怠，头胀如裹，苔白腻，脉濡。

【注意事项】本饮品味辛，性温，用于治暑湿偏寒，故偏热或暑热入内，见高热、口苦口干、尿黄、便秘者，不宜服用。

3. 芳香化浊饮

【用料】藿香叶10克，佩兰叶10克，厚朴花5克，鲜荷叶10克，西瓜汁30克，扁豆花5克。

【做法与用法】将上药洗净，共煎取汁适量，再调入西瓜汁，每日分数次代茶饮用。

【说明】藿香叶性微温，味辛，入肺、脾、胃经，能解暑辟浊，化湿和中；佩兰叶性平，味辛，入脾、胃经，能芳香化湿，解暑辟秽；鲜荷叶性平，味甘、涩，入脾、胃经，能清暑利湿；厚朴花性温，味苦、辛，气芳香，能行气导滞，化湿除满；西瓜汁性寒，味甘、淡，入肺、胃经，能清肺胃之热，善解暑热，除烦止渴，而利小便；扁豆花性微温，味甘，入脾、胃经，能清暑化湿。诸物合用，具有清暑辟秽，化浊的功效。

【调理】见"荷叶粥"。

【注意事项】见"荷叶粥"。

4. 藿香薏苡仁饮

【用料】藿香6克，薏苡仁30克，扁豆20克，厚朴花6克，鲜荷叶10克，西瓜汁50克。

【做法与用法】先将薏苡仁、扁豆同煎，后入藿香、厚朴花、鲜荷叶再煎，去渣取汁，调入西瓜汁。每日分数次随量饮用。

【说明】薏苡仁性微寒，味甘、淡，能利水渗湿，健脾；藿香能芳香化湿；厚朴花能行气化湿；鲜荷叶、扁豆能清暑化湿。与西瓜汁合用，具有芳香宣化，燥湿化浊的功效。

【调理】湿温表证。证见身热不扬，头重如裹，身重肢倦，胸闷脘痞，苔白腻，脉濡缓。

【注意事项】暑温表证，暑入气分，见高热、口苦口干、尿黄、便秘、舌质红、苔黄干者，不宜服用。

5. 薏苡仁竹叶饮

【用料】薏苡仁20克，鲜竹叶15片，厚朴花6克。

【做法与用法】先煎薏苡仁、鲜竹叶，后入厚朴花，去渣取汁，随量代茶饮用。每日2~3次。

【说明】见"藿香薏苡仁饮"。

【调理】同上。

【注意事项】同上。

6. 加减香薷饮

【用料】香薷6克，金银花20克，滑石20克，薏苡仁30克，扁豆花6克，丝瓜花6克。

【做法与用法】先煎香薷、滑石、薏苡仁，后下金银花、扁豆花、丝瓜花，去渣取药汁一茶杯，1日内代茶随量饮。每日1料。

【说明】香薷性微温，味辛而芳香，入肺、脾、胃经，能发汗祛暑，化湿和中；金银花性寒，味甘，入肺、胃、心经，既善散肺经之邪热，又可清解心胃之热毒；滑石性寒，味甘，入膀胱、肺、胃经，能利水通淋，清热解暑，为夏日常用之品；薏苡仁性寒，味甘、淡，入脾、胃、肺经，能清热利湿，健脾补肺；扁豆花性微温，味甘，入脾、胃经，能清暑化湿；丝瓜花性寒，味甘、苦，入脾、胃经，能消暑清热。诸物合用，具有清暑化湿，解表的功效。

【调理】暑湿弥漫三焦。证见身热，胸闷脘痞，下痢稀水，小便短赤，舌质红，苔黄腻，脉滑数等。

【注意事项】内热炽盛，见高热、口苦、口干欲冷水、大汗出、伤津耗气者，不宜服用。

7. 苦瓜茶

【用料】鲜苦瓜1个，绿茶适量。

【做法与用法】将鲜苦瓜上端切开，去瓤，入绿茶，把瓜挂于通风处，阴干后，将外部洗净，擦干，连同茶叶切碎，混匀。每次取10克，置保温杯中，以沸水冲泡，盖严温浸30分钟，1日内代茶频频饮用。

【说明】鲜苦瓜性寒，味苦，入肺、脾、心经，能清热解毒，解暑止渴；绿茶能清热解暑，生津止渴。二味合用，具有清热解毒，解暑，生津止渴的功效。

【调理】暑温，证见发热，微恶寒，口苦口干，尿黄，舌质红，苔黄，脉数。

【注意事项】暑温偏湿，见发热不扬、头重如裹、神疲乏力、苔白腻者，不宜服用。

8. 菊花茶

【用料】将干菊花30克，桑叶15克，冰糖适量。

【做法与用法】将干菊花、桑叶用水洗干净，放入砂锅中，加适量的水，用大火煮沸后，改用小火煮10分钟，熄火，放冷，用双层纱布过滤，再加适量冰糖，放冷后即可饮用，也可放入冰箱作凉茶饮。每日1料。

【说明】干菊花性微寒，味甘、苦，入肺、肝、肾经，能祛风热，解热毒；桑叶性寒，味苦、甘，入肺、肝经，既能轻清疏散，祛风热，又能清肺平肝，凉血明目。二物与冰糖合用，具有清热解表，清肝明目的功效。

【调理】夏天感冒。证见发热，微恶风寒，口干，尿黄，舌质红，苔薄黄等。也可用于治疗夏季感受炎热引起的眼痛，高血压初期，而出现的头痛，目赤等。

【注意事项】本方轻清，煎煮时不能太久，以免失去药效。

9. 绿豆清茶

【用料】绿豆250克，冰糖120克。

【做法与用法】绿豆洗净放入锅中，加水适量，浸泡30分钟，用大火煮沸后，改用小火煮10分钟。放冷，用双层纱布过滤，即为绿豆清茶；也可加入适量的冰糖。留下绿豆，可另加水煮烂，加入120克冰糖，随时饮。每日1料。

【说明】绿豆性寒，味甘，入脾、胃经，能清热解毒，清暑利湿，止渴。与冰糖合用，具有清热解毒，清暑利尿的功效。

【调理】暑热所致的口渴，口干，烦躁等症；亦可防止夏天日晒中暑。

【注意事项】本方对暑热轻症有疗效，对暑热已入气分无疗效。故要随证加减。

10. 白茅根茶

【用料】白茅根 250 克，甘蔗头 3~6 个。

【做法与用法】白茅根洗净切碎，再把甘蔗头洗净去泥沙，用菜刀劈成小片，一起放入不锈钢大锅中，加水至八分满。大火煮沸后，改用小火煮 20 分钟，用双层纱布过滤，放冷后即可饮用。亦可放入冰箱作凉茶饮。

【说明】白茅根性寒，味甘，入心、肺、胃、膀胱经，既能清热凉血止血，又能利尿通淋，清热利湿，退黄。与甘蔗头合用，具有解暑清热，生津液，止口渴的功效。

【调理】夏季汗多、口渴、尿黄等症。

【注意事项】同"绿豆清茶"。

（四）其他食

1. 鸡苏散

【用料】六一散 10 克，薄荷 6 克，冰糖 10 克。

【做法与用法】先将六一散煎至 1 杯，去渣后加入薄荷，再煮片刻，去渣饮用。每日 1 料。

【说明】六一散（滑石、甘草），能有清暑利湿；薄荷性凉，味辛，入肺、肝经，能疏散风热，清头目，利咽喉。二物与冰糖合用，具有解表清暑，利湿的功效。

【调理】暑温证。证见发热，微恶风寒，口渴，口干，舌质红，苔薄黄。

【注意事项】暑入阳明，见高热、口渴喜冷饮、大汗出者，不可服用。

2. 蜂蜜金银花露

【用料】金银花 15~30 克，蜂蜜 30 克。

【做法与用法】先煎金银花取汁约 2 杯，放凉后分次与蜂蜜冲匀，代茶频饮。每日 1 料。

【说明】金银花性寒，味甘，入肺、胃、心经，既能散肺经邪热，又能解心胃之热毒，故为散热解毒之良药。与蜂蜜合用，具有清热解毒，解暑的功效。

【调理】暑温。证见发热，口干口渴，尿黄，舌质红，苔黄干等。

【注意事项】暑湿证，见发热不扬、神疲困倦、便溏、苔白腻者，不宜服用。

3. 荷花蒸鸭

【用料】鸭1只，猪瘦肉100克，鲜荷花1朵，姜片12克，葱节15克，精盐4克，绍酒15克，清汤800克。

【做法与用法】将鸭洗净，切开背，除去嘴、臊，敲断四柱骨，放入沸水中氽一下，取出拈去毛，洗去污垢。将鲜荷花洗净，瓣下花瓣叠好，放入沸水锅内略烫一下即捞起。猪瘦肉切成小块。取蒸盆1个，依次放入鸭、猪瘦肉、葱、姜、盐、绍酒、水500毫升，用湿棉纸封口，放入蒸笼内蒸2小时左右，待肉熟软，去掉姜、葱，除去汤面油泡沫，加清汤、鲜荷花再蒸约20分钟即可食用。每日1料。

【说明】鸭肉性平，味甘，入脾、胃、肾经，能补气血，除客热，利脏腑，通水道。与猪瘦肉、鲜荷花、姜片、葱节合用，具有疏表散寒，涤暑化湿的功效。

【调理】暑湿。证见发热恶寒，身重倦怠，头重如裹，苔黄腻等。

【注意事项】内热亢盛，见高热、口干口苦、口渴喜饮、便秘、尿黄者，不宜服用。

二、清 热 类

（一）汤食

1. 苦瓜猪瘦肉汤

【用料】鲜苦瓜150克，猪瘦肉60克。

【做法与用法】鲜苦瓜去瓤和籽，切块，猪瘦肉切片，加清水适量煮汤，加少许食盐调味，即可食用。每日1料。

【说明】鲜苦瓜性寒，味苦，入肺、脾、心经，能清热解毒，解暑止渴。与猪瘦肉合用，具有清心火，滋肾水的功效。

【调理】暑伤心肾。证见心烦躁，消渴欲饮不已，舌质红绛，苔黄燥等。

【注意事项】暑温症，见高热、汗出不退、腹脘痞闷、便溏、苔白腻者，不宜服用。

2．绿豆百合汤

【用料】绿豆300克，鲜百合100克，葱花5克，精盐2克，味精1克。

【做法与用法】将绿豆拣去杂质，洗净。鲜百合掰开鳞瓣，弃去外面老瓣，洗净。在锅内加清水置大火上煮沸，加绿豆、鲜百合再煮沸，撇去浮沫，改用小火，待绿豆至开花，百合瓣破烂时，起锅加入味精、精盐、葱花即可食。每日1料。

【说明】绿豆性寒，味甘，入脾、胃经，能清热解毒，消暑利湿，止渴；鲜百合性微寒，味甘、淡，入肺、心经，能润肺止咳，清心安神。与葱花等合用，具有清暑泄热，益气生津的功效。

【调理】暑温暑入阳明。证见高热心烦，头痛昏晕，面红气粗，口渴汗多，苔黄燥，脉洪数等。

【注意事项】热入营血，见身热夜甚、口渴不欲饮者，不可服用。

3．丝瓜猪瘦肉汤

【用料】丝瓜500克，猪瘦肉150克，油、盐适量。

【做法与用法】丝瓜洗净，切成块状，猪瘦肉切片，放入锅内，加清水3碗，煮约1小时，便可调味饮用。每日1～2料。

【说明】丝瓜性寒，味甘，入脾、胃、肝经，能清暑凉血，清热化痰。与猪瘦肉合用，具有清热化痰，凉血解毒的功效。

【调理】肺热咳嗽。证见发热，咳嗽，痰黄而稠，尿黄，舌质红，苔黄，脉数。

【注意事项】肺寒咳嗽，见痰白而稀、口淡无味、苔白腻者，不可服用。

4．清热荷叶汤

【用料】荷叶3张，柠檬4片，莲子30克，薏苡仁30克，鸡内金10

克，猪瘦肉 120 克。

【做法与用法】将汤料洗净后，加适量清水在锅内煮开，先放猪瘦肉、莲子、柠檬片、薏苡仁和鸡内金，煮 10 分钟后再放荷叶，至猪瘦肉煮熟，调味后即可食用。每日 1 料。

【说明】荷叶性平，味苦、涩，入脾、肾经，能清暑利湿；柠檬性平，味辛、酸，入肺、肝经，能生津止渴；莲子性平，味甘、涩，入脾、胃、肾经，能健脾止泻，养心益肾；薏苡仁性寒，味甘、淡，入脾、胃、肺经，能清利湿热，健脾补肺；鸡内金性微寒，味甘，入脾、胃、膀胱经，能消化水谷。诸药与猪瘦肉合用，具有清暑利湿，止泻的功效。

【调理】暑湿困阻中焦。证见高热烦渴，汗多溺短，胃脘痞满，头重如裹，苔黄腻，脉洪大。

【注意事项】暑入阳明，见高热、大汗、口渴喜饮冷者，不宜服用。

5. 绿豆老鸭汤

【用料】绿豆 150 克，土茯苓 30 克，老鸭 1 只，油、盐酌量。

【做法与用法】将老鸭剖开洗净，去除内脏。将绿豆浸洗干净后连同老鸭、土茯苓一起放入锅内，用清水 5 碗，煮约 4 小时，调味即可。每日 1 料。

【说明】绿豆性寒，味甘，入脾、胃经，能清热解毒，清暑利湿，止渴；土茯苓性平，味甘、淡，入肝、胃经，能利湿解毒，古时为治杨梅疮毒之专药。二味与老鸭肉合用，具有清热解毒，利湿的功效。

【调理】暑湿。证见发热，身热不退，神疲困乏，不思饮食，苔黄腻，脉濡数。

【注意事项】暑热伤津液，见口渴、汗出者，不宜服用。

6. 灯心花苦瓜汤

【用料】苦瓜 250 克，灯心花 10 扎，油、盐酌量。

【做法与用法】苦瓜切开去瓤和籽，洗净后切成块状。与灯心花一起放进锅内，用适量清水煎成汤，调味后便可饮用。每日 1 料。

【说明】苦瓜性寒，味苦，入肺、心、肾经，能清暑清热；灯心花性微寒，味甘、淡，入心、肺、小肠经，能清热利尿，清心除烦。诸物合用，具有清心降火，清暑利尿的功效。

【调理】暑伤心肾。证见心烦，口渴欲饮不已，舌红绛，苔黄燥等。

【注意事项】暑湿，见身热不扬、汗出而身热不退、苔腻者，不可服用。

7. 绿豆理肝汤

【用料】绿豆250克，海带120克，冰糖250克。

【做法与用法】将绿豆洗净，海带泡软后切段。用适量清水，先放绿豆在锅中，以猛火焖煮5分钟，再放入海带，煮熟后加冰糖，待冰糖溶化后即可饮用。每日1料。

【说明】绿豆性寒，味甘，入脾、胃经，能清热解毒，清暑利湿；海带性寒，味苦、咸，入肝、胃、肾经，能软坚散结，清热消痰，利水。与冰糖合用，具有清热解暑，清肝降火的功效。

【调理】暑温、肝火旺。证见头痛目眩，口苦口干，舌质红，苔薄黄，脉弦。亦可用于治疗早期高血压。

【注意事项】脾虚湿困、便溏、口淡无味、神疲乏力者，不可服用。

8. 西瓜排骨汤

【用料】大西瓜中果皮1/5个，猪排骨120克，盐适量。

【做法与用法】西瓜皮洗净，削去翠衣，切块成丁。排骨洗净，加入水8杯，用大火煮沸后，加入切好的西瓜中果皮，再用小火煮10分钟后，加少许盐调味，即可食用。每日1料。

【说明】西瓜皮性凉，味甘，入肺、胃经，能清热解暑，利尿；猪排骨性平，味甘，入脾、胃经，能补阴养血。二味合用，具有清热解暑，止渴利尿的功效。

【调理】暑温，中暑，口舌唇内溃疡。血压高者，可加白木耳一起煮汤食。亦可作女性面部按摩之材料。

【注意事项】脾虚湿困、腹泻、神疲乏力、苔腻者，不可服用。

9. 白菜牛百叶汤

【用料】白菜1 000克，牛百叶500克，生姜6片，麻油适量。

【做法与用法】牛百叶浸透，洗净，切片；生姜，白菜洗净。牛百叶下油锅用生姜爆过，加清水适量，武火煮沸后，加入白菜，文火煲1~2小时，调味供用。每日1料。

【说明】白菜性微寒，味甘，入脾、胃经，能清热生津，除烦利水，是清凉而兼补益之品；牛百叶性平，味甘，入脾、胃经，能补益脾胃。与生姜合用，具有消暑清热，解表和中的功效。

【调理】夏月感冒。证见身热口渴，咳嗽，周身不适，汗出，头目不清，舌质红，苔薄白，脉浮数。

【注意事项】脾胃虚寒、便溏、食少、口淡无味，或肺寒、咳嗽痰白而稀、呕吐者，慎用本汤。

10. 西洋参冬瓜野鸭汤

【用料】野鸭 500 克，西洋参 25 克，冬瓜（连皮）500 克，石斛 60 克，眉豆 90 克，荷梗（鲜）90 克，生姜 3 片，大枣适量。

【做法与用法】西洋参略洗，切片；冬瓜、石斛、眉豆、荷梗、生姜、大枣（去核）洗净；野鸭洗净，去内脏，切块。把全部用料放入开水锅内，武火煮沸后，文火煲 2 小时，调味供用。每日 1 料。

【说明】西洋参性微凉，味甘、微苦，入心、肺、肾经，既能清热生津，又能益气养胃，乃清补之佳品；冬瓜连皮性微寒，味甘、淡，入肺、胃、大肠、小肠经，能清暑生津，除烦止渴；石斛性微寒，味甘，入胃、肾经，能养胃阴，生津液，清热；眉豆性平，味甘，入脾、胃经，既能健脾开胃，又能使汤清香可口；荷梗能清热解暑，散瘀止血，升发清阳。诸物与生姜、大枣合用，具有清暑益气的功效。

【调理】夏月感暑，津气已伤。证见体倦少气，汗多，口渴心烦，脉虚数等。亦可用于治疗肺结核病、糖尿病、高血压病、多尿症等属于暑热伤津耗气见有上症者。

【注意事项】脾胃阳虚、神疲乏力、口淡纳差、便溏，或痰湿内盛、呕吐痰涎者，不宜服用。

11. 粉葛鲮鱼汤

【用料】鲜葛根 500 克，竹叶 20 克，鲜鲮鱼 2 条，生姜 15 克。

【做法与用法】鲜葛根去皮，洗净，切片；竹叶洗净，生姜洗净，切片；鲮鱼去内脏、鳃、鳞，下油锅稍煎香，铲起。鲜葛根、生姜、鲮鱼一齐放入锅内，加清水适量，武火煮沸后，文火煲 1 小时，放入竹叶再煲 30 分钟，调味供食。每日 1 料。

【说明】鲜葛根性凉，味甘、辛，入胃经，既能解肌退热，又能生津止渴，能扩张冠状动脉，降低血管阻力，增加冠状动脉和脑部血流量，并有解痉作用；竹叶性寒，味甘，入肺、胃经，能清热生津；鲮鱼性平，味甘，入脾、胃经，能补益脾胃。诸物与生姜合用，具有清热解暑，生津止渴的功效。

【调理】暑温初起。证见身热汗多，心烦，口渴，背微恶寒，舌红，苔薄白，脉数。

【注意事项】暑入心营，见身热夜甚、烦躁、口渴不欲饮、汗出者，不宜服用。

12. 西瓜皮荷叶海蜇汤

【用料】西瓜皮500克，鲜荷叶60克，鲜海蜇250克，鲜扁豆60克，鲜丝瓜500克，鲜竹叶心15克。

【做法与用法】海蜇、西瓜皮、鲜丝瓜洗净，切块；鲜扁豆、鲜荷叶、鲜竹叶心洗净。把海蜇、西瓜皮、扁豆、荷叶、竹叶心放入开水锅内，武火煮沸后，文火煲1小时，再放入丝瓜，煲沸片刻，调味食。每日1料。

【说明】西瓜皮性微寒，味甘、淡，入肺、肾、膀胱经，能清热解暑，利水祛湿，生津止渴；鲜荷叶性平，味甘、微苦，入脾、肾经，能清热解暑，升发清阳；鲜海蜇性寒，味苦，入肺、胃经，能清热化痰，止咳；鲜丝瓜性寒，味苦，入肺经，能清肺热，解暑。诸物与鲜竹叶心、鲜扁豆合用，具有清热解暑，清肺止咳的功效。

【调理】暑热伤肺之轻证；或暑热病经发汗后，余邪未解者。证见身热口渴不甚，但头目不清，昏眩微胀，汗多，或干咳无痰，咳声清高等。

【注意事项】脾肺虚寒、咳嗽痰多稀白、便溏、神疲乏力者，不宜服用。

13. 黄瓜土茯苓乌梢蛇汤

【用料】黄瓜500克，土茯苓100克，赤小豆60克，乌梢蛇250克，生姜30克，大枣8枚。

【做法与用法】乌梢蛇剥皮，去内脏，放入开水锅内煮熟，取肉去骨。黄瓜洗净，切块；土茯苓、赤小豆、生姜、大枣（去核）洗净，与蛇肉一齐放入锅内，加清水适量，武火煮沸后，文火煲3小时，调味食。每日1料。

【说明】黄瓜性凉，味甘，入膀胱、大肠经，能清火解毒，利水，尤能祛除大肠之湿毒；土茯苓性平，味甘、淡，入肝、胃经，既能利湿导热，又能解中下焦之湿毒；赤小豆性平，味甘，入心、小肠经，能健脾利湿，和血解毒，为滋养性利水消肿药；乌梢蛇性平，味甘、咸，入肝经，能祛风除湿，解毒，其内走脏腑，外彻皮肤，为治癞癣恶疮之要药；生姜、大枣除膻调味。诸物与生姜、大枣合用，具有清热解毒，除湿的功效。

【调理】湿热疮毒，阴痒，淋浊，杨梅疮毒，肠风脏毒，丹毒，带下黄臭以及疥癣，风湿痹证等。

【注意事项】热毒入营血、身热夜甚、神昏谵语、舌红绛者，不可服用。

14. 胡萝卜马蹄竹蔗汤

【用料】胡萝卜250克，马蹄250克，淡竹叶20克，生甘草20克，甘蔗500克。

【做法与用法】各用料洗净，放入锅内，加清水适量，武火煮沸后，文火煲2小时，取汁代茶饮之。每日1料。

【说明】胡萝卜性凉，味甘，入脾、胃经，既能清热解毒，又能健胃消食；马蹄、甘蔗、淡竹叶、生甘草性寒（凉），味甘，既能清热解毒，又能生津止渴。诸物合用，具有清热解毒，生津养阴，和胃消食的功效。

【调理】暑温。证见发热，咳嗽，痰黄而稠，目赤，口渴，尿黄，便秘，舌质红，苔薄黄而干。

【注意事项】暑热炽盛、高热烦躁、喘促、神昏者，不宜服用。

15. 蒲公英二花汤

【用料】蒲公英30克，鲜半边莲90克，鲜白花蛇舌草90克，金银花50克，葱白15克，红糖适量。

【做法与用法】除红糖外，各用料洗净，放入锅内，加清水适量，武火煮沸后，文火煲1小时，取汁溶化红糖，炖服或频频代茶饮。每日1料。

【说明】蒲公英性寒，味甘、苦，入肝、胃经，能清热解毒，消痈散结，乃治乳痈和疔毒疖肿之要药；鲜半边莲、鲜白花蛇舌草、金银花均为苦、寒之品，有良好的清热解毒作用，配蒲公英，既可使其药力快捷强劲，防止并发"走黄"，又可使本汤之味道苦中有甘，甘苦适中。诸物与葱白、红糖合用，具有清热解毒，散结消疔的功效。

【调理】疔疮初起。证见颜面或手足有粟米样小颗粒，红肿而痛，根深坚硬，形如钉丁之状，伴发热，恶寒，舌质红，苔黄薄。

【注意事项】脾虚湿困、体虚神疲者，不可服用。

16. 金银花紫背天葵汤

【用料】金银花60克，紫背天葵20克，淡竹叶20克，鲜荷叶100克，紫苏叶6克，生甘草20克，蜂蜜适量。

【做法与用法】除蜂蜜外，各用料洗净，放入锅内，加清水适量，文火煲30分钟，取汁冲蜂蜜服。每日1料。

【说明】金银花性寒，味甘，入肺、胃、心经，既能散肺经之邪热，又能清解心胃之热毒，故为散热解毒之良药；紫背天葵性寒，味苦，入肺、胃经，能清热解疮毒；淡竹叶、鲜荷叶能清热解暑；紫苏叶能辛温芳香，开泄汗孔，令湿毒从外而泄。诸物与蜂蜜合用，具有清热解毒，祛暑消疮的功效。本汤甘甜清香，是夏天防治疮疖的清凉饮料，对小儿尤为宜。

【调理】暑疖。证见皮肤出现红、肿、热、痛的结节，突起根浅，范围局限，其数目不定，少则几个，多则数十个，2～3日后可以出现黄色脓头，多发于头面部，可伴有全身不适，心烦口苦，便秘尿赤等症。

【注意事项】凡遇皮厚无头之疮疖，按之应指，脓已成而不易穿溃者，或内痈（如肠痈、肺痈）者，不宜服用。

17. 萝卜冰糖汤

【用料】鲜萝卜1 000克，冰糖250克。

【做法与用法】鲜萝卜洗净，压榨取汁，冲调冰糖服。每日1料。

【说明】鲜萝卜性凉，味甘、辛，入肺、脾经，既能清热解毒，生津止渴，又能降气化浊，消滞除胀。与冰糖合用，具有清热解毒，下气消滞的功效。

【调理】人参中毒、煤气（一氧化碳）中毒或饮酒过量。证见身热口渴，头痛眩晕，烦躁不安，胸闷憋气，脘腹胀满，恶心呕逆，气紧喘促，全身出现玫瑰疹者。

【注意事项】人参中毒、煤气中毒或饮酒过量、出现休克昏迷、或呼吸衰竭等危重病证者，不宜再服用。

18. 冬瓜粒杂锦汤

【用料】冬瓜750克，香菇60克，叉烧肉90克，猪瘦肉120克，鲜虾60克，鸡蛋2只，鲜鸡肝1个。

【做法与用法】冬瓜去皮，洗净切粒，香菇用清水浸软，去蒂切粒。猪瘦肉及鸡肝洗净后切粒。鲜虾洗净去壳，视虾的大小，决定是否要切。鸡蛋搅匀待用。放入镬中，大约半镬水便够，先将水烧滚。然后放香菇、冬瓜，滚至将熟时，加入猪瘦肉、叉烧肉、鲜虾肉，最后放鸡肝，跟着倒下鸡蛋便成。每日1料。

【说明】冬瓜性寒，味甘、淡，入脾、胃经，能利水祛湿，通利二便，清肺化痰；香菇性平，味甘，能健脾益胃，滋阴润燥；鲜鸡肝性微温，味甘，入肝、肾经，能滋补肝肾；鲜虾性温，味咸，入肾、脾经，能壮阳通乳，透疹。诸物合用，具有健脾益胃，清热利湿的功效。

【调理】暑温病后。证见神疲乏力，眩晕，手足麻木等。

【注意事项】感冒发热、口苦口干、口渴、尿黄、便秘者，不宜服用。

19. 冬瓜鱼尾汤

【用料】鲩鱼尾200克，冬瓜300克，生姜3片。

【做法与用法】鲩鱼尾起鳞后，用清水洗净，然后用布将鲩鱼尾抹干，再用盐抹过。冬瓜洗净后切块。用盐油起镬，先放入生姜片，转入瓦煲内。加清水6碗。煲滚后，便将冬瓜放入煲内，然后再煲至大滚便可食。每日1料。

【说明】鲩鱼尾性温，味甘，入脾、胃经，能暖胃和中，降压祛痰；冬瓜性寒，味甘、淡，入肺、肾、膀胱经，能利水祛湿，通利二便，清肺化痰。二物合用，具有清暑祛湿，利尿的功效。

【调理】暑温病后体虚。证见神疲乏力，四肢困倦等。

【注意事项】暑温高热、口渴、出汗、便秘、尿黄者，不宜服用。

20. 节瓜鲫鱼汤

【用料】节瓜500克，鲫鱼1条（约500克）。

【做法与用法】节瓜刮皮洗净切块，注水入煲，放节瓜，然后煮煲。鲫鱼去鳞及内脏，洗净，起油镬，将鲫鱼放入镬中，煎至微黄，然后转入煲中。汤煲好后，加盐调味，此时可捞起鱼，淋上花生油（熟油）即可食。每日1料。

【说明】节瓜性寒，味甘、淡，入脾、胃经，能清暑祛湿，利尿；鲫鱼性温，味甘、咸，入脾、胃、肾经，能温中健胃，滋阴补肾，补脑，除恶核肿毒，行水消肿，清热解毒，通脉下乳。二物合用，具有温中健胃，祛湿利尿的功效。

【调理】暑温病后体虚，神疲乏力，眩晕，头痛，口淡等。

【注意事项】暑温病后、阴虚火旺、潮热、口干咽燥者，不宜服用。

21．丝瓜及第汤

【用料】丝瓜250克，猪肝120克，猪腰1个，猪瘦肉120克，葱2条，生姜4片，花生油3茶匙，生抽1茶匙，豆粉少许。

【做法与用法】将丝瓜去角边，洗净切块。猪瘦肉洗净切薄片，用半茶匙花生油捞匀。猪肝、猪腰洗净，切成薄片，用半茶匙花生油捞匀。葱切条。将7碗清水注入煲内，用猛火将水煲滚，水滚后，先将丝瓜和生姜放入煲内，并加2茶匙花生油。待汤滚时，便将猪瘦肉、猪肝、猪腰和葱放入煲内。用猛火煲1分钟左右。汤再滚时，加入盐调味食。每日1料。

【说明】丝瓜性微寒，味甘，入肺、脾经，能清热通络，祛痰止咳；猪肝能补肝，养血，明目；猪腰性寒，味咸，入肾经，能补肾阴止遗精。诸物合用，具有清补肝肾，润燥养血的功效。

【调理】暑温病后体虚。证见头晕眼花，腰痛，遗精，盗汗，手足麻木等。

【注意事项】暑温病后脾虚湿盛、神疲困倦、便溏、纳呆者，不宜服用。

22．丝瓜鱼头豆腐汤

【用料】丝瓜500克，大鱼头2个，豆腐4块，生姜5片。

【做法与用法】将丝瓜去角边，洗净切成三角形。大鱼头洗净斩成块。豆腐用清水洗净待用。将适量的水放入煲内煲滚。水滚时将鱼头和生姜放入煲内，先滚10分钟，然后将豆腐和丝瓜放入煲内。待汤滚起时，再滚5分钟。加盐调味食。每日1料。

【说明】丝瓜性微寒，味甘，入脾、肺经，能清热通络，祛痰；大鱼头性温，味甘，入脾、胃经，能温中益气；豆腐能益气和中，养阴生津，清胃泻火。诸物合用，具有清热泻火，养阴生津的功效。

【调理】暑温。证见发热,口渴,尿黄,便秘,舌质红,苔黄等。

【注意事项】暑温入营、高热、身热夜甚、神昏谵语者,不可服用。

23. 冬瓜荷叶汤

【用料】鲜荷叶2块,冬瓜500克,猪瘦肉200克。

【做法与用法】将鲜荷叶用清水洗净,冬瓜洗净后,连皮切成块状,猪瘦肉洗净后,切成块状。将所有材料弄妥后,一齐放入汤煲内,加6碗清水入煲内,煲2小时即成,加盐调味便可食。每日1料。

【说明】鲜荷叶性平,味苦、涩,入脾、肾经,能清暑利湿,升阳止血;冬瓜性寒,味甘、淡,能利水祛湿,通利二便,清肺化痰。与猪瘦肉合用,具有清暑祛湿,通利小便的功效。

【调理】暑温。证见发热,口渴口干,小便短赤而痛,舌质红,苔黄等。

【注意事项】暑湿困脾、神疲困倦、便溏、呕吐痰涎、口淡无味者,不可服用。

24. 冬瓜头菜汤

【用料】冬瓜500克,头菜3片。

【做法与用法】冬瓜去皮,洗净后切成块状,头菜用清水稍浸。将7碗清水放入煲内,然后放入冬瓜和头菜。放妥材料后,先用猛火将汤水煲至大滚,然后再用中火,大约煲30分钟便成。由于头菜带咸味,煲汤后,汤水已有咸味,所以只需要加入少许盐便可食。每日1料。

【说明】冬瓜性寒,味甘、淡,能利水祛湿,通利二便,清肺化痰;头菜能生津止渴,增加胃酸,开胃消食。二物合用,具有清暑祛湿,生津止渴的功效。

【调理】暑温。证见发热,汗出,口渴,尿黄,舌质红,苔黄。也可做清暑之常用之品。

【注意事项】暑温入阳明、高热、烦渴、大汗出、烦躁者,不宜服用。

（二）粥食

1. 苋菜田鸡粥

【用料】鲜苋菜500克，田鸡3只（约250克），眉豆60克，大蒜100克，粳米60克。

【做法与用法】田鸡剥皮、去内脏；其余各用料洗净。把鲜苋菜放入锅内，加清水适量，文火煲30分钟，去渣取汁，放入粳米、眉豆、大蒜、田鸡煲1小时，调味供食。每日1料。

【说明】鲜苋菜性微寒，味甘，入脾、胃经，既能解毒治痢，通利大便，又能健胃进食，甚宜久痢而大便不畅，胃纳欠佳者；田鸡肉性凉，味甘，入脾、胃经，能滋养脾阴；眉豆性平，味甘，气香，入脾、胃经，能健脾渗湿。诸物与大蒜、粳米合用，具有解毒治痢，健胃进食的功效。

【调理】久痢。证见下痢时发时止，日久未愈，大便夹有黏液或见赤白，日解3~5次不等，腹中隐痛，便后痛减，伴纳呆乏力，倦怠嗜卧，舌质淡，苔白，脉细数。

【注意事项】痢疾虽久，但若仍属湿热俱盛，正邪俱实者，不宜服用。

2. 土茯苓眉豆蟾蜍粥

【用料】土茯苓120克，眉豆60克，蟾蜍2只，粳米100克，生姜3片，大蒜3茎，大枣6枚。

【做法与用法】土茯苓、眉豆、大枣（去核）、大蒜（去衣）、粳米洗净。先将蟾蜍的头、皮、内脏去除干净（蟾蜍的卵、肝、鳃腺及皮脂腺含有毒性物质），然后将蟾蜍肉用清水洗涤，以免毒汁污染其中。把全部用料放入锅内，加清水适量，武火煮沸后，文火煲3小时，调味食。每日1料。

【说明】土茯苓性平，味甘、淡，入脾、胃、膀胱经，能利湿解毒，为治梅毒之专药；蟾蜍肉性温，味甘、辛，有毒，入胃、心经，能解毒消肿，止痛开窍。生姜、大蒜、大枣、眉豆与蟾蜍肉同煲，既可防治其毒性，又可使本汤味道可口。诸味合用，具有清湿毒，消疳疮的功效。

【调理】疳疮。证见阴茎龟头处出现小疱，四周热痛，亮如水晶，逐渐增大，破后糜烂，色呈紫红，并无脓水，四周坚硬突起，形如缺口，患者无痒无痛之感,患者多有不洁性交史。

【注意事项】疳疮晚期,发于眼喉,出现喉破声嘶,眼盲,色盲者,不宜服用本汤。

3. 白虎粥

【用料】石膏 30 克,知母 10~15 克,粳米 100 克,砂糖 5 克。

【做法与用法】将知母洗净,同石膏加水煎汁,约半碗,去渣,再与粳米加适量清水煮成稀粥,粥成调入砂糖。每日分 2~3 次食用,每日 1 料。

【说明】石膏性寒,味甘、辛,入肺、胃经,能清热泻火,除烦止渴,内可清肺胃之火,外可解肌表之热,为治肺胃二经气分实热要药;知母性寒,味苦,入脾、胃、肾经,能上清肺热而泻火,下润肾燥而滋阴,中泻胃火而除烦渴。二味与粳米、红糖合用,具有清热生津的功效。

【调理】热在阳明。证见高热,汗多,面赤心烦,渴喜凉饮,苔黄而燥,脉洪大。

【注意事项】热入营分、身热夜甚、口渴不欲饮、口干咽燥、舌质红干者,不宜服用。

4. 加减白虎粥

【用料】石膏 50 克,党参 30 克,粳米 100 克,砂糖适量。

【做法与用法】党参、石膏先放入砂锅共煎,去渣取汁,与粳米同煮为稀粥,调入砂糖即成。每日分 2~3 次温服,每日 1 料。

【说明】党参性平,味甘,入脾、肺经,能补中益气,为脾肺气虚常用之药;石膏性大寒,味辛、甘,能清热泻火,除烦止渴。二味与粳米、砂糖合用,具有清暑泄热,益气生津的功效。

【调理】暑温暑入阳明,气阴已伤。证见高热,口渴口干,苔黄燥干。

【注意事项】热入营分、身热夜甚、口渴不饮水者,不可服用。

5. 石膏绿豆粥

【用料】石膏 30 克,鲜竹叶 30 片,鲜芦根 100 克,绿豆 30 克,粳米 100 克,砂糖适量。

【做法与用法】将鲜竹叶、鲜芦根洗净后,与石膏共煎取汁,再与绿豆、粳米共煮为稀粥,调入砂糖即可食。每日 1 料。

【说明】石膏性大寒,味甘、辛,能清热泻火,除烦止渴;鲜竹叶性寒,味甘、辛,入心、肺经,能清心除烦;鲜芦根性寒,味甘,入肺、胃、肾经,能清肺胃气分之热。诸物与绿豆、粳米、砂糖合用,具有清暑泄热,益气生津的功效。

【调理】暑温暑入阳明。证见高热,心烦,头痛,面红气粗,口渴汗多,苔黄燥。

【注意事项】暑温入营血、身热夜甚、口干不欲饮水、舌质嫩红者,不可服用。

6. 绿豆粥

【用料】绿豆50克,粳米100克。

【做法与用法】共煮为稀粥食。每日1料。

【说明】绿豆性寒,味甘,入脾、胃经,能清热解毒,清暑利湿。与粳米合用,具有清热祛暑,益气生津的功效。

【调理】暑温暑伤津气。证见身热,心烦,口渴,出汗,神疲肢倦,脉虚无力。

【注意事项】暑温入营分、身热夜甚、神昏谵语者,不可服用。

7. 加味绿豆粥

【用料】绿豆30~60克,薏苡仁30克,杏仁10克,粳米100克。

【做法与用法】共煮为稀粥食。每日1~2次,每日1料。

【说明】绿豆性寒,味甘,入脾、胃经,能清热解毒,消暑利湿;薏苡仁性微寒,味甘、淡,入脾、胃、肺经,能清利湿热,健脾补肺;杏仁性温,味苦,有小毒,入肺、大肠经,能止咳平喘,润肠通便。诸物与粳米合用,具有清热利湿,宣通三焦的功效。

【调理】暑温暑湿弥漫三焦。证见身热面赤,胸闷脘痞,下痢稀水,小便短赤,舌质红赤,苔黄滑。

【注意事项】暑入心营、神昏谵语、身热夜甚者,不可服用。

8. 加味乌梅粥

【用料】乌梅15~30克,人参3~6克(或党参15~30克),粳米100克,冰糖适量。

【做法与用法】先将乌梅与人参(或党参)煎取浓汁去渣,加入粳米煮粥。粥熟后加冰糖少许，稍煮即可。每日1料。

【说明】乌梅性平，味酸、涩，入肝、脾、肺、大肠经，能涩肠止泻，敛肺止咳，固崩止血；人参性微温，味甘、微苦，入肺、脾经，能补气固脱，补脾益肺，生津止渴。二味与粳米、冰糖合用，具有益气生津，生脉固脱的功效。

【调理】暑温津气欲脱。证见汗出不止，身热下降，口渴不止等症。

【注意事项】暑温入阳明、高热、渴喜冷饮、尿黄便秘、舌红、苔黄者，不宜服用。

9. 石膏薏苡仁粥

【用料】生石膏30~60克，薏苡仁30~45克，砂仁5克，粳米100克，砂糖适量。

【做法与用法】先将生石膏加水煎汁，去渣，入薏苡仁、粳米同煮为稀粥，后入砂仁，粥成可调入少量砂糖。每日分2次食用，每日1料。

【说明】生石膏性大寒，味辛、甘，能清热泻火，除烦止渴；薏苡仁性微寒，味甘、淡，能清热利湿，健脾补肺；砂仁性温，味辛，入脾、胃、肾经，能芳香理气，止痛。诸物与粳米、砂糖合用，具有清气化湿的功效。

【调理】暑温暑湿困阻中焦。证见高热烦渴，汗多尿黄，身重如裹，胃脘痞满。

【注意事项】热入营分、身热夜甚、口干不欲饮者，不可服用。

10. 薏苡仁绿豆粥

【用料】薏苡仁50克，绿豆50克，藿香10克，粳米100克。

【做法与用法】薏苡仁、绿豆、粳米淘洗干净后，加清水共煮为稀粥。另将藿香单煎，取少许药汁，在粥熟后加入粥中和匀，再稍煮片刻即可。每日1料。

【说明】薏苡仁性微寒，味甘、淡，能清热利湿，健脾补肺；绿豆性寒，味甘，入脾、胃经，能清热解毒，消暑利湿；藿香性微温，味辛，入肺、脾、胃经，能散邪辟恶，理气化湿，止呕和中，醒脾开胃。诸物与粳米合用，具有清气化湿的功效。

【调理】同"石膏薏苡仁粥"。

【注意事项】同上。

11. 清宫粥

【用料】 莲子心 3 克，竹叶卷心 15 支，连心麦冬 10 克，石膏 30 克，滑石 20 克，粳米 100 克。

【做法与用法】 以上诸药前五味共煎，去渣取汁，再加入粳米，共煮为粥食。每日 1 料。

【说明】 莲子心性寒，味苦，入心经，能清心除热，治温热病身热神昏；竹叶卷心性寒，味辛、甘，入心、肺经，能清心除烦；连心麦冬性微寒，味甘、微苦，入肺、心、胃经，能清肺养阴，益胃生津，清心除烦；石膏性大寒，味辛、甘，能清热泻火，除烦止渴；滑石性寒，味甘，入膀胱、肺、胃经，能利水通淋，清热解暑。诸物与粳米合用，具有清心凉营的功效。

【调理】 伏暑邪在营血。证见发热，日轻夜重，心烦不寐，口干渴不欲饮，小便短赤热痛，舌绛等。

【注意事项】 暑在阳明、高热、口渴喜冷饮、汗出、舌红、苔黄者，不宜服用。

12. 导赤清心粥

【用料】 生地黄汁 50 毫升，连心麦冬 10 克，莲子心 3 克，竹叶卷心 20 支，灯心草 2 支，雪梨 1 个，粳米 100 克，砂糖适量。

【做法与用法】 将连心麦冬、莲子心、竹叶卷心、灯心草洗净后共煎去渣取汁，雪梨去皮和心捣烂取汁。煮粳米，待沸后入生地黄汁、连心麦冬等药汁，后下梨汁，粥成再调入砂糖少许即可，每日 2～3 次服食，每日 1 料。

【说明】 生地黄汁性寒，味甘，入心、肝、肾经，为滋阴凉血之要药，能清热凉血，解渴除烦；灯心草性微寒，味甘、淡，入心、肺、小肠经，能清热利尿，清心除烦；莲子心、竹叶卷心、连心麦冬均能清心除烦；雪梨能养阴生津止渴。诸物与粳米、砂糖合用，具有清心凉营的功效。

【调理】 同"清宫粥"。

【注意事项】 同上。

13. 清营粥

【用料】 生地黄 15～30 克，竹叶卷心 6 克，金银花 30 克，犀角 3 克

(或水牛角6~10克)，粳米100克。

【做法与用法】将生地黄、竹叶卷心、金银花洗净，同入砂锅煎汤，取汁去渣，再入粳米同煮为稀粥。将犀角或水牛角锉成细末，粥熟时调入粥中。每日分2~3次温服，每日1料。

【说明】生地黄性寒，味甘、微苦，入心、肝、肾经，能清热凉血，养阴生津；竹叶卷心能清心火；金银花性寒，味甘，入肺、胃、心经，既能散肺经之邪热，又可解心胃之热毒，故为散热解毒之良药；犀角性寒，味咸、苦，入心、肝、胃经，能入营入血，善清心、肝、胃三经血分实热而凉血解毒，为解散血分热毒之专药。诸药合用，具有清营泄热，兼以透表的功效。

【调理】营分热盛。证见身热，夜间尤甚，烦躁，咽干但不欲饮，舌质红绛，无苔，脉细数。

【注意事项】同"清宫粥"。

14. 化斑粥

【用料】生石膏30~60克，犀角5克（或水牛角30~60克），玄参20克，鲜荷叶半张，绿豆50克，粳米100克。

【做法与用法】先将玄参、鲜荷叶洗净，与石膏加水共煎取汁，再与粳米、绿豆同煮为稀粥。将犀角或水牛角锉成细末，调入粥中。每日分2~3次温服，每日1料。

【说明】生石膏性大寒，味辛、甘，能清热泻火，除烦止渴；犀角性寒，味咸、苦，入心、肝、胃经，能入营入血，善清心、肝、胃三经血分实热而凉血解毒，为解散血分热毒之专药；玄参性寒，味苦、咸，入肾经，能降火解毒；鲜荷叶性平，味苦、涩，入脾、肾经，能清暑利湿，升阳止血。诸药与绿豆、粳米合用，具有清热凉血，解毒的功效。

【调理】热在营血，热盛动血。证见身热，躁扰不安，甚则昏狂，斑疹紫黑，或吐衄便血，舌质红绛，苔黄。

【注意事项】热入营血，但未见动血者；身热、躁扰不安，但未见斑疹者，皆不可服用。

15. 益母草汁粥

【用料】益母草汁10毫升，生地黄汁40毫升，藕汁40毫升，蜂蜜10毫升，生姜汁少许，粳米100克。

【做法与用法】分别将新鲜童子益母草、鲜生地黄、鲜藕和生姜洗净，捣烂绞汁。粳米煮粥，待将熟时，加入上述诸药汁及蜂蜜，共煮成稀粥。每日分2次温服，每日1料。

【说明】益母草汁性微寒，味辛、苦，入肝、心包经，能活血祛瘀；生地黄汁性寒，味甘，入心、肝、肾经，能清热凉血，解渴除烦；藕汁性平，味甘、涩，入肝、肺、胃经，能收涩止血化瘀。诸药与蜂蜜、生姜汁、粳米合用，具有清热凉血，解毒的功效。

【调理】同"化斑粥"。

【注意事项】同上。

16. 菊苗粥

【用料】甘菊新鲜嫩芽或幼苗100克，粳米100克。

【做法与用法】将菊苗洗净，切碎，加盐少许，与粳米同煮为粥。每日1料。

【说明】菊苗性微寒，味甘、苦，入肺、肝、肾经，能清热解毒，平降肝阳，明目。与粳米合用，具有清肝明目，降低血压的功效。

【调理】肝火上炎眩晕。证见眩晕，头痛，心烦不眠，目赤肿痛，羞明流泪，以及高血压、高脂血症。

【注意事项】脾胃素虚、慢性腹泻、饮食减少、神疲乏力、便溏者，不宜服用。

17. 菊花粥

【用料】菊花30克，粳米100克。

【做法与用法】将菊花去蒂，然后磨粉备用。先将粳米煮粥，待粥快熟时，调入菊花末，再稍煮1~2沸即可。每日1料。

【说明】同"菊苗粥"。

【调理】同上。

【注意事项】同上。

(三）饮与茶食

1. 苦瓜茶

【用料】鲜苦瓜1个，绿茶适量。

【做法与用法】将鲜苦瓜上端切开，去瓤，入绿茶，把瓜挂于通风处，阴干后，将外部洗净，擦干，连同茶叶切碎，混匀。每次10克，置保温杯中，以沸水冲泡，盖严温浸30分钟，1日内代茶频频饮用。每日1料。

【说明】鲜苦瓜性寒，味苦，入心、胃经，能清热解毒，解暑；绿茶能清热，生津，止渴，提神醒脑。二味合用，具有清热解毒，清暑生津的功效。

【调理】暑温暑伤津气。证见发热，心烦，口渴，尿黄等。

【注意事项】暑湿困脾、腹脘胀满、神疲乏力、便溏、口淡无味者，不可服用。

2. 乌梅清暑饮

【用料】乌梅15克，石斛10克，莲子心6克，竹叶卷心30支，西瓜翠衣30克，冰糖适量。

【做法与用法】先用清水将各味洗净，石斛入砂锅先煎，后下诸味共煎取汁去渣，调入冰糖令其溶化即可，每日分多次当茶饮。每日1料。

【说明】乌梅性平，味酸、涩，入肝、脾、肺、大肠经，能涩肠止泻，敛肺止咳，固崩止血；石斛性微寒，味甘，入胃、肾经，能生津除虚热；莲子心、竹叶卷心能清心除烦；西瓜翠衣能清暑，生津止渴。诸药与冰糖合用，具有清心火，滋肾水的功效。

【调理】暑伤心肾。证见心热，烦躁，清渴欲饮不已，舌质红绛，苔黄燥。

【注意事项】暑温湿困于脾、腹泻、神疲乏力者，不可服用。

3. 加减三花饮

【用料】丝瓜花20朵，扁豆花20朵，南瓜花5朵，莲子心10克，鲜竹叶卷心30支，鲜荷梗20克，乌梅10克，白糖适量。

【做法与用法】将上述各味用清水洗净，加适量水煎煮，沸后约20分

【做法与用法】将上述各味用清水洗净，加适量水煎煮，沸后约20分钟即可，取汁去渣，调入白糖，当茶饮。每日1料。

【说明】丝瓜花、扁豆花、南瓜花能清暑化湿；莲子心、鲜竹叶卷心能清心火；乌梅能滋肾水。诸药合用，具有清心火，滋肾水的功效。

【调理】同"乌梅清暑饮"。

【注意事项】同上。

4. 加减三石饮

【用料】生石膏15～30克，杏仁20克，通草10克，金银花20克，鲜扁豆花8～10朵，西瓜翠衣30克，冰糖30克。

【做法与用法】以上诸味共煎取汁，每日分数次代茶饮。每日1料。

【说明】生石膏性大寒，味辛、苦，能清热泻火，除烦止渴；杏仁性温，味苦，有小毒，入肺、大肠经，能止咳平喘，润肠通便；通草性寒，味甘、淡，入肺、胃经，能引热下行从小便而出，通气上达而行乳汁；金银花能清热解毒，透表；鲜扁豆花清暑祛湿。诸药合用，具有清热利湿，宣通三焦的功效。

【调理】同"荷叶冬瓜汤"。

【注意事项】同上。

（四）其他食

1. 清暑银耳冻

【用料】银耳15克，鲜荷叶15克，鲜金银花15克，西瓜汁300毫升，鲜扁豆花15克，丝瓜皮15克，鲜竹叶15克，琼脂10克，白糖200克。

【做法与用法】将银耳、鲜荷叶、鲜金银花、鲜扁豆花、丝瓜皮、鲜竹叶、琼脂、白糖入锅，加适量清水，放微火上熬化，再与西瓜汁和匀，盛于碗内，置冰箱中冷凝成冻，取出划成块，即可食用。每日1料。

【说明】银耳性平，味甘、淡，入脾、胃经，能滋阴润肺，益胃生津；琼脂性平，味甘，入脾、胃经，能滋阴润燥；鲜金银花能清热解毒；鲜扁豆花、丝瓜皮能清热祛湿；西瓜汁能清暑生津止渴；鲜竹叶能清热除烦。诸物合用，具有清热祛暑，益气生津的功效。

【调理】暑伤津气。证见身热，心烦，口渴，出汗，神疲乏力等。

【注意事项】暑湿、神疲困倦、便溏、口淡无味、苔黄腻者，不可服用。

2. 蜂蜜金银花露

【用料】金银花 15~30 克，蜂蜜 30 克。

【做法与用法】先煎金银花取汁约 2 杯，放凉后分次与蜂蜜冲匀后代茶频饮。每日 1 料。

【说明】金银花性寒，味甘，入肺、胃、心经，既能散肺经之邪热，又可清解心胃之热毒，为散热解毒之良药。与蜂蜜合用，具有清热解毒，润燥，补中的功效。

【调理】暑温。证见身热，口干，小便短赤，舌质红，苔黄干。

【注意事项】暑湿困脾、身热不退、神疲乏力、便溏、苔腻者，不可服用。

3. 芹菜炒肉丝

【用料】芹菜 200 克，牛肉丝或猪肉丝 120 克，姜、香麻油、太白粉、盐、酱油等适量。

【做法与用法】芹菜摘除叶和根洗净，加少许盐在水中泡 10 分钟。牛（猪）肉洗净切丝，加 1/4 匙香麻油、太白粉及酱油拌匀，放置 5 分钟。姜洗净，去外皮切片。炒锅加一匙油烧热后，加姜片略炒即加入肉丝，快火炒七分熟，先取出；再将芹菜切段，以大火快炒，再倒入肉丝加盐炒熟，即可食用。每日 1 料。

【说明】芹菜性微寒，味甘，入肺、肝、脾、胃经，能清热凉血，降血压，通便，驱风；牛肉能补气血，养五脏。二味合用，具有清热降血压，通便驱风的功效。

【调理】高血压，高胆固醇，身体肥胖，便秘。

【注意事项】脾胃虚寒、神疲乏力、便溏、舌淡红、苔白者，不宜服用。

三、祛湿类

(一) 汤食

1. 冬瓜汤

【用料】冬瓜500克,猪肋骨250克,盐少许。

【做法与用法】猪肋骨洗净,用火烫过,放入汤锅中,加8杯水作成高汤,除去浮油。冬瓜洗净切成块,放入高汤中,用大火煮沸后,改用小火煮10分钟,加少许盐调味,盖上锅盖5分钟后,再取出食用。每日1料。

【说明】冬瓜性寒,味甘,入肺、胃、大肠、小肠经,能清热利湿,利尿消肿,祛暑止渴。与猪肋骨合用,具有清热祛暑,利尿止渴的功效。

【调理】暑热、中暑等。证见发热,口干口渴,舌质红,苔黄,小便不利等。

【注意事项】本汤除了治疗暑热、中暑外,还可作为夏季的清凉饮品。

2. 白瓜咸蛋汤

【用料】白瓜500克,紫菜15克,咸鸭蛋3个,绿豆粉丝60克。

【做法与用法】白瓜去瓤、籽,洗净切片,放入锅内,加清水适量,武火煮沸15分钟;放入咸鸭蛋、绿豆粉丝,稍煮片刻,随即放入紫菜煮沸,调味供食。每日1料。

【说明】白瓜性寒,味甘,入脾、膀胱经,能清暑热,利小便;紫菜性凉,味甘、咸,入肺、脾、肾、膀胱经,能清热、化痰、利尿;绿豆能清热消暑,利小便;咸鸭蛋性凉,味咸,入肺、肾经,能清热化痰。诸物与绿豆粉丝合用,具有清暑利水,清肺化痰的功效。

【调理】暑湿。证见身热口渴,咳嗽痰稠,头重倦怠,小便短赤,苔薄白而腻。

【注意事项】暑温、高热、口渴喜冷饮、汗出、便秘、尿黄、舌质红、苔黄者，不宜服用。

3. 蕹菜车前猪腰汤

【用料】蕹菜 500 克，鲜车前草 60 克，猪腰 250 克。

【做法与用法】鲜车前草去根须，洗净，放入锅内，加清水适量，武火煮 15 分钟，去渣留汁。蕹菜洗净，猪腰切片，放入车前草汁内煮沸片刻即可，调味食用。每日 1 料。

【说明】蕹菜性微寒，味甘，入肺、膀胱经，既能清热解暑，又能利水除湿；鲜车前草性寒，味甘，滑利，入膀胱经，善于利水通淋；猪腰能补肾利水。诸物合用，具有清热解暑，利水除湿，解药石毒的功效。

【调理】感受暑湿。证见身热倦怠，小便短赤，心烦口渴，或下焦湿热之小便淋沥不畅，或砂淋、血淋等。亦可解川乌、草乌、雄黄、毒蘑菇等中毒。

【注意事项】脾肾虚寒、腹泻、口淡无味、饮食减少、苔白腻者，不可服用。

4. 节瓜薏苡仁黄鳝汤

【用料】黄鳝 250 克，节瓜 2 条（约 500 克），薏苡仁 60 克，芡实 30 克，香菇 15 克，生姜 4 片。

【做法与用法】黄鳝洗净，用盐拌擦，清水冲净，放入开水锅内稍煮，捞起过冷；刮净节瓜之青皮，洗净，切成大块；生姜、薏苡仁、香菇、芡实洗净。把全部用料放入开水锅内，武火煮沸后，文火煲 1 小时，调味供食。每日 1 料。

【说明】黄鳝性平，味甘，入脾、肾经，能强筋骨，祛风湿，除湿止挛；节瓜性微寒，味甘、淡，入脾、胃、膀胱经，能清热解暑，利水；薏苡仁性微寒，味甘、淡，既能健脾除湿，又能缓和拘挛；芡实能健脾祛湿止泻，固肾涩精。诸物与香菇、生姜合用，具有清热祛湿，缓和拘挛的功效。

【调理】湿热下注筋骨。证见两脚麻木，手足拘挛，痿软无力，屈伸不利，红肿酸痛，小便短赤；或湿热下注之带下，湿疹等。

【注意事项】痹证属寒湿、关节遇寒加重、口淡、苔白腻者，不可服用。

5. 车前田螺汤

【用料】车前子30克，田螺（连壳）1 000克，大枣10枚。

【做法与用法】先用清水静养田螺1~2日，经常换水以漂去污泥，斩去田螺笃；大枣（去核）洗净。用纱布另包车前子，与大枣、田螺一齐放入锅内，加清水适量，武火煮沸后，文火煲2小时，饮汤吃田螺肉。每日1料。

【说明】车前子性寒，味甘，入脾、膀胱经，能利水通淋；田螺性凉，味甘、咸，入脾、胃、膀胱、肾经，既能滋阴清热，又能利水通淋。二味与大枣合用，具有利水通淋，清热祛湿的功效。

【调理】膀胱湿热。证见小便短赤涩痛，淋沥不尽，甚或癃闭不通，小便胀痛，舌质红，苔白，脉数。

【注意事项】本汤降泄之力较强，孕妇不宜服用。

6. 慈姑螺蛳汤

【用料】慈姑250克，猪苓60克，螺蛳（连壳）1 000克，小茴香10克。

【做法与用法】先用清水静养螺蛳1~2日，经常换水以漂去污泥，斩去螺笃。慈姑去皮，洗净，拍碎。猪苓洗净，与螺蛳、慈姑、小茴香一齐放入锅内，加清水适量，武火煮沸后，文火煲2小时，调味供食。每日1料。

【说明】慈姑性微寒，味甘，入脾、胃经，能清热，利水，通淋，益脾润肺；猪苓性平、偏凉，味甘、淡，能利水祛湿；螺蛳性寒，味甘，入脾、膀胱经，能清热止渴，利尿通淋；小茴香性温，味辛，气芳香，入脾、胃经，能行气利水，和胃。诸物合用，具有清热止渴，利水通淋的功效。

【调理】下焦湿热。证见小便短赤涩痛，淋沥不畅，少腹胀痛，或湿热砂淋，舌质红，苔黄。

【注意事项】本汤利水之力颇强，脾胃虚寒、便溏者及孕妇，不宜服用。

7. 绿豆芽蛤蜊汤

【用料】绿豆芽500克，蛤蜊肉250克，豆腐6块，冬瓜皮1 000克。

【做法与用法】冬瓜皮、蛤蜊肉洗净，放入锅内，加清水适量，武火煮沸后，文火煲 30 分钟。绿豆芽洗净，豆腐下油锅稍煎香，与绿豆芽一齐放入冬瓜皮汤内，煮沸片刻，调味供食。每日 1 料。

【说明】绿豆芽性凉，味甘，入脾、胃、膀胱经，能清热解毒，利水除湿；冬瓜皮性微寒，味甘、淡，能清热解暑，利水消肿；蛤蜊肉性寒，味甘、咸，入脾、胃、肾经，能养阴生津，清热利湿；豆腐既能补益脾胃，又能清热利水。诸物合用，具有清热解暑，利水消肿，减肥的功效。

【调理】感受暑湿或湿热。证见身热，心烦口渴，小便不利，全身浮肿，舌质红，苔白，脉滑。

【注意事项】脾肾虚寒、畏寒肢冷、神疲乏力、便溏、口淡无味者，不可服用。

8. 薏苡仁绿豆汤

【用料】薏苡仁 120 克，绿豆 120 克，砂糖适量。

【做法与用法】将薏苡仁用水浸泡约 3 小时，绿豆用水洗净。煲内盛适量清水，薏苡仁和绿豆一起放入，煮至烂熟后加砂糖搅匀，再煮片刻便可食。每日 1 料。

【说明】薏苡仁性微寒，味甘、淡，入脾、胃、肺经，能清利湿热，健脾补肺。与绿豆、砂糖合用，具有清热利湿，解毒的功效。

【调理】下焦湿热。证见腰痛，尿痛，尿频，尿急，口干口渴，舌质红，苔黄腻，脉滑数。

【注意事项】脾虚湿困、小便混浊、腰痛、神疲乏力者，不可服用。

9. 茵陈蚬肉汤

【用料】茵陈 30 克，蚬肉 15 克，油、盐酌量。

【做法与用法】将茵陈、蚬肉浸洗干净，用适量清水，以慢火煎煮至水分减半，调味后便可饮食。每日 1 料。

【说明】茵陈性微寒，味苦，入脾、胃、肝、胆经，能燥湿清热，利小便，去湿热，利黄疸，为治黄疸之要药。与蚬肉合用，具有清热利湿，退黄的功效。

【调理】急性黄疸型肝炎。证见黄疸发热，口干口苦，尿黄，目黄，食欲不振，食后腹胀，舌质红，苔黄腻，脉弦滑。

【注意事项】寒湿发黄、身黄如烟熏、神疲乏力、便溏者，不可服用。

10. 火炭母猪红汤

【用料】鲜火炭母60克，猪血150克，食盐适量。

【做法与用法】加清水3碗煲汤，煲至1碗，加食盐调味，饮汤食猪血。每日1~2料。

【说明】鲜火炭母性寒，味苦，入胃、大肠经，能清热利湿，止痢；猪血性寒，味咸，入胃、大肠经，能利湿解毒。二味合用，具有清利湿热的功效。

【调理】湿热腹痛。证见腹痛，里急后重，便下脓血赤白黏冻，肛门灼热，尿黄，口渴，舌质红，苔黄腻，脉滑数。

【注意事项】寒湿腹痛、痛喜温、口淡不渴、舌质淡、苔白腻者，不可服用。

11. 鸡骨草田螺汤

【用料】鸡骨草30~60克，田螺250~500克。

【做法与用法】田螺用清水养净，斩去螺笃，入鸡骨草煲汤饮用。每日1~2料。

【说明】鸡骨草性寒，味苦，入脾、胃、膀胱经，能清热祛湿，退黄；田螺性凉，味甘、咸，既能滋阴清热，又能利水通淋。二味合用，具有清热祛湿，利胆的功效。

【调理】湿热腹痛。证见腹痛，恶心呕吐，厌食，口苦口干，尿黄，便秘，舌质红，苔黄腻，脉弦数。

【注意事项】寒湿困脾、腹泻、口淡无味、四肢倦怠者，不可服用。

12. 凤尾薏苡仁汤

【用料】凤尾草30克（鲜品60克），薏苡仁20克，猪小肚250克。

【做法与用法】取第二次淘米水3碗，放入以上三味煎至1碗，加食盐少许调味，饮食。每日1~2料。

【说明】凤尾草性寒，味苦，入脾、膀胱经，能清热利湿，解毒通淋；薏苡仁性微寒，味甘、淡，入脾、胃、肺经，能清利湿热，健脾补肺；猪小肚性平，味甘、咸，入肾、膀胱经，能补脾利湿。三味合用，具有清利湿热，解毒通淋的功效。

【调理】膀胱湿热。证见尿频、尿急、尿痛，腰痛，口干口苦，舌质红，苔黄腻。

【注意事项】膀胱虚寒、尿淋沥不尽、腰痛、神疲乏力、舌质淡者，不可服用。

13. 车前草猪小肚汤

【用料】车前草30克（鲜品60～90克），猪小肚200克。

【做法与用法】将猪小肚洗净切块，与车前草煲汤，饮汤食猪小肚。每日1料。

【说明】车前草性寒，味甘，入肝、肾、小肠、肺经，能清热利尿，渗湿止泻，清肝明目，止咳化痰；猪小肚性平，味甘、咸，入肾、膀胱经，能补脾利湿。二味合用，具有清热利湿的功效。

【调理】同"凤尾薏苡仁汤"。

【注意事项】同上。

14. 赤小豆冬瓜生鱼汤

【用料】赤小豆60克，生鱼1条（100～150克），冬瓜500克，葱头5枚。

【做法与用法】将生鱼去鳞和内脏，冬瓜连皮切成小块，入赤小豆、葱头同煲汤，饮汤食鱼肉。每日1料。

【说明】赤小豆性微寒，味甘，入心、小肠经，能利水消肿，利湿退黄，清热解毒；生鱼性寒，味甘，入大肠、小肠、肺经，能清热补虚，消肿利尿；冬瓜能利水祛湿，通利二便，清肺化痰。诸物与葱头合用，具有清热解毒，利水消肿的功效。

【调理】湿热水肿。证见头面肢体，甚至全身浮肿，尿黄，咽喉红肿痛，舌质红，苔黄腻，脉滑数。

【注意事项】脾胃阳虚，四肢水肿，以腰以下为甚，神疲乏力，四肢不温者，不可服用。

15. 茵陈绿豆汤

【用料】茵陈120克，绿豆120克，田鸡肉250克。

【做法与用法】先用水煎茵陈，当水耗去一半时，将药液滤出，再用药液煮绿豆、田鸡肉，煮熟后当饭吃。每日1料。

【说明】茵陈性微寒，味苦，入脾、胃、肝、胆经，能祛湿热，利黄疸，为治黄疸之要药；田鸡肉性凉，味甘，入脾、胃经，能滋养脾阴。二味与绿豆合用，具有清热利湿，退黄的功效。

【调理】黄疸。证见巩膜黄，胁痛腹胀，倦怠无力，尿黄，便秘，舌质红，苔黄腻，脉弦滑。

【注意事项】寒湿困脾、身黄如烟熏、神疲乏力、苔白腻者，不可服用。

16. 齿苋菜头猪大肠汤

【用料】鲜齿苋菜头 100～120 克，猪大肠 150～200 克。

【做法与用法】将鲜齿苋菜头洗净，猪大肠切小块，加清水 3 碗，煮 2 小时以上，留 1 碗，饮汤吃猪大肠。每日 1 料。

【说明】鲜齿苋菜头性寒，味酸，入心、大肠经，能凉血解毒，清肠治痢，止血。与猪大肠合用，具有清热利湿，通便止血的功效。

【调理】痔疮。证见大便有血，腹胀，恶心呕吐，舌质红，苔黄腻，脉弦滑。

【注意事项】脾虚不统血、面色苍白、神疲乏力、气短懒言、大便有淡红血者，不可服用。

17. 车前滑石冰糖汤

【用料】鲜车前草 60 克，滑石 90 克，马蹄粉 30 克，冰糖适量。

【做法与用法】取清水约 20 毫升，溶化马蹄粉及冰糖。鲜车前草洗净，与滑石一齐放入锅内，加清水约 2 000 毫升，武火煮沸 15 分钟，取汁倾入已溶化的马蹄粉、冰糖内，搅匀食。每日 1～2 料。

【说明】鲜车前草性寒，味甘，入膀胱经，能利水通淋；滑石性寒，味甘、淡，既能利窍，清热解暑，又能利水通淋；马蹄粉性微寒，味甘，入肺、胃经，能清热生津。诸物与冰糖合用，具有清热解暑，利水通淋的功效。

【调理】暑湿。证见身热汗多，心烦口渴，小便短赤，舌质红，苔白薄，或下焦湿热之小便涩痛，淋沥不畅，少腹胀满。

【注意事项】脾虚、热病伤津者及孕妇，不可服用。

18. 荞麦白果竹丝鸡汤

【用料】荞麦 100 克，白果 10 个，竹丝鸡肉 500 克，芡实 60 克，车前子30克，生姜3片，大枣适量。

【做法与用法】荞麦、芡实、车前子（另布包）、生姜、大枣（去核）洗净；白果去壳取肉；鸡肉洗净，切块。把全部用料放入锅内，加清水适量，武火煮沸后，文火煲3小时，调味食用。每日1料。

【说明】荞麦性凉，味甘，入脾、胃经，能健脾消积，除湿清热；白果性平，味甘、苦，有小毒，入肺经，能涩敛苦降，上能敛肺气，平痰喘，下能止带浊，缩小便；芡实性平，味甘、涩，入脾、肾经，既能扶脾气祛湿邪以止泻痢，又能益精以固下元；车前子性寒，味甘，入膀胱、肾经，善于利水通淋；竹丝鸡肉性平，味甘，入脾、胃、肾经，能补脾肾，清虚热。诸物合用，具有清热祛湿，健脾止带的功效。

【调理】脾虚湿热带下。证见带下连绵不断，黏稠量多，色白兼黄，其气腥臭，头眩身重，纳呆乏力等。

【注意事项】湿热俱盛之带下黄稠腥臭、发热口渴者，不可服用。

19. 薤白三七鸡肉汤

【用料】薤白60克，三七12克，鸡肉（连骨）500克，陈皮6克，生姜3片，大枣6枚，米酒适量。

【做法与用法】三七洗净，打碎成小粒状；鸡肉洗净，切块；陈皮水浸洗净；薤白除去根须，洗净；生姜、大枣（去核）洗净。把三七、鸡肉、陈皮、生姜、大枣放入开水锅内，武火煮沸后，文火煲2小时，放入薤白再煮沸片刻，调味，放入米酒搅匀食。每日1料。

【说明】薤白性温，味辛、微苦，入肺、胃、大肠经，能通阳，散阴，为治胸痹刺痛的要药；陈皮性温，味辛，气芳香，入脾、胃经，既能燥湿化痰，又能健脾和胃；三七性微温，味甘、微苦，入肝、胃经，能散瘀和血，消肿止痛；米酒能行气血，行气通阳。诸物与鸡肉、生姜、大枣合用，具有行气消滞，通阳散结的功效。

【调理】痰湿瘀血凝滞胸部之胸痹证。证见胸部隐痛，或胁肋不适，喉中有痰，倦怠乏力等。

【注意事项】痰热壅肺、咳嗽痰黄、咽痛、胸痛、口苦口干、尿黄、舌质红、苔白者，不可服用。

20. 白玉猪小肚汤

【用料】猪小肚500克，白茅根60克，玉米须60克，大枣10枚。

【做法与用法】猪小肚去净肥脂，切开，用盐、生粉拌擦，用水冲洗，放入开水锅内煮15分钟，取出在冷水中冲洗；白茅根、玉米须、大枣（去核）洗净。把全部用料放入开水锅内，武火煮沸后，文火煲3小时，调味供食。每日1料。

【说明】猪小肚性凉，味甘、淡，入膀胱、肾经，能补肾，缩尿；白茅根性寒，味甘，入肺、心、胃、膀胱经，能清热凉血，止血，泻火降逆，生津止渴，利尿通淋；玉米须性平，味甘、淡，入心、小肠经，能利尿渗湿消肿，退黄。诸物与大枣合用，具有清热祛湿，利水消肿的功效。

【调理】水肿（阳水）。证见头面四肢浮肿，小便短少，体重而困倦；或湿热黄疸，身目黄色鲜明，小便黄短，口渴，身重等。

【注意事项】阴水（脾肾阳虚者）、阴黄（脾阳虚者）、虚黄者，不可服用。

21. 竹笋西瓜皮鲤鱼汤

【用料】鲤鱼1条（约750克），鲜竹笋500克，西瓜皮500克，眉豆60克，生姜3片，大枣6枚。

【做法与用法】鲜竹笋削去硬壳，再削老皮，切片，水浸1日；鲤鱼去鳃、内脏（不去鳞），洗净；眉豆、西瓜皮、生姜、大枣（去核）洗净。把全部用料放入开水锅内，武火煮沸后，文火煲2小时，调味食。每日1料。

【说明】鲜竹笋性凉，味甘、微苦，入肺、大肠经，能开膈消痰，通利二便，使痰湿秽浊之物从大小便排出；眉豆、鲤鱼既能健脾利水，又能使汤味清香可口。诸物与西瓜皮、生姜、大枣合用，具有祛湿降浊，健脾利水的功效。

【调理】湿脚气。证见足胫浮肿麻木，沉重无力，身重困倦，小便短少，大便不畅等。

【注意事项】脾胃虚寒、胃纳差、食而不化、脘腹胀满、便溏者，不可服用。

22. 桑白皮赤小豆鲫鱼汤

【用料】鲜桑白皮60克，赤小豆90克，鲫鱼2条（约300克），生姜皮6克，陈皮6克。

【做法与用法】鲫鱼去鳞、肠杂，洗净；鲜桑白皮、赤小豆、生姜皮、陈皮洗净。把全部用料放入锅内，加清水适量，武火煮沸后，文火煲2小时，调味食。每日1料。

【说明】鲜桑白皮性寒，味甘，入肺经，能行肺中痰水而利小便和清肺中之火，为泻肺行水之品；赤小豆性平，味甘，入心、小肠经，能通利水道，利水消肿，利湿退黄，清热解毒。与鲫鱼、生姜皮、陈皮合用，具有清热利水，疏风消肿的功效。

【调理】风水证。证见眼睑浮肿，继则四肢及全身皆肿，肢节沉重，伴恶风发热，咳嗽而喘，小便短少，舌质红，苔薄白，脉浮数。

【注意事项】脾肾阳虚水肿，腰痛，以腰以下肿甚，神疲乏力，苔白滑者，不可服用。

（二）粥食

1. 冬瓜粥

【用料】新鲜连皮冬瓜80～100克，粳米50～100克。

【做法与用法】先将冬瓜洗净，切成小块，同粳米同煮为稀粥，随意食用。每日1料。

【说明】冬瓜性寒，味甘、淡，入脾、胃、膀胱经，能利水祛湿，通利二便，清肺化痰。与粳米合用，具有清热利湿的功效。

【调理】暑湿证。证见身热不扬，神疲乏力，口淡不渴，苔白腻。

【注意事项】暑入阳明、高热、汗出、烦躁、神昏者，加服清热解毒解暑之品，如石膏、知母、西瓜汁等。

2. 加味薏苡仁绿豆粥

【用料】薏苡仁30克，绿豆30克，藿香10克，扁豆30克，陈皮10克，粳米100克。

【做法与用法】薏苡仁、绿豆、扁豆、粳米淘洗干净后，加清水共煮为稀粥。另将藿香、陈皮共煎，取少许药汁，在粥熟后加入粥中和匀，再稍煮片刻即可食。每日1料。

【说明】薏苡仁性微寒，味甘、淡，入脾、胃、肺经，能利湿热，健脾补肺；藿香芳香化湿，和中止呕；扁豆性微温，味甘，入脾、胃经，能补脾化湿。诸物与绿豆、陈皮、粳米合用，具有清热消气化湿的功效。

【调理】暑温暑湿困阻中焦。证见高热烦渴，汗多，身重如裹，胃脘痞满，便溏。

【注意事项】暑入心营、身热夜甚、神昏谵语、舌质红绛者，不可服用。

3. 石膏滑石粥

【用料】生石膏50克，滑石20克，鲜芦根2根，鲜荷叶1张，西瓜汁50毫升，粳米60克，白砂糖适量。

【做法与用法】先将生石膏、滑石（布包）、鲜芦根、鲜荷叶放入砂锅，加适量清水共煎，取汁去渣，再加入粳米煮为稀粥，粥成后加入西瓜汁和砂糖。每日分2~3次服食，每日1料。

【说明】生石膏性大寒，味甘、辛，入肺、胃经，能清热泻火，除烦止渴；滑石性寒，味甘，入膀胱、肺、胃经，能利水通淋，清热解暑，为夏日常用之品；鲜芦根能清热，生津止渴；鲜荷叶能清暑祛湿。诸物与粳米、西瓜汁、白砂糖合用，具有清热祛湿的功效。

【调理】湿温。证见高热不退，或汗出而热不退，面红，口渴欲饮，身重脘痞，苔黄腻，脉滑数。

【注意事项】脾虚湿困、身疲乏力、便溏、尿清者，不可服用。

4. 绿豆薏苡仁粥

【用料】绿豆30克，薏苡仁30克，生石膏30克，粳米100克。

【做法与用法】先将生石膏放入砂锅加水煎汁，另将绿豆用温水泡胀，取生石膏汁加入绿豆、薏苡仁、粳米同煮为稀粥，沸后用小火缓煮而成。每日分2~3次食，每日1料。

【说明】同"石膏滑石粥"。

【调理】同上。

【注意事项】同上。

5. 薏苡仁粥

【用料】薏苡仁50克，天冬20克，粳米100克。

【做法与用法】薏苡仁用水洗净，泡1~2小时；天冬用水洗净，略泡一下，用刀子纵切，除去其心。薏苡仁、天冬加8杯水，一起用大火煮沸后，改用小火煮至薏苡仁软化，再加粳米一起煮至糊状食。每日1料。

【说明】薏苡仁性微寒,味甘、淡,入脾、胃、肺经,能清利湿热,健脾补肺;天冬性大寒,味甘、苦,入肺、肾经,能清肺火,滋肾阴,润燥滑肠。二味与粳米合用,具有清热祛湿,养阴润燥的功效。

【调理】湿温,皮肤瘙痒症。

【注意事项】暑温、身热不退、口苦口干、尿黄、便秘者,不可服用。

6. 清热祛湿粥

【用料】赤小豆30克,白扁豆30克,薏苡仁30克,芡实20克,川草薢10克,赤茯苓20克,木棉花20克,灯心花10克,粳米100克。

【做法与用法】将川草薢、赤茯苓、木棉花、灯心花洗净,加水煎至2碗,去渣取汁,加入赤小豆、白扁豆、薏苡仁、芡实、粳米煮粥食。每日1料。

【说明】川草薢性平,味苦,入肾、胃经,能利湿祛浊,祛风除痹;赤茯苓味甘、淡,入脾、胃、肾经,能渗利湿热;灯心花性微寒,味甘、淡,入肺、心、小肠经,能清热利尿,清心除烦;木棉花性平,味甘、淡,入脾、胃经,能清热祛湿;赤小豆能清热解毒;白扁豆、薏苡仁能健脾祛湿;芡实能健脾祛湿止泻,固肾涩精。诸物与粳米合用,具有清热祛湿,利水固涩的功效。

【调理】因暑热而引起的小便不利,胃滞不适等症。

【注意事项】脾肾阳虚、浮肿、小便不利、五更腹泻、神疲肢冷者,不可服用。

7. 扁豆花粥

【用料】白扁豆花10~15克,粳米60克。

【做法与用法】先把粳米兑水煮成稀粥,待粥将熟时放入白扁豆花,改用慢火,稍煮片刻即可食。每日1料。

【说明】白扁豆花性平,味甘,气芳香,入脾、胃经,能清暑化湿。与粳米合用,具有健脾和胃,清暑化湿的功效。

【调理】夏季感受暑湿。证见发热,心烦,胸闷,吐泻及赤白带下。

【注意事项】本粥对暑湿轻证有效,若暑湿重,见发热不退、头重如裹者,必须加用其他清热祛湿药。

8. 萆薢金银花粥

【用料】萆薢 30 克，金银花 30 克，绿豆 50 克，粳米 100 克，白砂糖适量。

【做法与用法】先将前二味洗净水煎，药汁和绿豆、粳米共煮粥，加白砂糖适量调味。每日 1 料，连服 3～5 日。

【说明】萆薢性平，味苦，入肾、胃经，能利湿祛浊，祛风除痹；金银花性寒，味甘，入胃、心经，既能散肺经邪热，又能清心胃之热毒，故为清热解毒之良药。二味与绿豆、粳米、白砂糖合用，具有清热解毒，除湿止带的功效。

【调理】湿热带下。证见带下如米泔，臭秽，阴部瘙痒，小便短赤，口苦咽干，舌质红，苔黄，脉数。

【注意事项】寒湿带下、少腹冷痛、白带清稀、无臭、苔白腻者，不可服用。

9. 赤小豆粥

【用料】赤小豆 50 克，粳米 150 克，食盐、味精各少量。

【做法与用法】将赤小豆、粳米淘洗干净，放入锅内加水适量，置武火上烧开后，改用文火熬成粥，粥成调入少许食盐、味精食用。每日 1 料。

【说明】赤小豆性微寒，味甘，入心、小肠经，能利水消肿，利湿退黄，清热解毒。与粳米等合用，具有健脾祛湿，利水消肿的功效。

【调理】水肿。证见全身水肿，按之深陷，小便少，身体重倦，胸闷纳呆，恶心，苔白腻，脉沉缓。

【注意事项】脾肾阳虚水肿，全身水肿，腰以下为甚，四肢冷，腹泻者，不可服用。

10. 滑石粥

【用料】滑石 50 克，瞿麦 20 克，粳米 100 克。

【做法与用法】先把滑石用布包扎，然后与瞿麦同入砂锅煎汁，取汁去渣，入粳米煮为稀粥食。每日 1 料。

【说明】滑石性寒，味甘，入膀胱、肺、胃经，能利水通淋，清热解暑；瞿麦性寒，味苦，入心、小肠经，能清心火，利水便，去湿热。二味与粳米合用，具有清热解暑，通利小便的功效。

【调理】淋证。证见小便不畅，尿频尿急，淋沥热痛，舌质红等。

【注意事项】肾阳虚之淋证、小便淋沥不尽、腰痛、舌质淡者，不可服用。

11. 车前草粥

【用料】鲜车前草叶 100 克，葱白 1 茎，粳米 100 克。

【做法与用法】将鲜车前草叶洗净，切碎，同葱白煮汁后去渣，然后放入粳米煮粥吃。每日 1 料。

【说明】鲜车前草性寒，味甘，入肝、肾、小肠、肺经，能清热利尿，渗湿止泻，清肝明目，止咳化痰。与葱白、粳米合用，具有清热利尿，明目祛痰的功效。

【调理】淋证。证见小便不通，淋沥涩痛，尿血，水肿；或肠炎泻痢，黄疸，目赤肿痛，咳嗽痰多。

【注意事项】患有遗精、遗尿的病人，不宜服用。

12. 萹蓄粥

【用料】萹蓄 30 克（或鲜品 50 克），粳米 60 克。

【做法与用法】萹蓄先煎取汁，去渣，后入粳米煮粥食。每日 1 料。

【说明】萹蓄性平，味苦，入胃、膀胱经，能除膀胱湿热而利尿通淋。与粳米合用，具有利水通淋，杀虫止痒的功效。

【调理】湿热下注，小便淋痛；虫积腹痛，皮肤湿疹，阴部瘙痒等。

【注意事项】寒湿、小便淋沥不尽、头晕目花、心悸者，不可食用。

13. 金钱草粥

【用料】鲜金钱草 100 克（或干品 30 克），粳米 50 克，冰糖适量。

【做法与用法】将鲜金钱草洗净切细，先煎取汁，去渣，后入粳米、冰糖同煮为稀粥食。每日 1 料。

【说明】鲜金钱草性微寒，味甘、咸，入肝、胆、肾、膀胱经，能利水通淋，排石止痛，去湿热，退黄疸，清热消肿。与粳米、冰糖合用，具有通淋排石，利胆退黄的功效。

【调理】湿热黄疸，胁痛，石淋，砂淋等。

【注意事项】寒湿阴黄、面色黧黑、神疲乏力、便溏者，不可食用。

14. 葫芦粥

【用料】陈葫芦粉15克，粳米50克，冰糖适量。

【做法与用法】先把陈葫芦粉烧存性后研末。同粳米、冰糖同入砂锅内，煮粥食。每日1料。

【说明】陈葫芦性寒，味甘，入脾、胃、膀胱经，能清热利湿，消肿。与粳米、冰糖合用，具有利水消肿的功效。

【调理】水肿，膨胀，小便不利，脚气水肿等。

【注意事项】陈葫芦以消皮肤水肿见长，故对心性水肿及脚气水肿尤宜。用鲜葫芦无效。

15. 木瓜粥

【用料】鲜木瓜1个（干木瓜片20克），粳米100克，砂糖少许。

【做法与用法】鲜木瓜1个剖切四半（干木瓜片），加水煎汁，去渣，入粳米、砂糖，再入水，同煮成稀粥食。每日1料。

【说明】木瓜性温，味酸，入肝、脾经，能平肝舒筋，和中去湿。与粳米、砂糖合用，具有舒筋活络，和胃化湿的功效。

【调理】夏令暑湿，吐泻并作，小腿转筋，筋脉拘挛，脚气浮肿，风寒湿痹等。

【注意事项】风热湿痹、发热、口干口苦、关节红肿热痛者，不可食用。

16. 冬瓜薏苡仁绿豆粥

【用料】冬瓜500克，薏苡仁50克，绿豆50克，鲜荷叶1张，藿香叶9克，粳米100克。

【做法与用法】上述各味用清水洗净，冬瓜切成小块，与薏苡仁、绿豆、粳米同煮成稀粥，粥将熟入鲜荷叶。另将藿香叶煎汁，取汁适量，再入粥中，稍煮即成，佐食或随意食。每日1料。

【说明】冬瓜性寒，味甘、淡，入脾、膀胱、肺经，能利水祛湿，通利二便，清肺化痰；薏苡仁性微寒，味甘、淡，入脾、胃、膀胱经，能清热利湿；藿香叶能芳香解表，祛湿止呕；鲜荷叶能清暑祛湿。诸物与绿豆、粳米合用，具有清暑祛湿，化浊的功效。

【调理】暑秽。证见猝然闷乱烦躁，头痛而胀，胸脘痞闷，发热有汗等。

【注意事项】暑入阳明、身热、口渴、便秘、尿黄、舌红、苔黄干者，不可食用。

(三) 饮与茶食

1. 芦根薏苡仁饮

【用料】鲜芦根50克，薏苡仁30克，鲜竹叶20克，白通草6克，厚朴花6克，扁豆花6克，冰糖20克。

【做法与用法】先将鲜芦根、薏苡仁、鲜竹叶、白通草同煮，待沸后再加入厚朴花、扁豆花，去渣取汁，入冰糖溶化，随量饮用。每日1料。

【说明】鲜芦根性寒，味甘，入肺、胃、肾经，既能清肺胃气分之热，又能清胃热，止呕哕，还能清肺热，利小便；薏苡仁能清热健脾祛湿；鲜竹叶能清热利尿；白通草、厚朴花、扁豆花均能祛湿。诸物与冰糖合用，具有清热化湿的功效。

【调理】同"生芦根粥"。

【注意事项】同上。

2. 玉米须饮

【用料】玉米须30克（或鲜玉米须60克）。

【做法与用法】玉米须放砂锅内，加水400毫升，煎煮至约150毫升，滤取汁后，加水再煎取汁150毫升，两次混匀即可饮。每日1料。

【说明】玉米须性平，味甘，入心、小肠经。本饮品甘淡渗泄，功专利尿渗湿消肿，还可退黄。

【调理】水肿，小便不利，黄疸，尿黄，口干口苦等。

【注意事项】脾肾阳虚、遗精、遗尿者，不可饮用。

3. 豆芽白糖饮

【用料】绿豆芽500克，白糖适量。

【做法与用法】取绿豆芽绞汁，加白糖搅匀，每次100~150毫升，每日2~3次。

【说明】绿豆芽性寒，味甘，入脾、胃、膀胱经，能清热解毒，祛湿。

与白糖合用,具有清热解毒,祛湿的功效。

【调理】热淋。证见小便频数短涩,滴沥刺痛,小腹拘急,口干,舌质红,苔黄等。

【注意事项】劳淋、神疲乏力、劳累加重、腰痛、小便如膏者,不可饮用。

4. 芥菜冬瓜皮茶

【用料】芥菜1 000克,冬瓜皮100克。

【做法与用法】取芥菜洗净切片,同冬瓜皮加水适量同煮,煎约20分钟,取汁饮。每次饮200~300毫升,每日4~5次,每日1料。

【说明】芥菜性寒,味苦,入脾、胃、心经,能清热解毒,祛湿;冬瓜皮能利水祛湿,通利二便,清肺化痰。二味合用,具有清热祛湿,通淋利小便的功效。

【调理】热淋。证见小便热痛,尿频、尿急,腰痛,舌质红,苔黄等。

【注意事项】同"豆芽白糖饮"。

5. 玉米车前饮

【用料】玉米须15克(或鲜玉米须60克),车前草15克,冰糖适量。

【做法与用法】取玉米须、车前草加水400毫升,煎煮至150毫升,过滤取汁,加水再煎取汁150毫升,两次药汁混匀加冰糖后饮。每日1料。

【说明】玉米须性平,味甘,入心、小肠经,能利尿渗湿消肿。与车前草、冰糖合用,具有利尿消肿的功效。

【调理】水肿。证见眼睑浮肿,晨起为甚,发热,尿少,舌质红等。

【注意事项】脾肾阳虚之阴水,水肿以腰以下为甚且久而不愈、腰痛、神疲者,不可饮用。

(四)其他食

1. 萝卜饼

【用料】白萝卜250克,面粉250克,猪瘦肉100克,生姜3片,葱2茎,食盐、食油、菜油各适量。

【做法与用法】将白萝卜洗净,切(或刮)成细丝,用菜油(或豆油)炒至五成熟时,起锅待用;将猪瘦肉绞成细末,加生姜、葱、食盐调成白萝卜馅子;将面粉加水适量,和成面团,软硬度与饺子皮相似,分成若干小团;将面团杆成薄片,将白萝卜馅填入,制成夹心小饼,放入油锅内,烙熟即成。酌情少量缓缓食用,以达醒胃助食为度。

【说明】白萝卜性寒,味甘,入脾、胃经,能清气化湿,消食。与猪瘦肉、生姜、葱等合用,具有清气化湿的功效。

【调理】同"山楂绿豆汤"。

【注意事项】同上。

2. 泽泻茯苓鸡

【用料】母鸡1只(约500克),泽泻25克,茯苓60克,黄酒适量。

【做法与用法】母鸡宰杀后去毛和内脏,洗净,将泽泻、茯苓洗净,与黄酒2匙同放入鸡腹内,再将鸡放盆中,置笼内,旺火蒸3~4小时,去茯苓、泽泻,即可食。每日1料。

【说明】泽泻性寒,味甘、淡,入肾、膀胱经,既能泄肾经之虚火,又能除膀胱之湿热,故为利水渗湿泻热之品;茯苓性平,味甘、淡,入心、脾、胃、肺、肾经,能利水祛湿,补脾益胃,宁心安神;母鸡肉能温中益气,补精充髓。三味与黄酒合用,具有健脾祛湿,利水消肿的功效。

【调理】肝硬化腹水。证见腹胀,消瘦,饮食减少,小便短少或小便不通。

【注意事项】湿热盛、发热、尿少、尿急、尿痛者,不可服用。

四、补 益 类

(一)汤食

1. 银耳莲子汤

【用料】银耳15克,新鲜莲子250克,冰糖120克。

【做法与用法】银耳用水洗净，浸泡冷水中一夜，除去杂物后，放入深锅中加8分水，用大火煮沸后，再加入洗净除心的莲子，用小火煮至银耳熟透，加入冰糖，即可饮食。每日1料。

【说明】银耳性平，味甘、淡，入肺、脾、胃、肾经，能滋阴润肺，益胃生津；莲子能健脾止泻，益肾固精，养心宁神。二味与冰糖合用，具有清热滋补的功效。

【调理】高血压病。亦可作为夏季清凉补剂。

【注意事项】肝阳上亢型高血压、面红耳赤、口干口苦、心烦易怒者，不可服用。

2. 清补凉汤

【用料】猪瘦肉250克，山药30克，薏苡仁30克，玉竹10克，芡实20克，百合20克，莲子20克。

【做法与用法】将用料洗净，猪瘦肉切成细块。清水6碗，与用料一起放进锅内，煮约2小时，加少许盐调味便可服。每日1料。

【说明】山药性平，味甘，入脾、肺、肾经，既能补气，又能养阴，为平补脾、肺、肾经之药；玉竹性平，味甘，入肺、胃经，能补阴润燥，生津止渴；百合性微寒，味甘、淡，入肺、心经，能润肺止咳，清心安神；薏苡仁能健脾祛湿；莲子能补脾止泻，养心安神。诸物合用，具有清凉散热，滋阴补液的功效。

【调理】暑温病后身体虚弱者，老幼皆宜。亦可作清补凉食物，全家饮用。

【注意事项】暑湿仍见发热、朝轻暮重、口苦口干、苔腻者，不可服用。

3. 冬瓜生鱼汤

【用料】生鱼1条（约250克），冬瓜500克，红豆60克，葱头5粒。

【做法与用法】将生鱼剖开，去鳞和肠脏，洗净；冬瓜连皮切成块状，葱头拍碎连生鱼和红豆一起放入锅内；用水4碗，煮至生鱼烂熟，加油、盐调味食。每日1料。

【说明】生鱼性寒，味甘，入大肠、小肠、肺经，能消肿利尿，清热补虚；冬瓜能利水祛湿，通利二便，清肺化痰。诸物与红豆、葱头合用，具有清热解暑，利尿消肿的功效。

【调理】暑温湿胜阳微。证见形寒神疲，面浮肢肿，小便短少，舌质淡红，苔白。

【注意事项】暑温热盛、口苦口干、尿黄、舌红苔黄者，不可服用。

4. 莲子龙眼肉汤

【用料】莲子30克，龙眼肉30克，白木耳15克，冰糖酌量。

【做法与用法】将莲子和龙眼肉分别洗净，白木耳则用温水泡6小时后洗净；把所有用料放进锅内，用8碗水，先用猛火煮滚，再以小火烹炖约半小时；冷后放入冰箱，冷藏一段时间便可食。每日1料。

【说明】龙眼肉性平，味甘，入心、脾经，能补心脾，益气血，为滋补良药。与莲子、白木耳、冰糖合用，具有滋润养颜，助消化的功效。

【调理】暑温病后，或内伤病后，身体虚弱，头晕眼花，心悸，失眠。

【注意事项】脾肾阳虚、神疲、四肢倦怠、口淡无味、便溏、苔白腻者，不可服用。

5. 水鸭金银花汤

【用料】水鸭1只，金银花20克，生地黄30克，熟地黄30克，猪瘦肉120克。

【做法与用法】将水鸭剖好洗净，猪瘦肉连同汤料一起放入锅内，煮约4小时，加油、盐调味食用。每日1料。

【说明】水鸭性凉，味甘，入脾、胃经，能补中益气，平胃消食；金银花能清热解毒，疏散风热；生地黄性寒，味甘，质润，入心、肝、肾经，能滋阴清热，凉血止血；熟地黄性微温，味甘，入肝、肾经，能滋阴养血，生精补髓。诸物与猪瘦肉合用，具有补肌肤，祛疮毒的功效。

【调理】暑天皮肤湿痒及各种皮肤瘙痒症。

【注意事项】湿热壅盛、发热、口渴喜冷饮、心烦、尿黄、便秘者，不可服用。

6. 莲藕排骨汤

【用料】莲藕500克，猪排骨250克。

【做法与用法】莲藕洗净，用刀背压碎，切成小段，放入深锅中或快锅中，加入洗净的排骨，用大火煮沸后，再由小火煮至莲藕松烂，加入少许盐即可食用。每日1料。

【说明】莲藕性平,味甘、涩,入脾、肾经,能健脾益肾;猪排骨性平,味甘,入脾、胃经,能补脾养血益肾。二味合用,具有健脾养血,益肾的功效。

【调理】暑温病后。证见低热,口干,神疲,舌质红等。

【注意事项】暑温、身热不退、口苦口干、尿黄、便秘、舌质红、苔黄者,不可服用。

7. 豆腐咸鱼头汤

【用料】咸鱼头1~2个,猪腰肉250克,豆腐3块,白菜干200克。

【做法与用法】白菜干浸软,洗净,切段;咸鱼头、猪腰肉洗净;豆腐每件切两半;把全部用料放入锅内,加清水适量,武火煮沸后,文火煲2小时,调味食。每日1料。

【说明】咸鱼头性平,味咸、甘,入肾经,能滋肾降火;豆腐能益气和中,养阴生津,清胃泻火;白菜干能清润肺胃;猪腰肉性平,味甘、咸,入脾、胃经,能健脾滋润。诸物合用,具有养阴滋液,退热生津的功效。

【调理】胃阴不足,胃火上攻。证见发热,头痛,牙痛,咽喉痛,口疮等。

【注意事项】胃寒、口淡无味、口渴喜热饮、舌苔白腻而滑者,不可服用。

8. 大芥菜咸鱼头汤

【用料】咸鱼头1~2个,大芥菜1000克,蜜枣2枚。

【做法与用法】大芥菜洗净,切段;咸鱼头洗净,与蜜枣一起放入锅内,加清水适量,武火煮沸后,放入大芥菜,加生油少许,文火煲1小时,调味食。每日1料。

【说明】咸鱼头性平,味咸、甘,入肾经,能滋肾降火;大芥菜性微温,味辛、苦,入肺、胃经,能宣肺利膈,散邪泄浊。二味与蜜枣合用,具有滋肾降火,健胃生津的功效。

【调理】虚火上炎牙痛。证见牙痛,腮肿,咽喉干痛;或热病后胃口不佳,口渴,心烦失眠等。

【注意事项】实热牙痛、口苦口干、尿黄、便秘者,不宜服用。

9. 芡实杞圆龟苓汤

【用料】乌龟2只（约500克），土茯苓150克，芡实60克，枸杞子30克，龙眼肉60克。

【做法与用法】将乌龟放入盆中，淋热水使其排尿和粪便，用开水烫死后洗净，去内脏、头、爪；土茯苓、芡实、枸杞子、龙眼肉洗净。把龟（连龟甲）及其他用料一齐放入锅内，加清水适量，武火煮沸后，文火煲3小时以上，调味食。每日1料。

【说明】乌龟性平，味甘、咸，入心、肝、脾、肾经，能滋阴降火，补心肾，壮筋骨，为滋养强壮之药；土茯苓性平，味甘、淡，入肝、胃经，能除湿解毒，利关节；芡实性平，味甘、涩，入脾、肾经，能固肾涩精，补脾止泻；枸杞子性平，味甘，入肝、肾经，能补益肝肾；龙眼肉性平，味甘，入心、脾经，能补益心脾。诸物合用，具有滋阴清热，健脾益肾的功效。

【调理】肾阴不足，阴虚火旺。证见骨蒸潮热；或脾虚湿聚，湿浊内停之湿疹疮毒反复发作；或脾肾不足之泄泻带下等。

【注意事项】感冒未愈者，不宜服用。

10. 生地黄水蟹汤

【用料】生地黄150克，水蟹3只（约250克），蜜枣2枚。

【做法与用法】生地黄洗净；水蟹洗净。把全部用料放入锅内，加清水适量，武火煮沸后，文火煲2小时，调味供用。每日1料。

【说明】生地黄性寒，味甘、苦，入心、肝、肾经，能滋阴凉血，泻火；水蟹性寒，味咸，入肝、肺、脾经，能补阴气，潜肝阳，益肾健骨，除热散结，通月经，散瘀血。二物与蜜枣合用，具有养阴和血，退热散结的功效。

【调理】阴虚热结。证见咽喉肿痛；或阴虚血燥，变生痈疮；或阴虚火旺之咽干渴饮；或阴虚血热之衄血、面赤、头痛。

【注意事项】脾虚腹满、便溏、神疲乏力、胃寒湿重者，不可服用。

11. 归圆鸡肉汤

【用料】鸡肉150克，当归30克，龙眼肉100克。

【做法与用法】当归、龙眼肉洗净；鸡肉洗净，切片。把全部用料放入煲内，文火煲2小时，调味食。每日1料。

【说明】当归性温，味甘、辛，入心、肝、脾经，能补血活血，行气止痛；龙眼肉性平，味甘，入心、脾经，能补心脾，益气血。二味与鸡肉合用，具有温中健脾，益气养血，益颜的功效。

【调理】病后体虚。证见眩晕，心悸，失眠，多梦，手足麻木等。

【注意事项】感冒发热、咳嗽、痰黄、舌红苔黄、脉浮者，不可服用。

12. 仙莲鸡肉汤

【用料】光鸡半只，莲花2朵，莲子60克，莲藕500克，大枣10枚，生姜2片。

【做法与用法】莲花（去梗）、莲子（去心）、莲藕（去节）、大枣（去核）洗净；光鸡洗净，去肥油和鸡皮，斩块，用半汤匙油起锅，放入鸡块和姜片稍爆。把鸡块、莲子、莲藕、大枣一起放入锅内，加清水适量，武火煮沸后，文火煲1.5小时，再放入莲花煲10分钟，调味食。每日1料。

【说明】莲花、根茎、果实同用，能健脾补肾，活血养颜；莲藕能健脾开胃，养血生肌；莲子能补脾肾，养心神；莲花能健体美容；鸡肉能补五脏，添精髓。诸物与大枣、生姜合用，具有健脾益血，补肾养颜的功效。

【调理】脾肾不足。证见面色无华，肌肤粗糙，皱纹早现，或饮食无味，大便溏薄等。

【注意事项】实热、便秘、尿黄、口干口苦、发热者，不可服用。

13. 金针鸡丝汤

【用料】鸡肉150克，金针菜60克，香菇3个，木耳30克，葱白1根。

【做法与用法】金针菜、木耳、香菇用清水浸软，洗净，香菇切成丝；鸡肉洗净，切丝，用调味料拌过；葱白洗净，切葱花。把金针菜、香菇、木耳放入开水锅内，文火煲沸几分钟，再放入鸡肉丝煲至熟，放葱花，调味食。每日1料。

【说明】金针菜性凉，味甘，入心、脾、胃经，能补血活血，凉血安神，利湿；木耳性平，味甘，入脾、胃经，能养血益胃，和血止血；香菇性平，味甘，入脾、胃经，能健脾胃，益气血；鸡肉能补益五脏，调养气血。诸物与葱白合用，具有补血和血，健脾养颜的功效。

【调理】血虚。证见面色苍白,肌肤干燥,虚烦失眠;或妇女产后缺乳;或血虚血行不畅之面色斑;或病后体虚贫血;或神经衰弱,高血压等。

【注意事项】感冒、发热恶寒、咳嗽痰黄、头痛、身骨痛、舌质红、苔薄黄者,不可服用。

14. 灵芝鹌鹑蛋汤

【用料】鹌鹑蛋12个,灵芝60克,大枣12枚。

【做法与用法】灵芝洗净,碎细块;大枣(去核)洗净;鹌鹑蛋煮熟,去壳。把全部用料放入锅内,加清水适量,武火煮沸后,文火煲至灵芝出味,加白糖适量,再煲沸即可食。每日1料。

【说明】灵芝性微温,味甘,入心、脾、胃、肝经,既能补气益血,养心安神,驻颜悦色,又能镇静,抗惊厥,护肝,降血压,降血糖;鹌鹑蛋性平,味甘,入脾、胃经,能补益气血。诸物与大枣合用,具有补血益精,悦色减皱的功效。

【调理】血虚体弱。证见消瘦神疲,面皱早现;或心血不足之心悸失眠,精神呆滞。亦可用于治疗营养不良,贫血,虚劳等。

【注意事项】脾肾阳虚、神疲乏力、面色苍白、便溏、舌质淡红者,不可服用。

15. 胡萝卜大枣猪胰汤

【用料】胡萝卜250克,大枣12枚,猪胰2条。

【做法与用法】胡萝卜洗净,去皮,切大块;大枣(去核)洗净;猪胰洗净,去白脂,切片,用调味品腌10分钟。把胡萝卜、大枣放入锅内,加清水适量,武火煮沸后,文火煲至胡萝卜焓,放猪胰再煲沸,调味食用。每日1料。

【说明】胡萝卜性平,味甘,入脾、胃经,能健脾益胃,润泽肌肤;大枣能健脾益气,养血安神,为养血润颜的佳品;猪胰能健脾润燥,是消渴病的常用食品。诸物合用,具有健脾胃,益气血,润肌肤,美容颜的功效。

【调理】脾胃不足,血虚津枯。证见面色苍白,黑斑雀斑,肤燥皲裂,或面容憔悴,头发枯槁不泽。亦可用于糖尿病属气津不足者。

【注意事项】湿盛便溏、神疲乏力、苔白腻者,不可服用。

16. 生地黄大枣猪骨汤

【用料】猪脊骨700克，生地黄60克，莲藕700克，大枣10枚。

【做法与用法】生地黄、莲藕、大枣（去核）洗净；猪脊骨洗净，斩块。把全部用料放入锅内，加清水适量，武火煮沸后，文火煲3小时，调味食。每日1料。

【说明】生地黄性寒，味甘、苦，入心、肝、肾经，能滋阴凉血，泻火；莲藕性凉，味甘，入脾、肾经，能补脾益血，和血散瘀，生肌润肤；猪脊骨性平，味甘，入脾、胃、肾经，能滋阴益髓。诸物与大枣合用，具有养血和血，润色美肤的功效。

【调理】血虚血燥。证见面色无华或面色暗淡，时有牙龈出血，鼻出血；或病后、产后贫血之面色苍白等。

【注意事项】外感未愈、发热恶寒、口干口苦、尿黄者，不可服用。

17. 龙眼肉猪心汤

【用料】猪心1个（约300克），龙眼肉30克，党参30克，大枣5枚。

【做法与用法】猪心切去肥油，洗净。龙眼肉、大枣（去核）、党参洗净，与猪心一齐放入锅内，加清水适量，武火煮沸后，文火煲2小时，调味食。每日1料。

【说明】猪心性平，味甘，入心经，能养心安神而定惊；龙眼肉性平，味甘，入心、脾经，能补心脾，益气血，既不滋腻，又不壅气，为滋补良药；党参性平，味甘，入脾、肺经，能补中气，又益肺气，性质和平，不燥不腻，为脾肺气虚常用之药。诸物与大枣合用，具有补益气血，养心安神的功效。

【调理】气血两虚。证见虚烦失眠，心悸多梦，神疲乏力，舌质淡红，苔白，脉细弱。

【注意事项】湿阻中满、痰饮凌心、痰火内扰之心悸者，不宜服用。

18. 黑豆塘虱汤

【用料】黑豆60克，塘虱500克，生姜4片，大枣5枚。

【做法与用法】塘虱洗净，切块，下油起镬用姜爆香。大枣（去核）、黑豆洗净，与爆香的塘虱一齐放入锅内，加适量清水，文火煲1~2小时，调味食。每日1料。

【说明】黑豆性平，味甘，入脾、胃、肾经，能补肾益阴，健脾利湿，养血乌发。塘虱性平，味甘，入胃、肺经，能补虚，消积，养血。二味与生姜、大枣合用，具有补气健脾，养血利水的功效。

【调理】脾胃气虚，气血不足。证见体倦食少，头晕眼花，肢体微肿；或病后失调，脾虚水肿；或妊娠营养不良之下肢浮肿，心悸，头晕。

【注意事项】黑豆生用偏寒，炒用性温，本汤宜炒用，但用量不宜过大，以免难以消化。

19. 莲子山药猪瘦肉汤

【用料】猪瘦肉100克，莲子肉30克，山药30克，章鱼30克，蜜枣5枚，生姜4片。

【做法与用法】猪瘦肉洗净，放入沸水中煮5分钟，过冷；章鱼洗净、浸发。山药、莲子肉、生姜洗净，与蜜枣、猪瘦肉、章鱼一齐放入锅内，加清水适量，武火煮沸后，文火煲3小时，调味食。每日1料。

【说明】章鱼性寒，味甘、咸，入肺、脾、胃经，能养血益气，收敛生肌；山药、莲子肉能健脾益气；猪瘦肉能滋阴润燥。诸物与蜜枣、生姜合用，具有健脾益气，补血开胃的功效。

【调理】身体虚弱，脾胃气虚。证见食欲不振，面黄神疲，四肢乏力；或产后体虚，营养不良之形体消瘦等。

【注意事项】脾胃湿热、腹痛、便溏、口干口苦、舌红苔黄者，不可服用。

20. 山药薏苡仁牛肚汤

【用料】山药30克，生薏苡仁30克，牛肚600克，芡实30克，白果6个，生姜4片，蜜枣5枚。

【做法与用法】先把牛肚洗净，用盐拌擦后，放入水中冲洗，翻转又用生粉、盐拌擦1次，冲洗干净，放入沸水中拖过，除净黑膜。白果（去壳）、蜜枣（去核）、生薏苡仁、山药、芡实、生姜洗净，与牛肚一齐放入锅内，加清水适量，武火煮沸后，文火煲3小时，调味食。每日1料。

【说明】牛肚性温，味甘，入脾、胃经，能健脾开胃；生薏苡仁、山药、芡实能健脾止泻，祛湿止带；白果性平，味甘、苦、涩，有小毒，入肺经，上能敛肺气，平痰喘，下能止带浊，缩小便。诸物与生姜、蜜枣合用，具有补脾健胃的功效。

【调理】老人或儿童病后失调，脾胃虚弱。证见食欲不振，消化不良，或消瘦，便溏，甚或泄泻。亦治疗妇女脾虚湿重之带下清稀，无色无臭，神疲乏力。

【注意事项】白果有小毒，大量及生食易引起中毒，应加以注意。

21．节瓜咸蛋瘦肉汤

【用料】节瓜500克，猪瘦肉240克，咸蛋2个。

【做法与用法】节瓜刮皮洗净，切成块；猪瘦肉洗净切片；咸蛋捣烂搅匀。加水适量将节瓜先用猛火煲滚，将节瓜煮至熟，然后放猪瘦肉，肉熟透后，便将已捣烂搅匀的咸蛋全部倒下。在倒咸蛋时，要边倒边搅拌汤。加盐调味食。每日1料。

【说明】节瓜性寒，味甘，入脾、胃经，能清热解毒，生津；猪瘦肉能滋阴润燥；咸蛋能滋阴补虚。诸物合用，具有清热，滋阴润燥的功效。

【调理】暑温病后，身体虚弱，口干咽燥，头晕眼花，舌质红。

【注意事项】脾肾阳虚、神疲乏力、便溏者，不可服用。

22．枸杞子肉片蛋花汤

【用料】枸杞子250克，猪瘦肉100克，鸡蛋2只，生姜4片。

【做法与用法】猪瘦肉洗净切片，枸杞子洗净。以生粉、盐、糖、油各少许拌腌猪瘦肉片。煲内清水沸后，放入猪瘦肉片滚3分钟，再放入枸杞子、生姜。再滚后，将鸡蛋打匀倒入。汤成，调味后食。每日1料。

【说明】枸杞子性平，味甘，入肝、肾、肺经，能润肺，为滋补肝肾明目之药；猪瘦肉能滋阴润燥；鸡蛋性平，味甘，入肾、脾经，能滋阴润燥，养血安胎。诸物合用，具有滋补肝肾，养血明目的功效。

【调理】肝肾阴虚眩晕。证见眩晕，头痛，四肢麻木，心悸腰痛，口干咽燥，舌质嫩红，少苔，脉细数。

【注意事项】痰湿内阻之眩晕、呕吐痰涎、苔白腻者，不可服用。

23．枸杞子鸡肝鱼片汤

【用料】枸杞子30克，鸡肝2副，鲩鱼肉180克，粉丝250克，葱白10茎，生油3汤匙，生姜4片。

【做法与用法】鸡肝洗净切小块，鲩鱼肉洗净切片，枸杞子洗净，粉丝用清水浸透。煲内放清水6碗，加入粉丝、生姜煲滚，再加枸杞子、生油、盐适量。滚数分钟后,再加入鸡肝、鱼片,猛火煮滚,再煲片刻,以熟为度,调味食。每日1料。

【说明】枸杞子性平,味甘,入肝、肾、肺经,能补肝肾,明目润肺;鸡肝能补肝肾;鲩鱼肉性温,味甘,入脾、胃经,能暖胃和中。诸物与葱白合用,具有滋补肝肾,润肺明目的功效。

【调理】肝肾阴虚眩晕。证见眩晕目花,口干咽燥,潮热,盗汗,舌质嫩红,苔少,脉细数。

【注意事项】湿热内盛、发热、眩晕、口苦口干、舌质红、苔黄腻者,不可服用。

24. 燕窝清汤

【用料】燕窝20克,鸡胸肉1只(约200克),葱白20克,生姜8克,酒、盐少许。

【做法与用法】除去杂质、羽毛后的燕窝,浸在温水里待用。鸡胸肉洗净切块,加入葱白、生姜,放入深锅中,用小火煮。若加入海带及香菇一起煮,则味道更好。2小时后,用布过滤,除去油汁,做成清汤。除去鸡肉及油脂后的清汤,放于炖锅中,再加入已洗净置于纱布上滤干的燕窝,放置10分钟,使汁液完全渗入;再放进电锅中,加入1杯水,蒸煮至开关跳起,再焖10分钟,即可取出食。每日1料。

【说明】燕窝性平,味甘,入肺、脾、胃经,能养肺胃,温中益气,补而不燥,润而不腻,是调理虚劳羸弱之品。与鸡胸肉、生姜、葱白合用,具有滋补肺胃,温中益气,补精充髓的功效。

【调理】肺肾阴虚型虚劳。证见消瘦,盗汗,五心潮热,口干咽燥,舌质嫩红,少苔,脉细数。

【注意事项】燕窝勿用直火加热太过度,否则会溶解,因此宜用长时间蒸煮。

(二) 粥食

1. 扁豆粥

【用料】白扁豆25克,粳米100克,红糖10克。

【做法与用法】将白扁豆、粳米淘洗干净后,共煮为稀粥,粥成调入红糖，再稍煮片刻即可食。每日1料。

【说明】白扁豆性微温，味甘，入脾、胃经，能补脾化湿。与粳米、红糖合用，具有健脾渗湿的功效。

【调理】暑温湿胜阳微型。证见形寒肢冷，神疲乏力，心悸头晕，面浮肢肿，舌质淡红，苔白，脉沉细。

【注意事项】暑温实热、发热、口渴、便秘、尿黄者，不可服用。

2. 山药粥

【用料】新鲜山药150克，无油排骨120克，白米50克，鸡蛋1个，芹菜2根，胡椒粉、盐各少许。

【做法与用法】排骨去油脂，用水洗净，再用开水烫过除去腥味，放入不锈钢深锅中，加水8杯。用大火煮沸后，改用小火煮20分钟，捞去排骨，作成高汤，待用。白米用水洗净，浸泡1小时，滤干水后，倒入高汤中，用大火煮沸，改用小火煮至糊状。新鲜山药洗净，削去外皮，再用不锈钢擦板磨成泥，徐徐加入沸腾的锅中，用勺子缓缓顺同一方向搅拌，再加入打匀的鸡蛋，然后加入少许的盐。芹菜除去叶片洗净，切细，放入锅中，搅拌后即可关火，再撒入胡椒粉即可食。每日1料。

【说明】山药性平，味甘，入脾、肺、肾经，能补脾止泻，补肺治咳，补肾固精，缩尿止带。与白米等合用，具有补脾肺，固精止带的功效。

【调理】脾肺两虚之眩晕。证见眩晕，神疲乏力，心悸失眠，气短懒言，舌质淡红，苔白，脉虚弱。

【注意事项】实热、发热、口苦口干、尿黄、便秘者，不可服用。

3. 龙眼肉粥

【用料】龙眼肉20粒，参须5克，糯米50克。

【做法与用法】龙眼肉去壳，拔取果肉。参须切细。糯米用水洗净，泡于清水中20分钟。将龙眼肉、参须细切片，和糯米加适量的水，一并放入快锅中，加盖煮沸1分钟后，熄火，待冷即可服食。每日1料。

【说明】桂圆肉性平，味甘，入心、脾经，能补心脾，益气血；参须性微温，味甘、微苦，入肺、脾经，能补气固脱，益肺气。二味与糯米合用，具有补气益血的功效。

【调理】病后身体衰弱，或老年人身体虚弱，神疲乏力，眩晕，心悸，舌质淡红，苔白，脉虚弱等。

【注意事项】感冒、发热、身骨痛、头痛、口苦口干者，不宜服用。

4. 滋养强壮粥

【用料】肉苁蓉 30 克，黄精 20 克，枸杞子 20 克，粳米 100 克，鸡汤 15 杯。

【做法与用法】肉苁蓉、黄精用力切碎或用剪刀剪碎，放入棉花袋中，加入已熬好的鸡骨头炖高汤，放入不锈钢锅中，加水半杯，煮至开关跳起。取出药包，药汁待用。粳米洗净，略泡 5~10 分钟，放于蒸气快锅中，加入高汤药汁及枸杞子，盖好锅盖，用大火煮至沸腾 1 分钟，即可关掉开关。略微冷却后即可食用。每日 1 料。

【说明】肉苁蓉性温，味甘、咸，入肾、大肠经，能补肾阳，益精血，且能润燥滑肠；黄精性平，味甘，入脾、肺、肾经，能补脾气，益脾阴，兼能润肺燥，益肾精；枸杞子性平，味甘，入肝、肾、肺经，能滋补肝肾，明目。诸物与粳米、鸡汤合用，具有补气血，滋养强壮的功效。

【调理】气血不足之虚劳。证见头晕眼花，心悸，气短懒言，手足麻木，舌质淡等。

【注意事项】脾虚湿困、腹泻、饮食不振、呕吐痰涎者，不可服用。

5. 莲子粥

【用料】莲子 15~20 克（或新鲜莲子 30~50 克），粳米 60 克。

【做法与用法】取莲子和粳米同煮，沸后改用文火，煮至黏稠为度。若以新鲜莲子煮粥更佳。喜好甜食者，可加适量糖调服。每日 1 料。

【说明】莲子性平，味甘、涩，入脾、肾、心经，既能补益，又能收敛，兼能养气益肾，素有"脾果"之称。与粳米合用，具有养心益肾，补脾止泻的功效。

【调理】脾虚泄泻，心悸失眠，肾虚尿频，男子遗精，妇女带下等。

【注意事项】外感实热、身热、头痛、口干口苦、尿黄、舌质红、苔薄黄者，不可服用。

6. 芡实粉粥

【用料】芡实粉 20~30 克，粳米 60 克。

【做法与用法】芡实煮熟，去壳，研粉，晒干备用。每日取上述量同粳米煮为稀粥食。每日 1 料。

【说明】芡实性平,味甘、涩,入脾、肾经,既能扶脾气祛湿邪以止泻痢,又能益精以固下元。与粳米合用,具有益肾固精,健脾止泻的功效。

【调理】脾性腹泻,神疲乏力,小便频数,遗尿,舌质淡红,苔白。

【注意事项】感冒发热、口干口苦、舌质者,或便秘、尿黄者,不可食用。

7. 加味落花生粥

【用料】落花生 45 克(不去红衣),粳米 60 克(山药 30 克或百合 15 克),沙参 20 克,冰糖适量。

【做法与用法】先将花生洗净后捣烂,加入粳米(山药或百合)、沙参同煮为粥,至米烂汤稠时,加冰糖适量稍煮食。每日 1 料。

【说明】花生性平,味甘,入脾、胃经,能健脾开胃,润肺止咳,养血;沙参性微温,味甘、淡,入肺、胃经,能养阴润肺止咳。与粳米,或山药,或百合合用,具有健脾开胃,润肺止咳,养血通乳的功效。

【调理】肺燥干咳,少痰或无痰,脾虚反胃,贫血,产后乳汁不足。

【注意事项】脾虚,或脾虚湿困、腹泻、便溏、食欲减退者,不可服用。

8. 菱粉粥

【用料】菱粉 20~30 克,粳米 60 克,红糖少许。

【做法与用法】先用粳米兑水煮粥,待煮至半熟时,调入菱粉、红糖适量,同煮为粥食。每日 1 料。

【说明】菱粉性平,味甘、淡,入脾、胃经,能安中,补五脏,轻身延年。与粳米、红糖合用,具有健脾胃,补气血的功效。

【调理】脾虚食少,营养不良,慢性泄泻等,并可作为防治胃癌、食道癌的辅助食疗方法。

【注意事项】疟疾、菌痢、腹泻、便有脓血者,不可服用。

（三）饮与茶食

1. 二鲜三花饮

【用料】鲜竹叶心 30 根，鲜荷梗 30 克，丝瓜花 20 朵，南瓜花 5 朵，扁豆花 20 朵，泡参 30 克，绿豆 30 克。

【做法与用法】将上述各味用清水洗净，绿豆淘净。绿豆与泡参先入锅，加水共煎。待绿豆煮开花后，再加入其他各味，约半小时即可。去渣取汁，每日分数次当茶饮。每日 1 料。

【说明】鲜竹叶心性寒，味辛、甘，入心、肺经，能清心除烦；鲜荷梗性平，味苦，入肺经，能通气宽胸；三花能清热祛暑。诸物与泡参、绿豆合用，具有清热祛暑，益气生津的功效。

【调理】暑伤津气。证见身热息高，心烦，尿黄，口渴，出汗，神疲肢倦，脉虚无力。

【注意事项】实热、身热、口渴、尿黄、便秘、舌质红、苔黄干者，不可服用。

2. 生脉饮

【用料】人参 5～10 克，麦冬（连心）6 克，五味子 3 克，梨汁、西瓜汁、白砂糖适量。

【做法与用法】将人参切成薄片，用冷水浸泡半小时，与麦冬、五味子共入砂锅，加适量清水煎沸，后改用小火煎成浓汁。取汁与西瓜汁、梨汁和匀，调入白砂糖食。每日多次，少量频频饮用。每日 1 料。

【说明】人参性微苦，味甘，入肺、脾经，能补气固脱，补脾气，益肺气，生津止渴，安神益智；麦冬性微寒，味甘、微苦，入肺、心、胃经，能滋养肺、胃之阴而润燥生津，且可清心而除烦热；五味子性温，味酸，入心、肺、肾经，上能收敛肺气而止咳喘，下能滋肾水以固涩下焦，内能益气生津，宁心止烦渴，外能收敛止汗。诸物与梨汁、西瓜汁等合用，具有益气敛津，生脉固脱的功效。

【调理】气虚欲脱，汗出不止，身热下降，喘渴不止等。

【注意事项】感冒发热、口干口渴、尿黄、便秘者，不可服用。

（四）其他食

1. 荷叶饭

【用料】荷叶（选干净的嫩叶）1张，糯米100克，猪瘦肉50克，香菇10克，虾米5克，芋头30克，五香粉、红葱头、太白粉适量。

【做法与用法】荷叶洗净，在沸腾热水中烫过后，立刻捞起使其软化，包米时才不会破裂。糯米洗净，浸泡1小时后，放入电锅中蒸煮。香菇在水中泡软后，切碎，加少许酱油、麻油及太白粉搅匀，虾米洗净泡软，芋头削去外皮切丁，用油炸至变金黄色。红葱头切小片。炒锅中放油，热后放入红葱头炒香，将香菇放入锅中，再加入虾米炒香，然后加入炸好的小芋头丁，再加入绞肉、酱油、香菇水、五香等，盖上锅盖煮沸后熄灭，取出蒸好的糯米放入锅中，与材料搅拌均匀。将糯米饭用荷叶包好，用线捆好勿散开。放入电锅中约蒸15分钟，取出盛于盘中即可食。每日1料。

【说明】荷叶性平，味苦，入肺、脾经，能清暑利湿，升阳止血。与猪瘦肉、糯米等合用，具有清热解暑，祛湿止血的功效。

【调理】暑温后身体虚弱，腹泻，头晕眼花，神疲乏力。

【注意事项】感冒发热、口渴、口干口苦、尿黄、便秘者，不可服用。

2. 薏苡仁炖鸡

【用料】鸡腿肉400克（连骨），薏苡仁50克，香菇2个，葱白1茎，生姜3片，芹菜10株，酱油、酒、盐各适量。

【做法与用法】薏苡仁洗净，用热水浸1夜，香菇用水浸软后除去根部，切成块，芹菜切成1厘米长。将鸡腿肉切成小块，加火煮成清汤。加入薏苡仁，煮到膨胀柔软时，放入香菇、芹菜。煮熟时加以调味食。每日1料。

【说明】薏苡仁性微寒，味甘、淡，入脾、胃、肺经，能清热利湿，健脾补肺。与鸡腿肉、香菇、葱白等合用，具有健脾利湿的功效。

【调理】暑温病后身体虚弱，神疲乏力，饮食减退，便溏，舌质淡红，苔白等。

【注意事项】脾胃湿热、腹泻、肛门热痛、口苦口干、舌红苔黄者，不可服用。

3. 枸杞子炖田鸡

【用料】枸杞子30克，田鸡500克，鱼胶60克，猪腰2个。

【做法与用法】田鸡洗净，取田鸡腿，起肉去骨；鱼胶用开水浸软，剪丝；猪腰洗净，切开，去脂膜，切片；枸杞子洗净。把全部用料放入炖盅内，加开水适量，炖盅加盖，文火隔水炖2小时，调味食。每日1料。

【说明】枸杞子性平，味甘，质润，入脾、胃经，能平补肝肾，益精明目；田鸡性凉，味甘，入脾、胃经，能补虚健胃，解毒利水，是身体虚弱消瘦，小儿疳积等常用滋补之品；鱼胶性平，味甘，入肾经，能补肾益精，是滋润去皱，洁白皮肤的佳品。诸物与猪腰合用，具有补气血，养容颜的功效。

【调理】气血不足，失于调养。证见肌肤不泽，面色萎黄，面部皱纹，精神疲倦；或中老年人阳气不足，肌肤衰老，手脚冷感；或妇女产后血虚失养等。

【注意事项】感冒未愈、脾虚湿盛者，不宜服用。

4. 三才炖鸡

【用料】光鸡1只（约600克），高丽参15克，熟地黄60克，天冬30克，大枣8枚，生姜2片。

【做法与用法】鸡洗净，去头颈、脚、肥膏及尾部皮。高丽参切片，洗净；熟地黄洗净，切小块；天冬、大枣（去核）洗净。将高丽参、熟地黄、天冬、大枣、姜片放入鸡肚内，把鸡放入炖盅内，加开水适量，炖盅加盖，文火隔水炖3~4小时，调味食。每日1料。

【说明】天冬性大寒，味甘、苦，入肺、肾经，能养阴清热，润肺滋肾；熟地黄性微温，味甘，入肝、肾经，能滋阴养血；人参性微苦，味甘，入肺、脾经，能补气固脱，补脾气，益肺气，生津止渴，安神益智。诸物与鸡肉、大枣、生姜合用，具有补气益阴，滋养肺胃的功效。

【调理】温热病后，气阴两伤。证见睡卧不安，不思饮食；或肺肾阴虚之咳嗽，气短；或阴虚有热之身体瘦弱，口干，头晕等；病后体虚，或平素气弱者亦可饮食。

【注意事项】感冒发热、脾胃虚寒、痰湿内盛者，不宜服用。

5. 洋参炖乳鸽

【用料】西洋参 25 克,乳鸽 2 只,山药 30 克,大枣 8 枚,生姜 2 片。

【做法与用法】西洋参洗净,切片;山药洗净,清水浸 30 分钟;大枣(去核)洗净。乳鸽去毛和内脏,洗净,斩件。将乳鸽、西洋参、山药、大枣、生姜放入炖盅内,加开水适量,炖盅加盖,文火隔水炖 3 小时,调味食。每日 1 料。

【说明】西洋参性凉,味甘,入肺、脾、胃经,能补肺降火,养胃生津,是清补益气常用之品;山药性平,味甘,入脾、胃、肺经,能补气健脾;乳鸽能滋补养血,润肺益气。诸物与生姜、大枣合用,具有清补益气,补肺健脾的功效。

【调理】热病后气阴两伤,体质虚弱。证见倦怠乏力,口干舌燥;或肺阴不足之短气干咳,咯血;或常觉口干渴饮。

【注意事项】感冒发热、脾阳不足、胃有寒湿者,不宜服用。

6. 玉竹炖鹧鸪

【用料】鹧鸪 1 只,玉竹 30 克,大枣 6 枚,生姜 1 片。

【做法与用法】鹧鸪去毛及肠脏,洗净,斩件。玉竹、大枣(去核)洗净。将全部用料一起放入炖盅内,加开水适量,炖盅加盖,文火隔水炖约 3 小时,调味食。每日 1 料。

【说明】玉竹性平,味甘,质润多汁,入脾、胃经,能养阴润燥生津;鹧鸪性平,味甘,入脾、胃、肺、肾经,能补五脏,益心气,聪明。二味与生姜、大枣合用,具有滋阴润燥,清热生津的功效。

【调理】肺胃阴虚。证见咳嗽痰稠,口干咽燥,午后潮热,舌质嫩红,少苔等。

【注意事项】感冒发热、口干口苦,或脾虚湿盛者,不可服用。

秋季食疗

秋天气候干燥，空气中缺乏水汽的濡润。人体容易感受燥热病邪而发病。燥邪为病，有外燥、内燥之分。外燥由感受外界燥邪而引起，多从口鼻而入，其病常从肺卫开始。内燥多由汗、下太过或精血内夺，以致机体阴津亏虚所致。燥又有温燥、凉燥之分。秋有夏天的余热，故多见温燥；又有近冬天之寒气，故多见凉燥。

秋燥初起，邪在肺卫，证见口鼻干燥，咽干口渴，大便秘结等。这时一般病情较轻，传变亦较少，易于痊愈。

若肺卫之邪不解，则化热传里，其津气干燥之象更为明显。燥热在肺者，易成肺燥阴伤，证见干咳少痰，或胶痰难咯，或痰中带血，喘息，胸痛等。若传入阳明胃肠时，则导致肠燥便秘或阴虚腑实之症，证见口干咽燥，肌肉消瘦，皮肤干涩粗糙，小便短少，大便干结，舌红而干等症。

秋季饮食应以养阴清热，养阴润燥为主，宜多食新鲜的蔬菜和水果，如菜心、西红柿、雪梨、银耳、芭蕉等。勿过食辛辣燥热食品，如胡椒、辣椒、油炸食品等。

一、解表类

（一）汤食

1. 西洋菜蜜枣汤

【用料】鲜西洋菜500克，蜜枣5~6枚。

【做法与用法】将鲜西洋菜洗净，入蜜枣加清水适量，煲2小时以上，服食。每日1~2料。

【说明】西洋菜性凉，味甘，入脾、胃、肺经，能清热润燥；蜜枣性平，味甘，入脾、胃、肺经，能益气生津，滋润肺胃。二味合用，具有清肺润燥，止咳的功效。

【调理】燥热伤肺。证见干咳无痰，或咳嗽痰少难咯，鼻咽干燥，舌尖红，苔薄干，脉浮数。

【注意事项】肺寒咳喘、痰白而稀、口淡，或胃中寒湿，便溏者，不可服食。

2. 西洋菜蜜枣生鱼汤

【用料】西洋菜500克，蜜枣5枚，生鱼约500克，猪脿肉100克。

【做法与用法】生鱼去鳞、肠脏，洗净，干水，生油起锅，稍煎铲起；猪脿肉洗净；西洋菜洗净，摘短度。把猪脿肉、生鱼、西洋菜、蜜枣放入开水锅内，武火煮沸后，文火煲3小时，调味食。每日1~2料。

【说明】西洋菜是秋冬季节的时菜，能清热润燥；生鱼性寒，味甘，入脾、胃经，能健脾养阴；猪脿肉性平，味甘，入脾、胃经，能健脾润燥。诸物与蜜枣合用，具有清热生津，滋润肺胃的功效。

【调理】燥伤肺胃。证见咽干口燥；或肺燥干咳，痰少或痰中带血丝；或肠燥便秘。

【注意事项】同"西洋菜蜜枣汤"。

3. 桑杏汤

【用料】桑叶10克，杏仁10克，沙参12克，浙贝母9克，淡豆豉9克，栀子皮9克，梨皮10克，白砂糖适量。

【做法与用法】上药加水3碗，煎至1碗，入白砂糖适量。每日分2~3次服，每日1料。

【说明】桑叶性寒，味苦、甘，入肺、肝经，能清肺平肝，明目，凉血；淡豆豉性微温，味辛，入肺、胃经，能透散表邪，宣散郁热；桑叶与淡豆豉合用，能宣肺散表邪；杏仁性温，味苦，有小毒，入肺、大肠经，能止咳平喘；沙参性微寒，味甘、淡，入肺、胃经，能清肺热，养肺阴，养胃阴，生津液；浙贝母性微寒，味苦、甘，入肺、心经，能清肺止咳，泄热开郁散结；梨皮性平，味甘，入脾、肺经，能清热润肺；栀子皮性寒，味苦，入心、肺、三焦经，能清热除烦，解毒。诸物合用，具有清宣温燥的功效。

【调理】外感温燥，邪在肺卫。证见身不甚热，干咳无痰，咽干口渴，脉数大。

【注意事项】脾虚湿困、腹痛隐隐、腹泻者，或风寒表证、恶寒、全身酸痛、无汗、口淡者，不可服用。

4．枇杷叶蜜枣汤

【用料】枇杷叶15克，蜜枣10枚，杏仁15克，桔梗15克，冰糖少许。

【做法与用法】用料洗净后，枇杷叶用纱布包好，用3碗水一起煎煮，煮至约1碗半，饮用前加冰糖。每日1~2料。

【说明】枇杷叶性凉，味苦，入肺、胃经，既能泄降肺热以化痰止咳，又能清降胃热以止呕哕，除烦渴，为清肃肺胃之品；杏仁性温，味苦，有小毒，入肺、大肠经，能止咳平喘；桔梗性平，味辛、苦，入肺经，能宣肺祛痰。诸物与蜜枣、冰糖合用，具有润肺化痰，止咳的功效。

【调理】肺燥咳嗽。证见干咳无痰，口干咽燥，舌质红，苔白干。

【注意事项】阴虚内热、久咳，或实热咳血者，不宜服用。

（二）粥食

1．枇杷叶粥

【用料】枇杷叶10~15克（鲜者30~60克），粳米50克，冰糖少许。

【做法与用法】先将枇杷叶用纱布包入煎，取浓汁后去渣。或将新鲜枇杷叶刷尽叶背面茸毛，切细后煎汁去渣，入粳米煮粥，入冰糖少许。每日分2~3次食用，每日1料。

【说明】枇杷叶性凉，味苦，入肺、胃经，既能泄降肺热以化痰止咳，又能清降胃热以止呕哕，除烦渴，为清肃肺胃之品；粳米能健脾益胃。二味与冰糖合用，具有清肺润燥，养阴的功效。

【调理】燥热伤肺。证见身热，干咳无痰，咽喉干燥，心烦，舌尖边红，苔薄。

【注意事项】燥热内盛、口燥咽干、大便秘结、小便短赤者，不可服用。

2. 桑叶沙参粥

【用料】桑叶30克，沙参20克，北杏仁12克，粳米50克，冰糖少许。

【做法与用法】先将桑叶用纱布包入煎，取浓汁后去渣，入沙参、北杏仁、粳米煮粥，入冰糖少许。每日分2~3次食用，每日1料。

【说明】桑叶性寒，味苦、甘，入肺、肝经，能清肺平肝，明目，凉血；沙参性微寒，味甘、淡，入肺、胃经，能清肺热，养肺阴；北杏仁能止咳平喘。诸物与粳米、冰糖合用，具有清肺润燥，止咳平喘的功效。

【调理】外感温燥。证见身热不甚，咳嗽无痰，或痰中有血丝，舌边尖红，苔白干。

【注意事项】脾虚湿困、腹泻便溏者，不可服用。

（三）饮与茶食

1. 桑菊淡豆豉饮

【用料】桑叶6克，菊花6克，淡豆豉6克，梨皮6克，白砂糖适量。

【做法与用法】上料共煎去渣取汁，入白砂糖适量，代茶频饮。每日1料。

【说明】桑叶、菊花既能祛风热，又能平肝明目；梨皮性寒，味甘，入肺、胃经，能润肺止咳。诸物与淡豆豉、白砂糖合用，具有辛凉清热，甘润止咳的功效。

【调理】温燥初起。证见发热，微恶风寒，头痛，少汗，咳嗽少痰，咽干鼻燥，舌尖边红，苔白干，脉浮数。

【注意事项】内热炽盛、高热、口苦口干、尿黄、便秘者，不可服用。

2. 清燥润肺饮

【用料】石膏15克，杏仁6克，枇杷叶2片（去毛蜜炙），雪梨1个，蜂蜜适量。

【做法与用法】先煎石膏、杏仁、枇杷叶，待沸后，入雪梨肉（捣碎），取汁去渣，贮瓶内，分次兑入蜂蜜适量饮用。每日1料。

【说明】石膏性大寒，味辛、甘，入肺、胃经，能清热泻火，除烦止渴，内可清肺胃之火，外可解肌表之热，为治疗肺、胃二经实热之要药；雪梨能润肺止咳，生津止渴；杏仁、枇杷叶能清肺止咳。诸物合用，具有清燥润肺，养阴清热，止咳的功效。

【调理】燥热伤肺。证见身热，干咳无痰，气逆而喘，咽喉干燥，鼻燥，心烦口渴，舌尖边红，苔薄而燥。

【注意事项】阴虚内热、身热口干不欲饮、盗汗、舌质嫩红、无苔者，不可服用。

（四）其他食

1. 北杏炖雪梨

【用料】北杏仁10克，雪梨1个，白砂糖30克。

【做法与用法】将北杏仁洗净，雪梨去皮，与白砂糖一起加清水半碗，置炖盅内，隔水炖1小时，饮汤食雪梨。

【说明】北杏仁性温，味苦，有小毒，入肺、大肠经，既能止咳定喘，又能疏散肺经风寒痰湿，且善润肠燥；雪梨能润肺止咳。二味与白砂糖合用，具有润肺止咳的功效。

【调理】同"桑菊淡豆豉饮"。

【注意事项】同上。

2. 冰糖杏仁糊

【用料】南杏仁15克，北杏仁3克，粳米50克，冰糖适量。

【做法与用法】将2种杏仁用清水泡软去皮；粳米亦用清水泡软，与2种杏仁一并捣烂，加清水及冰糖适量煮成稠糊食用。每日1～2料。

【说明】同"北杏炖雪梨"。

【调理】同上。

【注意事项】同上。

二、补 益 类

（一）汤食

1．玉竹猪瘦肉汤

【用料】玉竹50克，猪瘦肉100克，精盐、味精各适量。

【做法与用法】将玉竹、猪瘦肉洗净后，共入锅中，加清水4碗煎至2碗，用食盐、味精调好味，饮汤食猪瘦肉。每日1~2料。

【说明】玉竹性平，味甘，入肺、胃经，能补阴润燥，生津止渴，善治肺胃阴虚燥热之证；猪瘦肉能填精补五脏。诸物合用，具有甘寒滋润，清养肺胃的功效。

【调理】肺胃阴伤。证见身热不甚，干咳不已，口舌干燥而渴。

【注意事项】外感温燥、发热、口干咽燥者，不可服用。

2．沙参麦冬猪瘦肉汤

【用料】沙参30克，麦冬20克，猪瘦肉100克，食盐、味精各适量。

【做法与用法】将沙参、麦冬洗净，猪瘦肉切片，共入锅中，加水3碗煎至1碗，入食盐、味精调好味，饮汤食猪瘦肉。每日1料。

【说明】沙参性微寒，味甘、淡，入肺、胃经，能清肺热，养肺阴，养胃阴，生津液；麦冬性微寒，味甘、微苦，入肺、心、胃经，能清养肺胃之阴而润燥生津，且能清心而除烦热。诸物合用，具有甘寒滋润，清补肺胃的功效。

【调理】同"玉竹瘦猪肉汤"。

【注意事项】同上。

3．玉合苹果汤

【用料】玉竹30克，百合30克，陈皮6克，苹果3个，蜜枣5枚，猪瘦肉250克。

【做法与用法】将各料洗净，苹果去皮、核，切块，除猪瘦肉外其他用料一起放锅中，加水5碗，煮开时加猪瘦肉，用中火煮约2小时，便可调味食用。每日1料。

【说明】玉竹性平，味甘，入肺、胃经，能补阴润燥，生津止渴；百合性微寒，味甘、淡，入肺、心经，能润肺止咳，清心安神；苹果性平，味甘、微酸，入脾、肝经，能润燥，生津。诸物与陈皮、蜜枣、猪瘦肉合用，具有滋阴润燥，调和五脏的功效。

【调理】秋燥。证见皮肤干燥，口干咽燥，尿短赤，便干秘，苔白干等。

【注意事项】脾虚湿困、腹泻便溏者，不可服用。

4．罗汉果柿饼汤

【用料】罗汉果半个，柿饼3个，冰糖适量。

【做法与用法】罗汉果和柿饼分别洗净，一起放进煲内，加清水2碗半煮至1碗半，加少许冰糖调味服食。每日1料。

【说明】罗汉果性凉，味甘，入肺经，能清肺热，润肺燥，祛痰解渴，润肠通便；柿饼性凉，味甘，入心、肺经，能清上焦心肺之热而生津润燥，化痰宁嗽。二味与冰糖合用，具有清肺燥，润肠通便的功效。

【调理】肺热咳嗽。证见咳嗽，痰少或干咳无痰，口干咽燥，便秘，尿短。

【注意事项】肺实热内盛、高热、咳嗽、痰黄而稠、口渴者，不可服用。

5．罗汉果西洋菜猪䐹汤

【用料】猪䐹肉500克，罗汉果半个，西洋菜500克，南杏仁60克。

【做法与用法】将猪䐹肉洗净，干水；罗汉果洗净；西洋菜洗净摘短度；南杏仁用热水烫，去衣。把罗汉果、南杏仁放入锅内，加清水适量，武火煮沸后，放入猪䐹肉、西洋菜，再煎沸后，文火煲2～3小时，调味食用。每日1料。

【说明】罗汉果性凉，味甘，入肺经，能清肺热，润肺燥，祛痰解渴，润肠通便；西洋菜性凉，味甘，入肺经，能清肺润燥；南杏仁能润肺止咳；猪䐹肉能健脾滋润。诸物合用，具有清热润肺，化痰止咳的功效。

【调理】肺热之燥咳。证见干咳无痰，咽干口燥，咳声嘶哑或燥热便秘等。

【注意事项】若咳嗽日久，煲汤时间宜延长。肺热咳嗽、痰黄而稠者，不可服用。

6. 太子参百合田鸡汤

【用料】田鸡 500 克，猪瘦肉 100 克，太子参 60 克，百合 30 克，罗汉果半个。

【做法与用法】田鸡去皮、内脏，斩块；猪瘦肉洗净，切块；太子参、百合、罗汉果洗净，放入锅内，加清水适量，武火煮沸后，放入猪瘦肉、田鸡，文火煲 1~2 小时，调味食用。每日 1 料。

【说明】田鸡性凉，味甘，能滋阴补虚，清热解毒；百合性微寒，味甘，入肺、心经，能润肺止咳，清心安神；罗汉果性凉，味甘，入肺经，能清热化痰，润肺止咳；太子参性平，味甘，入脾、肺经，能补益肺气，养阴生津，是燥伤气阴之常用补品。诸物合用，具有清润肺燥，益肺生津的功效。

【调理】气虚肺燥。证见咳喘气短，口干渴饮，或平素气阴不足，又遇燥气流行，燥热伤肺而咳嗽咽干。

【注意事项】气虚肺寒、咳喘气短、痰白而稀、神疲乏力者，不可服食。

7. 北杏参地老鸭汤

【用料】老鸭 1 只，北杏仁 12 克，党参 30 克，熟地黄 30 克，川贝母 12 克，生姜 2 片。

【做法与用法】党参、川贝母、熟地黄洗净；北杏仁用开水烫去衣；老鸭去毛、肠杂，洗净，斩块。把全部用料放入锅内，加清水适量，武火煮沸后，文火煲 2~3 小时，调味食用。每日 1 料。

【说明】北杏仁性微温，味苦、辛，入肺经，能止咳平喘，宣降肺气；川贝母性微寒，味甘、苦，能润肺化痰，与北杏仁合用，则润肺化痰，镇咳效果更佳；党参能补脾养胃，润肺生津；熟地黄性微温，味甘，质柔润，入肝、肾经，能滋肾阴而止消渴，与党参合用，健脾滋肾益精，精津之源足，则肺燥可愈；老鸭性平，味甘、咸，入脾、肾经，能益阴滋液。诸物与生姜合用，具有滋阴润肺，宣肺化痰的功效。

【调理】肺肾阴亏。证见肺燥干咳，或咳痰浓稠，咯痰不易，或口燥咽干，气逆而喘，咳嗽声嘶等。

【注意事项】肺寒咳嗽、痰多而清稀、神疲乏力者，不可服食。

8. 菜干鸭肾蜜枣汤

【用料】腊鸭肾 4 个，猪瘦肉 100 克，白菜干 250 克，蜜枣 5 枚。

【做法与用法】白菜干用清水浸软，洗净，切段；腊鸭肾洗净，用温水稍浸，切片；猪瘦肉洗净。把全部用料放入锅内，加清水适量，武火煮沸后，文火煲 2～3 小时，调味食用。每日 1 料。

【说明】白菜干性平，味甘，入肺、胃经，能润肺燥，清肺胃热，是清而不寒，清而滋润的常用汤料；腊鸭肾性平，味甘、咸，入胃、脾、肾经，能养胃生津，消食健脾。诸物与蜜枣合用，具有清燥润肺，止咳生津的功效。

【调理】温燥伤肺。证见干咳无痰，咽喉干燥，口渴欲饮。

【注意事项】老人脏腑虚寒，咳嗽痰多而白稀者，不可服食。

9. 川贝雪梨猪肺汤

【用料】猪肺半个，川贝母 15 克，雪梨 4 个。

【做法与用法】猪肺切块，泡水中用手挤洗干净，放入开水中煮 5 分钟，捞起过冷水，滴干水；雪梨洗净，连皮切 4 块，去核；川贝母洗净。把全部用料放入开水锅内，武火煮沸后，文火煲 2～3 小时，调味食用。每日 1 料。

【说明】川贝母性微寒，味苦、甘，入肺、心经，能润肺镇咳，祛痰；雪梨能润肺生津，清热化痰；猪肺性平，味甘，入肺经，能补肺。诸物合用，具有润肺化痰，止咳的功效。

【调理】燥热伤肺。证见咳嗽痰稠，咯痰不易，咽干口渴等。

【注意事项】肺寒咳嗽、痰白而稀者，不可服食。

10. 参麦雪梨猪瘦肉汤

【用料】猪瘦肉 500 克，太子参 30 克，雪梨 4 个，麦冬 15 克，南杏仁 30 克。

【做法与用法】太子参、麦冬（去心）洗净；雪梨洗净，连皮切 4 块，去核；南杏仁用开水烫，去衣；猪瘦肉洗净，切块。把全部用料放入锅内，加清水适量，武火煮沸后，文火煲 1～2 小时，调味食用。每日 1 料。

【说明】太子参性平,味甘、微苦,入脾、肺经,能补脾肺之气,并生津养阴;雪梨能清燥润肺,生津;麦冬能润肺养阴,益胃生津,清心除烦;南杏仁性平,味甘,入肺经,能止咳润燥通便。与猪瘦肉合用,具有清燥润肺,益气生津的功效。

【调理】肺燥,或气阴不足。证见干咳无痰,咽干喉燥,气逆而喘等。

【注意事项】肺寒咳喘、痰多而白稀易咯者,不可服食。

11. 三雪蚌花猪瘦肉汤

【用料】猪瘦肉250克,雪梨4个,银耳60克,雪蛤膏30克,蚌花60克。

【做法与用法】雪蛤膏放入清水中浸5小时,发至白色,拣去污物洗净,放入开水锅中煮5分钟,捞起沥干;猪瘦肉洗净,切块;雪梨洗净,连皮切4块,去核;银耳用清水浸开,洗净,摘小朵;蚌花洗净。把用料放入锅内,加清水适量,武火煮沸后,文火煲1小时,放入雪蛤膏,再煲1小时,调味食用。每日1料。

【说明】汤中"三雪"甘润养肺,其中雪蛤膏能养肺阴,润肺燥,是阴虚久咳常用之品;雪梨能清润肺燥而止咳,并能生津止渴;银耳能滋阴润肺,清补肺阴;蚌花性凉,味甘,入肺经,能清肺化痰,凉血止血。诸物合用,具有清补润肺,化痰止咳的功效。

【调理】燥热伤肺。证见咽干痰黄稠,或干咳无痰;或肺阴不足,阴虚火旺之久咳,潮热,痰中带血等。

【注意事项】寒湿咳嗽、痰白而稀、饮食不佳者,不可服食。

12. 银耳香菇猪胰汤

【用料】猪胰1条,猪瘦肉100克,银耳30克,香菇30克。

【做法与用法】银耳用清水浸开,洗净,摘小朵;香菇用清水浸,洗净,去蒂;猪胰、猪瘦肉洗净,切片,用油、盐稍腌。把银耳、香菇放入锅内,加清水适量,武火煮沸10~15分钟后,放入猪胰、猪瘦肉,文火煲至肉熟,调味食用。每日1料。

【说明】银耳能滋阴润肺,益胃生津;香菇性平,味甘,入脾、胃经,能健脾益胃,滋阴润燥;猪胰性平,味甘,入脾、肺经,能益肺润燥,健脾生津。与猪瘦肉合用,具有滋液生津,润肺止咳的功效。

【调理】肺肾阴亏,虚火内生。证见干咳,咽干口渴,或渴欲多饮,或干咳痰中带血等。

【注意事项】痰湿内盛、肺寒咳嗽、痰多而白稀者，不可服用。

13. 白果南杏生鱼汤

【用料】白果60克，南杏仁60克，腐竹90克，生鱼500克，马蹄8个，生姜1片。

【做法与用法】白果去壳，开水稍煮去衣；南杏仁开水烫，去衣；腐竹浸软切段；马蹄去皮，洗净，切两半；生鱼去鳞、腮、肠脏，洗净。把全部用料放入锅内，加清水适量，武火煮沸后，文火煲2~3小时，调味食用。每日1料。

【说明】白果性平，味甘、苦，入肺经，能敛肺润肺，止咳平喘；生鱼性平，味甘而润，入肺、脾经，能滋阴润肺，养血生肌；腐竹性平，味甘、淡，入肺、胃经，能清肺热，养胃阴；马蹄能清热生津，化痰消积。与生姜合用，具有润肺化痰，敛肺止咳的功效。

【调理】咳喘日久，耗伤气阴，或平素阴虚气弱。证见口干渴，胃纳差，动则气短等。

【注意事项】本汤中的白果有小毒，不能过量，宜去心后使用。

14. 蚝豉老鸭汤

【用料】光老鸭1只（约600克），蚝豉250克，芡实60克，生姜2片。

【做法与用法】蚝豉用清水浸软洗净；芡实洗净，用清水浸半小时；老鸭洗净，斩块。把全部用料放入锅内，加清水适量，武火煮沸后，文火煲3小时，调味食用。每日1料。

【说明】蚝豉性平，味甘、咸，入脾、肾经，能滋阴养血，是常用之营养佳品；芡实性平，味甘、涩，入脾、肾经，能补肾涩精，健脾止泻；老鸭能滋补五脏之阴，清虚劳之烦热，并补血行水，养胃生津；生姜能健胃，除腥。诸物合用，具有滋阴补肾，健脾益血的功效。

【调理】肾阴不足之腰痛。证见腰膝酸痛，头晕目眩，消渴，遗泄，潮热等；或脾虚水肿，久泻；或老年人肾虚之尿频；或病后脾虚体弱，虚烦不眠等。

【注意事项】感冒发热、口渴、尿黄者，不可服食。

15. 沙参玉竹老鸭汤

【用料】光老鸭1只（约600克），北沙参60克，玉竹60克，生姜2片。

【做法与用法】北沙参、玉竹洗净；老鸭洗净，斩块。把全部用料放入锅内，加清水适量，武火煮沸后，文火煲2小时，调味食用。每日1料。

【说明】北沙参性寒，味甘，入肺、胃经，能滋阴清肺，养胃生津，除虚热；玉竹性寒，味甘，质润多液，入肺、胃经，能养阴润燥；老鸭能滋阴补血。与生姜合用，具有滋阴清补的功效。

【调理】阴虚诸证。如肾阴不足之肠燥便秘；或肺阴不足之干咳劳热，或胃阴不足之渴饮烦躁等。亦用治病后体虚或糖尿病属阴虚。

【注意事项】感冒发热、口渴、咳嗽痰黄者，不可服食。

16. 党参山药猪腰汤

【用料】猪腰肉500克，党参30克，山药30克，莲子60克，大枣8枚。

【做法与用法】山药、莲子（去心）洗净后，用清水浸半小时；党参、大枣（去核）洗净；猪腰肉洗净，切块。把全部用料放入锅内，加清水适量，武火煮沸后，文火煲2～3小时，调味食用。每日1料。

【说明】党参性平，味甘，入脾、肺经，善补中气，又益肺气，性质和平，不燥不腻，为脾肺气虚常用之药；山药性平，味甘，入脾、肺、肾经，既能补气，又能养阴，为平补脾、肺、肾三经之要药；莲子能健脾止泻，益肾固精，养心安神；大枣能补中益气，养血安神。诸物合用，具有补气健脾的功效。

【调理】脾胃气虚。证见消化力弱，肢体疲倦，饮食减少，大便不实；或病后体虚，不思饮食；或小儿脾虚之体弱，食欲不佳。

【注意事项】感冒发热、咳嗽、痰黄而稠者，不可服食。

17. 莲子猪心汤

【用料】猪心1个，莲子60克，太子参30克，龙眼肉15克。

【做法与用法】猪心、莲子（去心）、太子参、龙眼肉洗净。把用料放入锅内，加清水适量，武火煮沸后，文火煲2小时（或以莲子煲绵为度），调味食用。每日1料。

【说明】猪心性平，味甘、咸，入心经，能补血养心安神，亦常为补心药的药引；太子参性平，味甘，入肺、脾经，能补脾益气，为清补常用之品；龙眼肉能补益心脾，养血安神。与莲子合用，具有补心健脾，养心安神的功效。

【调理】心脾不足之精神衰疲，虚烦心悸，睡眠不安，健忘等。亦可用于神经衰弱而烦躁失眠，心悸等。

【注意事项】感冒发热、口渴、咳嗽痰黄者，不可服食。

18. 生蚝猪瘦肉汤

【用料】生蚝肉250克，猪瘦肉250克，生姜2片，葱1根。

【做法与用法】生蚝肉洗净；猪瘦肉洗净，切块；葱洗净，切葱花。把生蚝肉、猪瘦肉、姜片一齐放入锅内，武火煮沸后，文火煲约半小时，放入葱花，调味食用。每日1料。

【说明】生蚝肉性平，味甘、咸，入心、肾经，能滋阴养血，宁心除烦；生姜能健胃，除腥；葱能芳香醒脾。与猪瘦肉合用，具有滋养肝肾，养血宁心的功效。

【调理】肝肾不足。证见虚烦失眠，虚火牙痛，口舌生疮；或热病伤津之口干渴饮，燥咳无痰。

【注意事项】肺热咳嗽、口渴喜冷饮、便秘者，不可服食。

19. 沙参玉竹猪脤汤

【用料】猪脤肉500克，北沙参15克，玉竹30克，山药30克，莲子30克，芡实15克，薏苡仁15克。

【做法与用法】上药洗净，用清水浸半小时；猪脤肉洗净，切块。把全部用料放入煲内，加清水适量，武火煮沸后，文火煲2小时，调味食用。每日1料。

【说明】沙参性寒，味甘，入肺、胃经，能补肺阴，养胃津；玉竹性平，味甘，入肺、胃经，能养阴润燥生津；山药性平，味甘，入脾、肺、肾经，能补脾止泻，补肺治咳，补肾固精，缩尿止带；莲子能健脾止泻，养心安神；芡实能补脾止泻，固肾涩精，配莲子可调补心肾，使水火互济；薏苡仁能利水渗湿，健脾清肺，是清补淡渗之品，使本汤滋补而不留湿。诸物合用，具有清补益气，健脾养胃的功效。

【调理】病后体虚，或小儿脾虚，或老年人津亏气弱，消渴欲饮，或虚劳咳喘等。

【注意事项】感冒发热、咳嗽痰黄、口渴者，不可服食。

20. 胡萝卜生鱼汤

【用料】生鱼约 500 克，猪瘦肉 100 克，胡萝卜 500 克，大枣 10 枚，陈皮 1 小片。

【做法与用法】胡萝卜去皮洗净，切片；大枣（去核）、陈皮（浸软，去白）洗净；猪瘦肉洗净，切块；生鱼去鳞、鳃、肠脏，洗净，抹干水，下油起锅稍煎黄。全部用料放入开水锅内，武火煮沸后，文火煲 2 小时，调味供食。每日 1 料。

【说明】胡萝卜性平，味甘，入脾、胃经，能健脾胃，化积滞；生鱼性寒，味甘，入脾、胃经，能补脾胃，行水气；大枣能补中益气；陈皮能理气和胃。诸物合用，具有清补益气，健脾化滞的功效。

【调理】脾胃气虚，病后或术后体弱。证见消化力弱，饮食欠佳，或脾失健运，水湿停聚之证。

【注意事项】感冒发热、肺热咳嗽、痰黄而稠者，不可服食。

21. 花生鱼头汤

【用料】大鱼头 1 个，花生肉 100 克，腐竹 1 条，大枣 10 枚，生姜 2 片。

【做法与用法】花生肉洗净，清水浸半小时；腐竹洗净，浸软切小段；大枣（去核）洗净；鱼头洗净，斩开两边，下油起锅略煎。把花生、大枣、姜片放入锅内，加清水适量，火煮沸后，文火煲 1 小时，放入鱼头、腐竹再煲 1 小时，调味食用。每日 1 料。

【说明】花生肉性平，味甘，入胃、肺经，能益气养血，润肺和胃；腐竹性平，味甘，入脾、胃经，能健脾宽中，润燥消水；大鱼头能暖胃养血。与大枣、生姜合用，具有益气养血，清补脾胃的功效。

【调理】脾胃虚弱，气血不足。证见头晕头痛；或产后气血虚损之乳汁不足；或病后体虚，胃纳欠佳。

【注意事项】风热或燥热感冒、发热、咳嗽、痰黄而稠者，不可服食。

22. 香菇鸡脚汤

【用料】鸡脚 16 只,香菇 60 克,马蹄 10 个。

【做法与用法】鸡脚洗净,斩去趾甲,放入开水中煮 3 分钟,捞起过冷水;香菇浸软,去蒂,洗净;马蹄去皮,洗净,切两半。把鸡脚、马蹄放入锅内,加清水适量,武火煮沸后,文火煲 1.5 小时,放入香菇,再煲半小时,调味食用。每日 1 料。

【说明】香菇性平,味苦,入脾、胃经,能益胃气,助消化,生津液;鸡脚能健脾益气,舒筋强骨;马蹄能清热生津,开胃下食。诸物合用,具有清润益阴,开胃生津的功效。

【调理】平素阴虚。证见多饮,咽干口燥;或热病后,津液不足,胃纳欠佳。亦可用治秋季口鼻干燥,口渴欲饮。

【注意事项】感冒发热、口渴喜冷饮、汗出、尿黄者,不可服食。

23. 粉葛猪骨汤

【用料】猪骨 700 克,粉葛 500 克,大枣 10 枚,陈皮 1 片。

【做法与用法】粉葛去皮洗净,切段;大枣(去核)洗净;陈皮浸软,去白;猪骨洗净,斩块。全部用料一齐放入锅内,加清水适量,武火煮沸后,文火煲 3 小时,调味食用。每日 1 料。

【说明】粉葛性凉,味甘,入胃、肝经,能清胃热,生津止渴,滋润筋脉;猪骨能益阴润燥;大枣能健脾益气;陈皮能理气醒脾,使补而不滞。诸物合用,具有健脾养阴,生津止渴的功效。

【调理】脾虚胃热。证见口干渴饮;或热病伤津之肌热引饮。

【注意事项】胃寒湿重,或脾胃虚寒、腹痛而泻者,不可服食。

24. 生地黄芪猪胰汤

【用料】猪胰 1 条,猪瘦肉 60 克,黄芪 30 克,生地黄 30 克,山药 30 克,山茱萸 15 克。

【做法与用法】黄芪、生地黄、山药、山茱萸洗净,放入锅中,加清水适量,武火煮沸后,文火煲至山药熟。猪胰洗净,去油脂,切片;猪瘦肉洗净,切片。把猪胰和猪瘦肉一齐放入容器内,加油、盐、酒适量腌 15 分钟,放入已煲好的汤内,加盖煲 15 分钟,调味食用。每日 1 料。

【说明】生地黄性寒,味甘,入心、肝、肾经,能滋阴清热,凉血止血,为滋阴凉血之要药;山药性平,味甘,入肺、脾、肾经,能补气健脾益阴;山茱萸性温,味酸,质润,入肝、肾经,能养肝阴;黄芪能补气升阳,补气摄血,补气行滞,固表止汗;猪胰能益肺补脾,润燥。诸物合用,具有滋肾补脾,生津止渴的功效。

【调理】脾肾阴亏。证见口渴引饮;或肺胃实热之咽干渴饮;或糖尿病,口渴而多饮。

【注意事项】一般家庭饮用时,山茱萸用量可减少,以减其偏酸之味。若糖尿病患者作饮食治疗,则宜隔日1服。

25. 银耳猪骨汤

【用料】猪脊骨700克,银耳30克,青木瓜1个(约700克),大枣5枚。

【做法与用法】猪脊骨洗净,斩块;青木瓜去皮、籽,洗净,切角块;银耳用水浸开,洗净,摘小朵;大枣(去核)洗净。除银耳其他用料一齐放入开水锅内,武火煮沸后,文火煲2小时,放入银耳,再煲1小时,调味食用。每日1料。

【说明】银耳能滋阴润肺,养胃生津;猪脊骨能补阴益髓;青木瓜性平,味甘,入脾、胃经,能健脾胃,助消化;大枣能甘润滋养,并可调味。诸物合用,具有清燥润肺,健胃生津的功效。

【调理】燥热伤津。证见口渴咽干;或肺燥之干咳无痰。

【注意事项】感冒发热、口渴喜冷饮、尿黄、便秘者,不可服食。

26. 雪梨猪脮汤

【用料】猪脮肉500克,雪梨4个,无花果8个。

【做法与用法】雪梨洗净,连皮切4块,去核;无花果洗净;猪脮肉洗净,切块。把全部用料放入锅内,加清水适量,武火煮沸后,文火煲2小时,调味食用。每日1料。

【说明】雪梨能生津润燥,清热消痰;无花果性平,味甘,入肺、胃、大肠经,能润燥清咽,健胃清肠;猪脮肉能补脾气,润肠胃,生津液。诸物合用,具有清热润燥,生津止渴的功效。

【调理】胃肠燥热。证见口渴、便秘;或肺燥干咳;或热病后胃阴不足之厌食饮多;或劳累声嘶,咽干喉痛。

【注意事项】胃寒口淡;或湿痰内盛及肺寒咳嗽见痰多清稀者,不宜服食。

27．白菜蜜枣牛百叶汤

【用料】牛百叶500克，猪瘦肉100克，白菜1 000克，蜜枣6枚。

【做法与用法】白菜洗净，梗、叶切开；猪瘦肉洗净，切片，加调味料稍腌；牛百叶放入开水中浸2～3分钟，取起刮去黑衣，洗净，切梳形件，干水。把白菜梗、蜜枣放入开水锅内，武火煮沸后，文火煲1小时，放入白菜叶，再煲20分钟，放入猪瘦肉片及牛百叶再煲沸，调味食用。每日1料。

【说明】白菜性平，味甘，入脾、胃、肺经，能解热除烦，解渴；蜜枣能益气生津，润肺，与白菜合用更增清润生津之功；牛百叶性平，味甘，入脾、胃经，能补虚弱，益脾胃。与猪瘦肉合用，具有清润生津，调养脾胃的功效。

【调理】胃津不足。证见口渴多饮；或燥热伤肺之干咳痰少。亦用于秋季口、鼻、唇干燥。

【注意事项】脾胃气虚、腹痛、腹泻、口淡、饮食不佳者，不可服食。

28．番茄豆腐鱼丸汤

【用料】鱼肉250克，番茄250克，豆腐2件，发菜1撮，葱1根。

【做法与用法】番茄洗净，切块；豆腐1件切4块；发菜洗净，干水，切短；葱洗净，切葱花。鱼肉洗净，干水后剁烂，调味加入发菜及适量水，搅至起胶，放入葱花搅匀，做成鱼丸。把豆腐放入锅内，加适量清水，武火煮沸后，放入番茄，再煮沸后，放入鱼丸煮熟，调味食用。每日1料。

【说明】番茄性微寒，味甘、酸，入肺、胃经，能健胃生津，止渴；豆腐能清胃火，解肌热，除烦渴；鱼肉能健脾胃，益气血；葱味能芳香醒脾。诸物合用，具有健脾清胃，养阴润燥，生津止渴的功效。

【调理】平素阴亏，胃津不足。证见咽干，口渴多饮，不欲饮食，或暑热烦渴等。

【注意事项】平素胃寒、胃酸过多者，不可服食。

29．咸酸菜蚝豉汤

【用料】蚝豉250克，猪瘦肉25克，咸酸菜梗100克。

【做法与用法】咸酸菜梗洗净，切片；蚝豉清水略浸，洗净；猪瘦肉洗净，切片。把全部用料放入锅内，加水适量，武火煮沸后，文火煲2小时，调味食用。每日1料。

【说明】咸酸菜梗性平，味酸，入脾、胃经，能生津止渴，增加胃酸，开胃消食；蚝豉能滋阴清肺，补心养血，与咸酸菜梗合用，则更增养阴生津之效；猪瘦肉能益气健脾润燥。诸物合用，具有生津止渴，滋养阴液的功效。

【调理】胃阴不足。证见咽干口渴，饮水量多，或咽干喉痛，声嘶等；或热病后烦渴，胃纳不佳。

【注意事项】溃疡病属胃酸过多者，不可服食。

30. 海蜇马蹄汤

【用料】鲜海蜇500克，猪瘦肉60克，马蹄500克，生姜1片。

【做法与用法】海蜇洗数次，洗去咸味和细沙，切丝。马蹄去皮，洗净，切开两半；猪瘦肉洗净，切片，用油、盐稍腌。把海蜇、马蹄放入锅内，加清水适量，武火煮沸后，文火煲半小时，放入猪瘦肉片和姜片，煲几分钟，调味食用。每日1料。

【说明】海蜇性平，味咸，入肾经，能清热滋阴，软坚化痰；马蹄能清热生津，凉血解毒，并能化痰通便；猪瘦肉能滋阴润燥。诸物合用，具有清热生津，散结化痰的功效。

【调理】热病伤胃阴。证见口咽干燥，大便秘结；或肺热咳嗽，痰黄而稠。

【注意事项】湿痰内盛、咳嗽、痰多白而稀者，不可服用。

31. 粟米牛腸汤

【用料】牛腸500克，粟米2条，大枣10枚，生姜2片。

【做法与用法】粟米（留须及粟米衣3～4片）、大枣（去核）洗净。牛腸放入开水锅内，武火煮几分钟后捞起。把全部用料放入锅内，加清水适量，武火煮沸后，文火煲3～5小时，调味食用。每日1料。

【说明】粟米性平，味甘，入脾、胃经，能健脾胃，和中焦；牛腸肉能补脾胃，益气血。与大枣、生姜合用，具有养脾胃，止渴的功效。

【调理】胃热津伤，胃津不足。证见渴欲饮水；或糖尿病有口渴，神疲者。

【注意事项】感冒发热、咳嗽痰黄、尿黄、便秘者,不可服食。

32. 菠耳汤

【用料】菠菜根90克,银耳9克。

【做法与用法】银耳先用水浸泡2小时,洗净,放入瓦锅中,放1碗半水,煮约半小时后加入菠菜根,再煮沸20分钟,咸甜两食均可。每日1~2料。

【说明】菠菜根性凉,味甘,入胃、大肠经,能行滞润肠,养血明目,止血。与银耳合用,具有滋阴润燥,解渴通便的功效。

【调理】大肠燥结而大便秘结;糖尿病口渴欲饮。

【注意事项】脾胃虚寒、腹痛隐隐、腹泻、饮食不佳者,不可服食。

33. 燕窝猪瘦肉汤

【用料】燕窝9克,猪瘦肉120克,白及6克,川贝母9克,冰糖60克

【做法与用法】将燕窝用水浸发洗净,猪瘦肉原块洗净留用。把燕窝、猪瘦肉连同其他药材一起放进煲内,加适量清水,约煮3小时,再加入冰糖溶解后饮食。每日1料。

【说明】燕窝性平,味甘,入肺、胃经,能滋肺胃,益气阴,生津液,除虚热;白及性微寒,味苦、甘、涩,入肺、胃、肝经,能收敛止血,消肿生肌,补益肺胃。与诸物合用,具有补肺养阴,收敛止血的功效。

【调理】支气管燥热咳嗽,痰少而难于咯出;或痰中带血丝;或肺出血等。

【注意事项】感冒发热、口渴喜冷饮、咯血鲜红者,不可服食。

34. 木耳海参猪肠汤

【用料】猪大肠500克,木耳30克,海参250克。

【做法与用法】木耳用清水浸开,洗净;海参洗净,切丝;猪大肠洗净,切小段。把全部用料放入锅内,加清水适量,武火煮沸后,文火煲1~2小时,调味食用。每日1料。

【说明】海参性温,味甘、咸,入肺、脾、肾经,能补肾益精,养血润燥;木耳性平,味甘,入脾、大肠经,能养血益阴,滋润肠燥。与猪大肠合用,具有滋阴养血,润燥滑肠的功效。

【调理】老年人肾水不足，或妇女产后血虚津亏，证见大便燥结者。亦可用治习惯性便秘等阴亏血少。

【注意事项】脾虚便溏、湿困脾胃者，不可服食。

35．麻仁当归猪䐋汤

【用料】猪䐋肉500克，火麻仁60克，当归9克，蜜枣5枚。

【做法与用法】火麻仁、当归洗净；猪䐋肉洗净，切块。把全部用料放入锅内，加清水适量，武火煮沸后，文火煲2小时，调味食用。每日1料。

【说明】火麻仁性平，味甘，入脾、胃、大肠经，能润燥滑肠，补虚；当归能养血润燥，滑肠通便。与猪䐋肉、蜜枣合用，具有补阴血，润肠燥，通大便的功效。

【调理】病后或老年人及妇女产后，血虚津枯。证见便秘，便结难排等。亦可用治习惯性便秘属阴血不足，肠中燥结者。

【注意事项】感冒发热、大便滑泄者，不宜服食。

36．桃杏猪䐋汤

【用料】猪䐋肉500克，南杏仁90克，核桃肉15克。

【做法与用法】南杏仁、核桃肉用开水烫，去衣；猪䐋肉洗净，切块。把全部用料放入锅内，加清水适量，武火煮沸后，文火煲2小时，调味食用。每日1料。

【说明】南杏仁性平，味甘，能润肺止咳，润肠通便；核桃肉性温，味甘，入肺、脾、肾经，能补肾助阳，滋肺敛肺，润肠通便。与猪䐋肉合用，具有滋补肺肾，润燥滑肠的功效。

【调理】阴血虚亏之肠燥便秘；或老年人气虚血弱之排便不力，大便干结；或肺肾两虚之干咳无痰，少气乏力；或久患咳喘不愈属肺燥者。

【注意事项】肺寒痰饮咳喘、痰白而稀，或脾胃寒湿、便溏者，不可服食。

37．熟地肉苁蓉猪腰汤

【用料】猪腰2个，当归10克，熟地黄60克，肉苁蓉30克，大枣5枚。

【做法与用法】猪腰洗净，切开，去白脂膜，切片，用醋、酒、生粉拌过；当归、熟地黄、肉苁蓉、大枣（去核）洗净。把全部用料放入炖盅内，加开水适量，炖盅加盖，文火隔水炖2~3小时，调味食用。每日1料。

【说明】熟地黄能滋阴养血，是生精补髓常用之品；肉苁蓉性温，味甘、咸，入肾、大肠经，能补肾阳，益精血，且能润燥滑肠；当归能养血润肠通便；猪肾能滋肾壮腰。诸物合用，具有滋肾益阴，养血滑肠的功效。

【调理】肾阴不足，肠失濡润。证见大便秘结，便如羊粪，或口干舌燥，咽喉干痛等。亦可用治老年人习惯性便秘。

【注意事项】脾胃虚寒、腹泻、便溏、纳差者，不可服食。

38．香蕉冰糖汤

【用料】香蕉5个，陈皮1片，冰糖适量。

【做法与用法】香蕉剥皮，切3段；陈皮浸软，去白。把香蕉、陈皮放入锅内，加清水适量，文火煮沸15分钟，再加冰糖，煮沸至糖溶即成。每日1料。

【说明】香蕉性寒，味甘，入肺、脾、胃经，能清热润燥，解毒生津，是润肠通便，降火生津的常用果品；陈皮能行气健胃，滋而不腻。与冰糖合用，具有润肠通便，润肺止咳的功效。

【调理】大肠燥结。证见便硬难排，或便如羊粪，干结难出；或燥热之咳嗽，咽干口燥；或热病后烦渴欲饮；或习惯性便秘等。

【注意事项】胃中寒湿、大便溏薄者，不宜服用。

39．天冬生地猪肝汤

【用料】猪肝100克，猪瘦肉100克，生地黄30克，天冬15克，鲜菊花10朵，陈皮1小片。

【做法与用法】生地黄洗净，切小片；天冬洗净，去心；鲜菊花洗净，摘花瓣；陈皮洗净，清水浸软去白；猪肝、猪瘦肉洗净，切薄片，用调味料腌15分钟。把生地黄、天冬、陈皮放入锅内，加清水适量，文火煲沸30分钟，放入猪肝、猪瘦肉、菊花瓣煲30分钟，调味食用。每日1料。

【说明】生地黄能滋阴清热；天冬性寒，味甘，既能滋阴养血，又能清热凉血，与猪肝、猪瘦肉合用，则滋养肝血，柔肝润燥而健体养颜；鲜菊花性寒，味甘、苦，气清香，能清肝明目，平抑肝阳；陈皮能行气健脾。诸物合用，具有养肝舒肝，黑发养颜的功效。

【调理】肝血不足,肝气郁结,证见胁痛胸闷,视物不清,心烦失眠,口干口苦,面色青白无华,毛发不泽或白发,或肝热目赤等。

【注意事项】脾胃虚弱、腹泻、纳少者,不可服食。

40. 白果菊梨淡奶汤

【用料】淡牛奶适量,白果30克,白菊花4朵,雪梨4个,蜜糖适量。

【做法与用法】白果去壳,热水烫去衣,去心;白菊花洗净,摘花瓣用;雪梨削皮,取梨肉,切粒。把白果、雪梨放入锅内,加清水适量,武火煮沸后,文火煲至白果熟,加菊花瓣、牛奶煮沸,熄火稍降温,再加蜜糖调甜食。每日1料。

【说明】白果能止咳平喘;菊花能清热清头目。与淡牛奶、雪梨、蜜糖合用,具有养阴清热,润燥的功效。

【调理】阴亏津枯。证见肌肤干燥,面色无华;或干性皮肤,肤色枯槁、皱纹;或肺结核咳喘痰多等。

【注意事项】脾胃湿热,或脾胃食滞、腹胀、腹泻者,不可服食。

41. 花生陈皮猪脚汤

【用料】猪脚3只,花生米100克,陈皮1片。

【做法与用法】猪脚刮净毛,洗净,斩块,加清水,武火煮5分钟,捞起过冷水;花生米洗净;陈皮洗净,浸软去白。把猪脚、花生米、陈皮放入锅内,加清水适量,武火煮沸后,文火煲3小时,调味食。每日1料。

【说明】猪脚性平,味甘、咸,入脾、胃、肾经,能补血润燥,填肾精,强健腰脚;花生米性平,味甘,入脾、胃、肺经,能补脾益气,养血润燥;陈皮能行气健脾,滋而不腻。诸物合用,具有益气养血,润肤去皱,通乳的功效。

【调理】血虚津枯。证见肌肤不泽,粗糙皲裂;或妇女产后,阴血不足之乳汁缺少等。

【注意事项】感冒发热、大便溏薄者,慎用本汤。

42. 黄精生地鸡蛋汤

【用料】鸡蛋4个,黄精60克,生地黄60克,蜜糖适量。

【做法与用法】黄精、生地黄洗净，切片；鸡蛋煮熟，去壳。把黄精、生地黄、鸡蛋放入锅内，加清水适量，武火煮沸后，文火煲半小时，放凉至饮用前下蜜糖调食。每日1料。

【说明】黄精性平，味甘，质润，入脾、肺、肾经，能补脾气，益脾阴，兼能润肺燥，益肾精；生地黄能滋阴养血；鸡蛋性平，味甘，入脾、心、肾经，能补脾益血，补心安神，补肾养阴，是营养极丰富的食品。诸物合用，具有补脾益肾，滋润养颜的功效。

【调理】脾肾阴亏，精津不足。证见肌肤失养，颜面枯槁，发枯脱落，发白面皱，大便秘结，皮肤粗糙等。

【注意事项】中焦虚寒之大便溏泄，或痰湿痞满者，不可服食。

43．肉苁蓉菟丝猪腰汤

【用料】猪腰3个，肉苁蓉60克，菟丝子30克，大枣10枚。

【做法与用法】肉苁蓉浸淡，切片；菟丝子、大枣（去核）洗净；猪腰洗净，切开，去白脂膜，切片。把全部用料放入锅中以文火煲2~3小时，调味食用。每日1料。

【说明】肉苁蓉能补肾壮阳，滋润肠燥；菟丝子性平，味辛、甘，入肝、肾、脾经，能固精，缩尿，明目，止泻。与猪腰、大枣合用，具有补肾益精，延年益寿的功效。

【调理】老年体弱，精血亏虚。证见腰膝冷痛，阳痿，耳鸣，视物昏花，小便频数，大便燥结；或肾虚之体虚，精神不振，腰腿无力，肌肤不泽等。

【注意事项】阴虚火旺；或实热、发热、口渴、尿黄、便秘者，不可服食。

44．何首乌牛膁汤

【用料】牛膁500克，何首乌60克，白茯苓30克，牛膝15克，大枣10枚。

【做法与用法】牛膁洗净，横纹切片，用开水拖过，去腥味；何首乌、白茯苓、牛膝、大枣（去核）洗净。把全部用料放入锅内，加清水适量，武火煮沸后，文火煲3小时，调味食用。每日1料。

【说明】何首乌性微温，味苦、甘、涩，入肝、肾经，能补肝肾，益精血，兼能收敛精气，且不寒、不燥、不腻，为滋补良药，生用补益力弱，且不收敛，能截疟，解毒，润肠通便；白茯苓性平，味甘、淡，入心、脾、胃、肺、肾经，能健脾和中，渗湿；牛膝性平，味苦、酸，入肝、肾经，能补肝肾，强筋骨。与牛腺、大枣合用，具有养血益肾，驻颜乌发的功效。

【调理】脾肾两虚，精亏血少。证见头晕眼花，须发早白，腰膝酸软，面色萎黄，形容憔悴；或肾虚筋骨酸软，腰膝无力等。

【注意事项】感冒发热、咳嗽、痰黄而稠者，不可服食。

45. 何首乌寄生鸡蛋汤

【用料】鸡蛋4个，何首乌60克，桑寄生30克。

【做法与用法】何首乌、桑寄生、鸡蛋洗净。把全部用料放入锅内，加清水适量，武火煮沸后，文火煲半小时，捞起鸡蛋去壳，再放入锅内煲1小时，加糖煲沸即成，饮汤食蛋。每日1料。

【说明】何首乌能补肝肾，益精血；桑寄生性平，味苦、甘，入肝、肾经，为养血之品，兼能强筋骨，祛风湿，安胎。与鸡蛋合用，具有养血补肾，黑发悦颜的功效。

【调理】血虚体弱。证见须发早白，脱发不生，头晕眼花，未老先衰。亦可用治肾虚腰痛，四肢麻木；或孕妇血虚胎动不安，产后乳汁不足等。

【注意事项】感冒发热、食滞胀满或体型肥胖高血压者，不可服食。

46. 草决明丹参猪瘦肉汤

【用料】猪瘦肉150克，枸杞子15克，何首乌20克，草决明15克，山楂15克，丹参10克。

【做法与用法】猪瘦肉洗净，切块；其余药物洗净。把全部用料放入锅内，加清水适量，武火煮沸后，文火煲2小时，调味食用。每日1料。

【说明】草决明性微寒，味甘、苦、咸，入肝、肾经，能清泄肝火，兼益肾阴，为明目之佳品；丹参性微寒，味苦，入心、肝经，能活血通经，凉血消肿，清心除烦；枸杞子性平，味甘，入肝、肾、肺经，能滋补肝肾，明目润肺；山楂性微温，味酸、甘，入脾、胃、肝经，能健脾开胃，破气散瘀。与猪瘦肉、何首乌合用，具有活血降脂，减肥健美的功效。

【调理】高血压、肥胖者，肝、肾不足。证见头晕眼花，时有胸闷心烦失眠；或肝阳上亢之面赤，头痛，目眩；或瘀血阻滞之心胸翳痛，肢体疼痛，面部色斑等。

【注意事项】感冒发热、口渴、尿黄、便秘者，不可服食。

47．芝麻苓菊猪瘦肉汤

【用料】黑芝麻 60 克，茯苓 60 克，鲜菊花 10 朵，猪瘦肉 250 克。

【做法与用法】黑芝麻洗净，用清水略浸，捣烂；茯苓洗净；鲜菊花洗净，摘花瓣用；猪瘦肉洗净，切片，用调味料腌 10 分钟。把黑芝麻、茯苓放入锅内，加清水适量，文火煲沸 15 分钟，放入猪瘦肉、菊花瓣，煲至猪瘦肉熟，调味食用。每日 1 料。

【说明】黑芝麻性平，味甘，入肝、肾经，能补肝肾，益精血，润肠燥；茯苓能健脾渗湿。与鲜菊花、猪瘦肉合用，具有补养肝肾，滋润乌发的功效。

【调理】肝肾阴虚，发白。证见头晕眼花，肢体麻木，头发白，舌质嫩红，苔少，脉细。

【注意事项】脾胃虚寒、大便溏泄或脂溢性皮炎脱发者，不可服食。

48．枸杞子核桃羊肾汤

【用料】羊肾 2 个，枸杞子 30 克，生地黄 60 克，核桃肉 60 克，杜仲 60 克，生姜 1 片。

【做法与用法】枸杞子、生地黄、杜仲洗净，核桃肉用开水烫去衣；羊肾洗净，切开，去白脂膜，切片，下油起锅用姜片略炒。把全部用料放入锅内，加清水适量，武火煮沸后，文火煲 2～3 小时，调味食用。每日 1 料。

【说明】羊肾性温，味甘、咸，入肝、肾经，能补肾助阳；杜仲性温，味甘，入肝、肾经，能补肝肾，强筋骨，安胎。与枸杞子、生地黄、核桃肉、生姜合用，具有补肾益精，乌须黑发的功效。

【调理】肾精不足。证见须发早白，腰膝酸软，筋骨无力，头晕耳鸣等。

【注意事项】脾胃虚弱、饮食欠佳、食后腹胀者，慎服食。

49．芝麻黑豆泥鳅汤

【用料】泥鳅鱼 500 克，黑豆 60 克，黑芝麻 60 克。

【做法与用法】黑豆、黑芝麻洗净；泥鳅放冷水锅内，加盖，加热烫死,洗净,干水后下油起锅稍煎黄,铲起。把全部用料放入锅内,加清水适量,武火煮沸后,文火煲至黑豆烂,调味食用。每日1料。

【说明】泥鳅鱼性平,味甘,入脾、肾经,能补脾益气,除湿助阳。与黑豆、黑芝麻合用,具有补肾健脾,养血生发的功效。

【调理】脾肾两虚、精血亏损。证见脱发,须发早白;或脾虚瘦弱之面色萎黄;或肾虚之阳痿,消渴,便秘;或湿盛疮癣瘙痒等。

【注意事项】脾胃虚弱、食后腹胀者,不可服用。

50. 二莲鸡子黄汤

【用料】鸡蛋2个,莲子肉30克,莲须12克,百合30克,大枣4枚。

【做法与用法】莲子肉(去心取肉)、大枣(去核)、百合、莲须洗净。把全部用料放入锅内,加清水适量,武火煮沸后,文火煲1小时,然后把鸡蛋打破,取蛋黄放入汤中,蛋黄刚熟即可,饮汤食蛋,亦可加少量糖调服。每日1料。

【说明】鸡子黄性平,味甘,入脾、胃经,能滋阴养血;莲子肉能健脾养心,安神定志;百合能养阴除烦,清心安神。与莲须、大枣合用,具有养心除烦,安神固胎的功效。

【调理】妊娠后阴血不足。证见虚烦不眠,心中烦闷,心悸心慌,多梦易醒,舌质红,苔少,脉细数。

【注意事项】脾胃虚寒、腹胀、腹泻、饮食欠佳者,不可服食。

51. 甜菊灵芝汤

【用料】甜菊60克,灵芝30克,合欢花15克,酸枣仁30克,柏子仁30克。

【做法与用法】把全部用料洗净,放入锅内,加清水适量,文火煲2小时,汤成即为甜香微酸之品,不用加糖。每日3~4次,每次1杯。

【说明】灵芝能宁心安神,补肝定志;甜菊能养阴清热,生津止渴;酸枣仁、柏子仁均能养心安神,养肝润肠;合欢花能舒肝解郁,安神定志。诸物合用,具有清心安神,养肝润燥的功效。

【调理】阴虚火旺。证见虚烦失眠,梦多易醒,心悸盗汗,头晕耳鸣,精神衰疲,不耐思虑,咽干口燥,大便干燥,舌质红,少苔,脉细数。

【注意事项】脾胃虚寒、食后腹胀、呕吐、便溏者,不可服用。

（二）粥食

1. 真君粥

【用料】杏子 5～10 枚，粳米 50～100 克，冰糖适量。

【做法与用法】选用成熟的杏子，洗净后煮烂去核；另用粳米煮粥，待粥将成时，加入杏子肉、冰糖同煮为粥食。每日 1 料。

【说明】杏子性温，味酸、甘，入肺经，能润肺定喘，生津止渴。与冰糖、粳米同煮粥，具有甘寒滋润，清养肺胃的功效。

【调理】肺胃阴伤。证见身热不甚，干咳不已，口舌干燥，口渴。

【注意事项】肺热、咳嗽、痰黄而稠、尿黄、便秘者，不可服用。

2. 四仁橘皮粥

【用料】甜杏仁 10 克，松子仁 10 克，火麻仁 10 克，柏子仁 6 克，橘皮 3 克，粳米 100 克，白砂糖适量。

【做法与用法】前五味共煎，去渣取汁，再入粳米共煮为稀粥，调入白砂糖。每日分 2 次服食，每日 1 料。

【说明】甜杏仁性温，味苦，有小毒，入肺、大肠经，能下气止咳定喘，润肠通便；火麻仁、松子仁、柏子仁均能润肠通便；橘皮能下气宽肠通便。诸物合用，具有肃肺化痰，润肠通便的功效。

【调理】肺燥肠闭。证见咳嗽不爽而多痰，胸腹胀满，便秘。

【注意事项】阳明腑实证、发热、口渴喜冷饮、汗出、便秘、尿黄者，不可服食。

3. 贝母粥

【用料】贝母 10 克，粳米 50 克，冰糖适量。

【做法与用法】先将贝母去心研为末，备用；用粳米煮粥，煮至米开粥稠时，加入贝母粉、冰糖，改文火稍煮片刻即成。每日 1 料。

【说明】贝母性微寒，味苦、甘，入肺、心经，能清化热痰，开郁散结。与粳米、冰糖合用，具有润肺养胃，化痰止咳的功效。

【调理】肺虚久咳，痰少咽燥；或肺痿肺热咳嗽，咯痰黄而稠，咽喉肿痛等。

【注意事项】肺气虚寒、湿痰内盛、咳嗽、痰多而白稀者,不可服用。

4. 麦冬粥

【用料】麦冬(去心)10克,大枣2枚,粳米100克,冰糖适量。

【做法与用法】取麦冬用温水浸泡片刻,和粳米、大枣、冰糖同入砂锅内加水煮粥,煮至麦冬烂熟,米开花粥稠即可食。每日1料。

【说明】麦冬性微寒,味甘、微苦,入肺、心、胃经,能清养肺、胃之阴而润燥生津,且可清心而除烦热。与大枣、粳米、冰糖合用,具有养阴益胃,润肺清心的功效。

【调理】肺胃阴伤之燥咳无痰;或干咳痰稠,口干舌燥,心烦不眠,以及热病后期津液亏虚。

【注意事项】感冒发热、口渴、尿黄、便秘者,不可服食。

5. 天冬粥

【用料】天冬15~20克,粳米30~60克,冰糖少许。

【做法与用法】天冬先煎取浓汁,去渣,入粳米煮粥,沸后加入冰糖,再煮至粥稠即可食。每日1料。

【说明】天冬性大寒,味甘、苦,入肺、肾经,能清肺火,滋肾阴,润燥滑肠。与粳米、冰糖合用,具有滋阴清肺,生津止咳的功效。

【调理】肾阴不足,阴虚内热。证见潮热,盗汗,津少口干,以及肺阴亏虚,午后低热,夜间盗汗,干咳少痰,痰中带血等。

【注意事项】脾胃虚寒、食少便溏、神疲乏力者,不可服用。

6. 黄精粥

【用料】黄精15~30克(或鲜黄精30~60克),粳米60克,白砂糖适量。

【做法与用法】黄精切片,煎取浓汁,去渣,同粳米煮粥,粥成后加白砂糖适量即可食。每日1料。

【说明】黄精能补脾气,益脾阴,兼能润肺燥,益肾精。与粳米、白砂糖合用,具有滋阴养血,润肺补脾的功效。

【调理】肺阴不足。证见干咳无痰,痰中带血;或肺痨咯血。

【注意事项】脾虚有湿、咳嗽痰多而稀白者,不可服用。

7. 酥蜜粥

【用料】酥油 20~30 克,蜂蜜 15 克,粳米 100 克。

【做法与用法】先用粳米加水煮粥,然后取酥油、蜂蜜调入粥中,改文火再煮片刻即成,温热服。每日 1~2 料。

【说明】蜂蜜性平,味甘,入肺、大肠经,能润燥滑肠;生用性凉,能清热润肺,熟用补中,能缓急止痛。与粳米、酥油合用,具有补五脏,益气血,生津润燥的功效。

【调理】体弱消瘦,虚劳低热,肺痿肺燥,咳嗽咯血,皮肤枯槁粗糙,大便干结难解,小便短赤等。

【注意事项】湿热积滞、胸痞不舒、腹胀者,慎用。

8. 脊肉粥

【用料】猪脊肉 100 克,粳米 150 克,食盐、香油、花椒粉少许。

【做法与用法】先将猪脊肉洗净,切成小块,用香油烹炒一下,然后加入粳米煮粥,待粥将成时,加入调味品食盐、花椒粉,再煮 1~2 沸,即可食。每日 1~2 料。

【说明】猪脊肉性平,味甘,入脾、肾经,能补五脏,益阴血,润燥。与粳米合用,具有补中益气,滋养脏腑的功效。

【调理】体质虚弱消瘦,营养不良,脾胃虚寒,或气血不足。

【注意事项】感冒高热、口渴、大汗出者,不可服食。

9. 鸭汁粥

【用料】老鸭 1 只,粳米 100 克,葱、姜少许。

【做法与用法】先将老鸭去毛剖腹,去内脏,洗净,切成小块,加水先煎 5~6 小时,然后分次取鸭汁和粳米,加入葱、姜少许,煮成稀粥,分早、晚空腹温热食之。每日 1 料。

【说明】老鸭性平,味甘,入脾、胃、肺、肾经,能滋补五脏之阴,清虚劳之烦热,并能补血行水,养胃生津。与粳米合用,具有滋阴养胃,利水消肿的功效。

【调理】身体虚弱,骨蒸劳热,水肿,或病后体虚,神疲乏力等。

【注意事项】感冒发热、口苦口干、尿黄、便秘者,不可服食。

10. 鹌鹑粥

【用料】鹌鹑1只，粳米100克，细盐少量。

【做法与用法】鹌鹑去毛和内脏，切成小块，与粳米共煮成粥，加盐适量调味即可食。每日1~2料。

【说明】鹌鹑性温，味甘，入脾、胃、肺经，能利五脏，益心气，化痰。与粳米合用，具有补益五脏的功效。

【调理】营养不良，身体消瘦，贫血萎黄，咳嗽，哮喘，小儿疳积等。

【注意事项】感冒发热、口苦口干、尿黄、便秘者，不可服食。

11. 人参鸡粥

【用料】鸡1只（约700克），人参16克（参须亦可），粳米100克，山药60克。

【做法与用法】人参切片；山药、粳米洗净；鸡洗净，去肠杂，留鸡肝，切片，把鸡放入锅内，加清水适量，武火煮沸后，文火煲1小时后，捞起鸡，撕鸡肉成丝。把人参、山药、粳米放入鸡汤内，武火煮沸后，文火煲至粥将成时，放入鸡肝、鸡肉丝煲沸，调味食。每日1料。

【说明】人参大补元气，健脾补肺，能恢复元气，鼓舞正气，增强机体活力和抗病能力，既可用于危重病急救，又可广泛用于各种慢性虚损；鸡肉能温中补脾，益气养血，补肾益精。诸物与山药、粳米合用，具有补气养血，健体益颜的功效。

【调理】气血虚弱。证见身体消瘦，形容憔悴，精神疲乏，面色无光泽；或病后体弱，或老年人气血不足；或劳累虚损等。

【注意事项】感冒发热、肺湿泄泻、食滞腹胀者，不可服食。

12. 腊鸭颈头菜干粥

【用料】腊鸭颈、头150克，白菜干60克，粳米120克。

【做法与用法】腊鸭颈、头用温水洗净，斩小块；白菜干浸开，洗净，切短度；粳米洗净。把粳米、菜干和腊鸭颈、头放入开水锅内，武火煮沸后，文火煲至粥成，调味食。每日1~2料。

【说明】腊鸭颈、头性平，味甘、咸，入脾、胃、肺、肾经，能滋阴润燥，健脾益胃，其味甘香宜人，是调养胃气，增进食欲的佳品；白菜干能清热润燥。与粳米合用，具有滋阴降火，健脾养胃的功效。

【调理】阴虚内热。证见情绪躁动，睡眠不宁，口干咽痛，口腔溃疡，牙龈浮肿。亦可用治热病后胃口不佳，不思饮食等。

【注意事项】感冒发热、口干口苦、尿黄、便秘者，不可服食。

13. 柴鱼花生猪骨粥

【用料】柴鱼2条，猪骨500克，花生仁60克，粳米150克，冲菜2片，芫荽适量，葱2根。

【做法与用法】柴鱼锤松，去头、骨，撕去皮，将柴鱼肉洗净，撕小块；花生仁、粳米洗净；冲菜洗净，切小粒；芫荽洗净，切碎；葱洗净，切葱花；猪骨洗净，斩小块。将猪骨与花生仁一齐放入锅内，加清水适量，武火煮沸半小时后，放入柴鱼和粳米，文火煲成粥，放入冲菜、芫荽、葱煲沸，调味食用。每日1料。

【说明】柴鱼能健脾胃，益阴血；花生仁能补益气血，滋养美容；猪骨能补髓益阴，强筋骨，润肌肤。诸物合用，具有健脾养血，滋养肌肤的功效。

【调理】脾虚。证见食少，消瘦乏力，面色萎黄，肌肤不泽；或阴津不足之肺燥咳喘，肠燥便结，胃燥消渴；或脾虚不能统血之皮下出血，或贫血等。

【注意事项】感冒发热、口渴、出汗、尿黄、便秘者，不可服食。

14. 蚝豉皮蛋咸肉粥

【用料】蚝豉60克，猪瘦肉250克，皮蛋2个，粳米120克。

【做法与用法】先将猪瘦肉用盐腌一夜，隔天用清水洗净；粳米洗净，用少许盐腌拌；蚝豉浸开，洗净；皮蛋剥壳，切小粒。把粳米放入开水锅内，煮几沸后，放入蚝豉、咸猪瘦肉，文火煲至粥将成时，捞起猪瘦肉，撕成丝条，与皮蛋粒一起放入粥内，再煲至粥成，调味食用。每日1料。

【说明】皮蛋性寒，味甘、涩，入肺、胃、大肠经，能泻肺、胃、大肠之火；咸瘦肉性平，质润，味甘、咸，入脾、肾经，能滋阴降火，健脾养津。诸物合用，具有滋阴降火，调理肠胃的功效。

【调理】阴虚火旺。证见睡眠不宁，心烦急躁，口臭口干，口腔溃疡，牙龈肿痛等。亦可用治扁桃腺炎、腮腺炎、咽喉炎，或头面生疮等。

【注意事项】脾胃虚寒、食后腹胀、腹泻者，不可服食。

15. 猪红鲩鱼肉粥

【用料】熟猪红1 000克，鲩鱼肉180克，江珧柱15克，粳米120克。

【做法与用法】熟猪红用清水漂洗，切小方块；鲩鱼肉切片，用生抽、姜丝拌匀；粳米洗净，用少许盐、油拌腌；江珧柱洗净，用清水浸软，撕碎。把粳米放入开水锅内，武火煮沸后，文火煲成粥后，放入熟猪红、姜丝煲沸时，放入鲩鱼片再煲沸，食用时加葱花、胡椒粉即可。每日1料。

【说明】熟猪红性平，味甘、咸，入脾、胃、肾经，能益血补中，润燥，解毒去积秽；鲩鱼肉性温，味甘，入脾、胃经，能补脾胃，是营养丰富，肉味鲜美，易于吸收的食品；江珧柱能滋阴养液，健脾胃。诸物合用，具有养血健胃，润燥养颜的功效。

【调理】脾胃虚弱，津液不足。证见食欲不振，皮肤干燥，贫血，或便秘不通，或消渴等。

【注意事项】感冒发热、口干口苦者，不可服食。

16. 生菜鲮鱼球粥

【用料】鲮鱼胶500克，生菜1 000克，粳米120克，冲菜、熟油、葱花、胡椒粉适量。

【做法与用法】生菜洗净，切细丝，用少许生油、盐拌，去菜水；鲮鱼胶做成小鱼球；粳米洗净，用少许盐拌匀。把粳米放入开水锅内，武火煮沸后，文火煲至粥成时，放入鲮鱼球、生菜、熟油、冲菜粒、葱花，煲沸可食。每日1料。

【说明】生菜性凉，味甘，入脾、胃经，能清胃生津，止渴除烦；鲮鱼胶性平，味甘，入脾、胃经，能健脾胃，补中气。诸物合用，具有清润补中，调畅经脉的功效。

【调理】燥热伤阴，胃燥津亏。证见咽喉干痛，烦热口渴，口气热臭；或燥热积滞之大便不畅；或燥热郁结，肝气不舒之情绪不安等。

【注意事项】平素胃寒者，胡椒粉用量可加大，或加少许姜汁同食。

17. 何首乌大枣粥

【用料】何首乌60克，粳米100克，大枣10枚，红糖适量。

【做法与用法】何首乌、粳米、大枣（去核）洗净。把何首乌、粳米、大枣放入锅内，加清水适量，武火煮沸后，文火煲成粥，放入红糖煲沸即成，随意食用。每日1料。

【说明】何首乌能补肝肾而乌须黑发；大枣能甘润健脾而益气血，两者皆为美容养颜之品。与粳米合用，具有补气血，益肝肾，黑须发，美容颜的功效。

【调理】肾气亏损，脾虚体弱。证见面色无华，肌肤干燥，胃纳不佳，形容憔悴，颜发早白。亦可用治劳累过度，见精神疲乏，饮食无味等。

【注意事项】脾胃虚弱、大便溏泄者，不可服用。

18. 百合糯米糖粥

【用料】糯米120克，百合60克，白糖适量。

【做法与用法】把糯米、百合洗净，放入开水锅内，加清水适量，武火煮沸后，文火煲成粥，加白糖煲沸食。每日1料。

【说明】糯米性温，味甘，入脾、胃经，能温中补虚；百合能润肺，清心，安神。与白糖合用，具有健脾养胃，益气安神的功效。

【调理】脾胃虚弱。证见食少懒言，胃痛；或心气不足之心悸不眠，急躁梦多；或神经衰弱；或燥热咳嗽等。

【注意事项】胃酸过多者，可调成咸粥或食淡粥。

19. 杞莲宁神粥

【用料】枸杞子30克，莲子肉30克，百合30克，茯苓粉10克，糯米100克，白糖20克，蜜桂花3克。

【做法与用法】百合、莲子肉用温水润泡涨大，用清水洗净后煮熟略酥；糯米淘净；枸杞子拣净洗过。糯米与百合、莲子肉、枸杞子加适量水共煮熬成粥；加入茯苓粉边加边搅，煮15分钟，加入白糖、蜜桂花调味调香，停火，装2碗食，分早、晚2次食。每日1料。

【说明】枸杞子能滋补肝肾，养阴明目；莲子能健脾益精，强智宁心安神；百合能养阴宁心安神；茯苓能健脾渗湿安神。诸物合用，具有补肝肾，益肺脾，宁心安神的功效。

【调理】病后体虚。证见头目眩晕，心悸失眠；脾胃虚弱，不思饮食；脾虚泄泻；更年期综合征，神经衰弱等。

20. 补脾枣苡粥

【用料】生薏苡仁50克，山药粉40克，大枣10克，糯米100克，白糖20克。

【做法与用法】生薏苡仁洗净，以清水适量煮至开裂；糯米淘洗，大枣洗净，拣去破头色黑等次品，入薏苡仁中，加水适量煮至米烂，待米烂时加入山药粉，边搅边洒入粥内，煮15分钟，停止加热；碗内加入白糖适量，将粥搅匀食。每日1~2料。

【说明】生薏苡仁、山药、大枣能健脾胃，助运化，利水湿，止带下。与糯米合用，具有补脾益气，利湿止泻，生津止渴的功效。

【调理】病后体虚。证见食欲不振，贫血，营养不良，慢性肠炎，脾虚带多。

【注意事项】感冒发热、口苦口干、尿黄者，不可服食。

21. 归芪猪肝粥

【用料】当归10克，生黄芪30克，猪肝50克，猪瘦肉50克，粳米100克，酒、葱、生姜、食盐适量。

【做法与用法】把当归、生黄芪水煎浓缩提取成1:2溶液；把猪肝切成小碎片，猪瘦肉剁成肉末，葱、生姜剁成末；粳米加适量清水熬煮成粥，趁沸入当归、生黄芪液，猪瘦肉末、姜末、食盐，搅和再煮数沸；加入猪肝片、味精、葱花食。每日1料。

【说明】当归能补血和血，调经止痛；生黄芪能补气。二味能补气生血。与猪肝、猪瘦肉、粳米合用，具有益气补血的功效。

【调理】气血不足。证见血虚萎黄，眩晕，心悸，血虚月经不调，头痛和乳汁少。

【注意事项】感冒发热、咳嗽痰黄而稠、口干口苦者，不可服食。

22. 参芪鸡粥

【用料】吉林生晒人参末10克，黄芪30克，鸡脯肉50克，生姜末3克，葱3克，绍酒5毫升，粳米100克，食盐、味精适量。

【做法与用法】黄芪煎成1:2浓汁；鸡脯肉切丝，加绍酒、生姜拌匀，淘清的粳米和适量水煮粥；米烂后加入黄芪汁、人参粉搅和，再煮10分钟，加葱末、味精、食盐搅和食。每日1~2料。

【说明】人参、黄芪是补中益气的佳品，能提高机体各脏器的活动功能，提高免疫抗病能力及脑力劳动的工作效率，能强心，促进造血和性腺机能；鸡脯肉能温中补气，益精充髓。与粳米合用，具有补中益气，调养气血的功效。

【调理】身体虚弱，产后或病后气血亏损，神疲肢倦，食欲不振，动则息短，口干咽燥等。

【注意事项】感冒发热、口苦口干、尿黄者，不可服食。

23. 宁神鲫鱼粥

【用料】鲫鱼1条（约200克），粳米100克，灯心花5扎，姜汁1茶匙。

【做法与用法】鲫鱼去鳞，开膛去杂，洗净，粳米洗净，与灯心花一同加清水4碗入瓦煲熬粥，粥成加姜汁、油、盐调味食。每日1~2料。

【说明】灯心花性微寒，味甘、淡，入心、脾、小肠经，能清心降火，利尿通淋；鲫鱼能温中下气，和胃实肠，通阴利水。与粳米合用，具有清心降火，宁心安神的功效。

【调理】烦躁不安，睡眠不宁，长期失眠，心情烦闷，神经衰弱。

【注意事项】感冒发热、口苦口干者，不可服食。

24. 松子仁马蹄粥

【用料】松子仁50克，马蹄50克，香菇50克，糯米100克，猪肉末50克，姜、葱适量。

【做法与用法】马蹄去皮，切成小丁；香菇切成小丁；糯米煮至米粒开花时，加入松子仁、猪肉末、香菇丁、马蹄丁及调味品（姜、葱、盐等）。每日1料。

【说明】松子仁性微温，味甘，入胃、大肠经，能滋润通便；马蹄性寒，味甘，入胃、大肠经，能清热凉血，解毒。与糯米、香菇、猪肉合用，具有润心肺，调大肠，除风止血的功效。

【调理】头晕眼花，口唇干焦，烦渴昏闷等。

【注意事项】脾虚便溏、肾亏遗精、痰湿较盛者，不可服食。

25. 山茱萸粥

【用料】山茱萸50克，粳米100克，白糖适量。

【做法与用法】将山茱萸洗净，去核，与粳米同入砂锅煮粥，熟时加白糖调食。每日1~2料。

【说明】山茱萸性温，味甘、酸，入肝、肾经，能补益肝肾，以滋养精血而助元阳不足。与粳米、白糖合用，具有滋肾益肝，涩精敛汗的功效。

【调理】肝肾不足，头晕目眩，耳鸣腰酸，遗精，遗尿，小便频数，虚汗不止，肾虚带下等。

【注意事项】感冒发热、口干口苦者，不可服食。

26. 核桃仁粥

【用料】核桃肉（仁）50克，粳米100克。

【做法与用法】粳米先煮成稀粥，胡桃肉去皮捣烂，加入粥中，再用文火煮至粥稠，表面有油为度。每日1~2料。

【说明】核桃肉性温，味甘，入肾、肺经，能补肾，温肺，润肠。与粳米合用，具有补肾益肺，强腰膝，润大肠的功效。

【调理】老年人肺虚气喘，肾亏腰痛，慢性便秘，以及小便淋沥等。

【注意事项】脾胃虚寒、大便溏泻者，不可服食。

27. 珠玉二宝粥

【用料】生山药60克，生薏苡仁60克，柿霜24克，粳米100克。

【做法与用法】将生山药、生薏苡仁捣成粗粒，加水煮至烂熟，再将柿霜调入，搅匀即可服食。每日1~2料。

【说明】生山药能补脾益气；生薏苡仁能健脾渗湿，利水消肿；柿霜性凉，味甘，入心、肺经，能清上焦心肺之热，而生津润燥，化痰宁嗽。与粳米合用，具有养肺益脾，止咳化痰的功效。

【调理】脾肺阴亏，食欲不振，阴虚燥咳，或虚劳咳嗽等。

【注意事项】感冒发热、口苦口干者，不可服食。

28. 冬虫草粥

【用料】冬虫草10克，猪瘦肉50克，小米100克。

【做法与用法】将冬虫草洗净，用布包好，与小米、猪瘦肉（切成细片）同煮，粥熟取出冬虫草，再加适量盐调味食。每日1料。

【说明】冬虫草性平，味甘，入肺、肾经，能补益，即补肺阴，又益肾阳，兼止血化痰。与猪瘦肉、小米合用，具有滋肾润肺，补虚益精的功效。

【调理】阴虚痨咳，自汗盗汗，遗精阳痿，腰膝酸痛，以及病后久虚不复。

【注意事项】感冒发热、口苦口干者,不可服食。

29. 桑椹粥

【用料】桑椹20~30克(或鲜者30~60克),糯米60克,冰糖少许。

【做法与用法】先将桑椹浸泡片刻,洗净,与糯米同入砂锅内煮粥,粥熟时加冰糖调匀即可食。每日1~2料。

【说明】桑椹性寒,味甘,入肝、肾经,能滋阴,补血,生津,润肠。与糯米、冰糖合用,具有补肝滋肾,养血明目的功效。

【调理】肝肾血虚引起的头晕目眩,视力减退,耳鸣,腰膝酸软,须发早白,以及肠燥便秘等。

【注意事项】脾胃虚寒、腹泻、大便溏薄者,不可服食。

30. 加味沙参粥

【用料】沙参15~30克,麦冬15克,粳米100克,冰糖适量,梨汁或藕汁适量。

【做法与用法】先取沙参、麦冬煎取药汁,去渣,入粳米煮粥,粥熟后加入冰糖、梨汁或藕汁。或用新鲜沙参30~60克,洗净后切片,煎取浓汁同粳米煮粥,熟后加冰糖食用。每日1料。

【说明】沙参能清肺热,养肺阴;麦冬能清肺养阴,益胃生津,清心除烦,润肠通便。与粳米等合用,具有滋阴清热,养液生津的功效。

【调理】津亏热结。证见形体消瘦,口燥咽干,大便秘结,五心烦热,舌质红少津,脉弦细数。

【注意事项】感冒发热、口苦口干者,不可服食。

31. 加味生地黄粥

【用料】生地黄汁约50毫升(或干地黄60克),三七末2~3克,生姜3片,粳米100克。

【做法与用法】用新鲜生地黄适量,洗净后切段,每次榨取生地黄汁约50毫升,或用干地黄60克,煎取药汁。先用粳米加水煮粥,煮沸后加入生地黄汁和生姜,继续煮成粥。食粥前,用米汤冲服三七粉。每日1~2次,每日1料。

【说明】生地黄性寒，味甘，入心、肝、肾经，能滋阴清热，凉血止血，为滋阴凉血之要药；三七性温，味甘、微苦，入肝、胃经，能散瘀止血，消肿止痛。与粳米、生姜合用，具有滋阴养血，破结散瘀的功效。

【调理】形体消瘦，大便秘结，肌肤枯燥，舌质红，少津，脉细涩。

【注意事项】脾胃虚寒、饮食减少、大便溏泻者，不可服食。

32. 山药萸肉粥

【用料】山药60克，山茱萸20克，粳米100克。

【做法与用法】先将山药、山茱萸煎取浓汁，再与粳米煮成稀粥。每日服1~2次，连服5~7日为1个疗程，每日1料。

【说明】山茱萸性温，味甘、酸，入肝、肾经，能补益肝肾，收敛固涩，敛汗固脱。与山药、粳米合用，具有滋阴固肾的功效。

【调理】下消病。证见小便频数量多，混浊如脂膏，或尿甜，口干舌燥，舌质红，脉细数。

【注意事项】脾虚湿困、大便溏泻、精神疲乏者，慎服食。

33. 腐皮白果粥

【用料】豆腐皮50~100克，白果15克，粳米100克。

【做法与用法】白果去壳及心，与豆腐皮、粳米同入煲，加水煮成粥食。每日1料。

【说明】豆腐皮性平，味甘、淡，入肺、胃经，能清肺热，养胃阴；白果能温肺益气，止咳平喘。与粳米合用，具有滋养补肺，固肾的功效。

【调理】肺气虚咳喘。证见咳喘，气短，动则加重，痰白而稀，神疲乏力等。

【注意事项】白果有小毒，多食令人头晕。有实热者，不可服食。

34. 糯米小麦鲫鱼粥

【用料】糯米100克，小麦100克，鲫鱼1~2条。

【做法与用法】鲫鱼宰后去鳃、鳞和肠脏，与糯米、小麦共入煲，加水煮成粥，油、盐调味食用。每日1料。

【说明】糯米性平，味甘、淡，入脾、胃经，能补中益气，缓中和胃；小麦性微寒，味甘，入脾、心经，能养心神，敛虚汗，健脾益气。诸物合用，具有健脾益气，养心敛汗的功效。

【调理】脾胃虚弱、食欲不振、消瘦乏力、自汗神疲、心神不宁、失眠；或病后体虚等。

【注意事项】脾胃湿热内蕴、泄泻下痢、口苦口干者，不可服食。

35. 大枣羊骨糯米粥

【用料】羊胫骨1~2根，大枣20~30枚，糯米100克。

【做法与用法】羊胫骨敲碎，大枣去核，与糯米加清水煮成稀粥，调味服食。每日1~2料。

【说明】羊胫骨性温，味甘，入肾经，能补肾，强筋骨，固牙齿。与大枣、糯米合用，具有补脾养血，补肾益气，健骨固齿的功效。

【调理】腰膝无力，贫血，血小板减少紫癜，小儿牙齿生长缓慢等。

【注意事项】脾胃湿热、大便稀烂、口苦口干者，不可服用。

36. 枸杞子养身粥

【用料】枸杞子30克，龙眼肉50克，粳米100克。

【做法与用法】枸杞子、龙眼肉、粳米一齐入锅煮粥食。每日1料。

【说明】枸杞子性平，味甘，入脾、肝经，能滋补强身，清肝明目。与龙眼肉、粳米合用，具有滋补肝肾，强壮筋骨，润肺明目的功效。

【调理】肝肾阴虚，腰膝酸软，头晕目眩，视力减退，遗精消渴等。

【注意事项】感冒发热、口苦口干者，不可服用。

37. 田鸡乳鸽粥

【用料】田鸡1只，猪脚骨1条，鸡爪2只，乳鸽1只，糯米50克，姜丝少许。

【做法与用法】田鸡、乳鸽常规处理，切成小块，同猪脚骨、鸡爪、糯米同煮粥，粥成入姜丝食。每日1~2料。

【说明】田鸡性平，味甘，入脾、胃经，能补虚，利水消肿；乳鸽性平，味甘，入脾、胃经，能补阴养血。与猪脚骨、鸡爪、糯米合用，具有补阴养血，补肾强筋骨的功效。

【调理】小孩软骨症，发育不良，双足无力，气血不足，缺乏钙质等。

【注意事项】感冒发热、汗出、口苦口干者，不可服食。

38. 紫河车粥

【用料】新鲜紫河车（即胎盘）1具，小米100克。

【做法与用法】将新鲜紫河车洗净，切碎，每次取100克与小米同煮粥。如无新鲜紫河车，可用紫河车10克研粉，待小米粥煮成后调入，再煮2~3沸，调匀食。每日1料。

【说明】紫河车性温，味甘、咸，入肺、肝、肾经，能补气养血，益精。与小米合用，具有益气，养血，补虚的功效。

【调理】元气不足，精血亏虚而至虚损消瘦，倦怠无力，咳喘咯血，遗精早泄，性功能减弱，女子不孕或乳少等。

【注意事项】新鲜紫河车应取健康产妇的，有病者勿食。

39. 乳粥

【用料】牛乳（或羊乳）适量，粳米60克，白糖少许。

【做法与用法】先用粳米加水煮粥，待煮至半熟时去米汤，加牛乳（或羊乳）、白糖，文火同煮成粥食。每日1料。

【说明】牛乳性寒，味甘，入脾、胃经，熟用能补虚，止烦渴，除风热，润皮肤，养心肺，解热毒。与粳米、白糖合用，具有补虚损，健脾胃的功效。

【调理】虚弱劳损，气血不足，病后或产后消瘦，年老体弱，婴幼儿营养发育不良。

【注意事项】感冒发热、口渴、汗出、口苦口干者，不可服食。

40. 甘蔗粥

【用料】甘蔗汁100~150毫升，粳米100克。

【做法与用法】用新鲜甘蔗榨取汁，兑水适量，同粳米煮粥食。每日1~2料。

【说明】甘蔗汁性平，味甘，入脾、胃经，能清热生津，养阴润燥。与粳米合用，具有养阴润燥，清热生津的功效。

【调理】热病，津液不足。证见口渴，心烦，肺燥咳嗽，大便燥结等。

【注意事项】对高热伤津，口渴，口干，舌干，可煮甘蔗稀薄粥随意饮服，不拘时日。

41. 菠菜根粥

【用料】鲜菠菜根 250 克,鸡内金 10 克,粳米 50 克。

【做法与用法】鲜菠菜根洗净,切碎,加水同鸡内金共煎煮 30~40 分钟,然后下粳米煮为烂粥。每日分 2 次连菜与粥同食。每日 1 料。

【说明】鲜菠菜根性凉,味甘,入胃、大肠经,能行滞润肠,养血明目,止血。与粳米、鸡内金合用,具有止渴润燥,养胃的功效。

【调理】糖尿病。证见口渴,善食易饿,神疲乏力等。

【注意事项】实热口渴喜冷饮、身热不退、舌质红、苔黄者,不可服食。

42. 冰糖燕窝粥

【用料】燕窝 10 克,冰糖 50 克,粳米 100 克。

【做法与用法】将燕窝放温水中浸软,摘去茸毛污物,再放入开水碗中继续涨发;取上等粳米淘洗干净后放入锅内,加清水 3 大碗,旺火烧开,改用文火熬煮。将发好纯净的燕窝放入锅中与粳米同熬约 1 小时,加入冰糖溶化后即可食。每日 1 料。

【说明】燕窝性平,味甘,能滋肺胃,益气阴,生津液,除虚热。与粳米、冰糖合用,具有滋阴润肺,止咳化痰的功效。

【调理】肺虚久咳,或阴虚咳喘,干咳无痰,或痰中带血等。

【注意事项】感冒发热、口苦口干、尿黄、便秘者,不可服食。

(三) 饮与茶食

1. 清燥润肺加沙参麦冬饮

【用料】石膏 30 克,杏仁 12 克,枇杷叶 2 片(去毛蜜炙),雪梨 1 个,沙参 20 克,麦冬 20 克,蜂蜜适量。

【做法与用法】先煎石膏、杏仁、沙参、麦冬、枇杷叶,待沸后,入雪梨肉(捣碎),取汁去渣,贮瓶内,分次兑入蜂蜜适量饮食。每日 1 料。

【说明】石膏能清热生津;杏仁、枇杷叶均能清肺止咳。与雪梨、沙参、麦冬合用,具有清热润肺,止咳的功效。

【调理】燥热伤肺。证见身热,干咳无痰,气逆而喘,咽干喉燥,心烦，口渴，舌尖边红，苔薄而燥。

【注意事项】脾胃虚寒、食后腹胀、大便溏薄者，不可服食。

2．五汁安中饮

【用料】梨汁 30 毫升，藕汁 30 毫升，蔗汁 50 毫升，韭菜汁 20 毫升，芦根汁 50 毫升。

【做法与用法】以上五味置碗中，放入锅中隔汤缓炖熟，徐徐频食。每日 1 料。

【说明】五汁合用，具有滋阴养液的功效。

【调理】同"沙参粥"。

【注意事项】同上。

3．麦冬地黄饮

【用料】麦冬 20 克，生地黄 30 克，鲜藕汁、蜂蜜适量。

【做法与用法】将麦冬、生地黄共煎取汁，再调入鲜藕汁、蜂蜜服食。每日 1 料。

【说明】麦冬能养阴清热；生地黄能滋阴清热，凉血止血。与鲜藕汁、蜂蜜合用，具有养阴清热，润燥养液的功效。

【调理】同"沙参粥"。

【注意事项】同上。

4．羊乳饮

【用料】羊乳 1 茶杯，竹沥水 2 茶匙，蜂蜜 2 茶匙，韭菜汁 1 茶匙。

【做法与用法】先煮羊乳，然后放入竹沥水、蜂蜜及韭菜汁调匀，加温频频饮之。每日 1～2 料。

【说明】羊乳性温，味甘，入脾、胃经，能温润补虚。与竹沥水、蜂蜜、韭菜汁合用，具有滋阴养胃的功效。

【调理】胃阴不足。证见干呕或呕吐，似饥而不欲食，舌质红少津，脉细数。

【注意事项】感冒发热、口苦口干、尿黄、便秘者，不可服食。

5．血余藕片饮

【用料】干藕片 150 克，血余炭 75 克。

【做法与用法】加水适量,煎煮以上药物2次,每次1小时,将2次煎液合并过滤,文火浓缩至100毫升。每次服10毫升,每日服2次;重症每次15～20毫升,每日服3～4次;必要时,每4小时服1次,直至出血停止。每日1料。

【说明】血余炭性平,味苦,入脾、膀胱经,长于收涩止血,又兼化瘀之功能,为止血不留瘀滞的良药,又能利水通淋;藕节能清热,凉血,止血。二味合用,具有止血散瘀的功效。

【调理】吐血,咯血,便血,尿血,阴道出血,鼻出血,牙龈出血以及紫癜等各类失血症。有出血倾向者,亦可预防出血。

【注意事项】脾胃虚寒、腹泻、脾不统血而出血者,慎用。

6. 党参枸杞子炒米茶

【用料】党参30克,枸杞子30克,炒粳米50克。

【做法与用法】将炒粳米、党参、枸杞子共入煲,加水4碗煎至1碗半,代茶饮,隔日1次,一般服2～4次显效。每日1料。

【说明】党参能补中益气,健脾和胃,除烦渴,止泻痢;枸杞子能养阴补血。与炒粳米合用,具有补中益气,补血的功效。

【调理】病后体虚,中气虚弱,食欲不振,脾虚泄泻,慢性胃炎,胃、十二指肠球部溃疡,消化不良等。

【注意事项】感冒发热、口苦口干者,不可服用。

7. 枸杞子明目茶

【用料】枸杞子30克,杭白菊花10克。

【做法与用法】将枸杞子、杭白菊花放入瓦锅,加水3碗熬至1碗,频频饮。每日1～2料。

【说明】枸杞子能滋补强身,清肝明目;杭白菊花能清热明目,平降肝阳。二味合用,具有清肝明目的功效。

【调理】早期高血压病。证见头晕目眩,头痛,口干,舌边尖红等。

【注意事项】感冒发热、咳嗽、痰黄而稠者,不可服食。

8. 除烦冰糖茶

【用料】冰糖25克,芦根50克(鲜品100克)。

【做法与用法】鲜芦根洗净,与冰糖同放入瓦盅,加清水1碗半,隔水炖半小时，取汁去渣饮用。每日1料。

【说明】芦根性寒，味甘，入肺、胃经，能清热，生津除烦。与冰糖合用，具有生津和胃，除烦止呕的功效。

【调理】胃热口臭，胃热烦渴，胃热呃逆、呕吐、口干等。

【注意事项】脾胃虚弱、大便稀烂者，不可服用。

9. 鸡内金三七茶

【用料】鸡内金100克（干品），三七75克。

【做法与用法】将鸡内金、三七研成细末，分成20包，早、晚当茶冲服1小包，10日为1个疗程。

【说明】三七性温，味甘、微苦，入肝、胃经，能散瘀止血，消肿止痛。与鸡内金合用，具有活血祛瘀的功效。

【调理】胆固醇过高。轻者服10日见效，胆固醇特别高者服20日见效，以后如仍高可以再服。

【注意事项】脾胃虚寒、大便溏泻者，不可服食。

10. 杏仁茶

【用料】甜杏仁120克，粳米30克，白糖200克。

【做法与用法】甜杏仁用开水略泡片刻，剥去外衣，洗净，剁成碎粒，用冷水浸泡；粳米洗净，亦用冷水浸泡。把甜杏仁和粳米捞在一起，加入清水650毫升，磨成细浆，过滤去渣；锅置于火上，放入清水500毫升，加入白糖，待糖溶化后，将杏仁、粳米浆慢慢倒入锅内，随倒随搅，搅成浓汁，熟后盖上锅盖熄火稍焖即可食。每日1料。

【说明】甜杏仁能止咳平喘，润肠通便。与粳米、白糖合用，具有止咳定喘，润肠通便的功效。

【调理】急性和慢性气管炎、肺结核等有咳喘痰多而白者。

【注意事项】肺热内盛、咳嗽、痰黄而稠、尿黄、便秘者，不可服食。

（四）其他食

1. 川贝母酿梨

【用料】川贝母12克，雪梨6个，糯米100克，冬瓜条100克，冰糖

180克，白矾适量。

【做法与用法】将糯米淘洗干净，蒸成米饭，冬瓜条切成黄豆大颗粒，川贝母打碎，白矾溶化成水。将雪梨去皮后，由蒂把处下刀切下一块为盖，用小刀挖出梨核，浸没在白矾水内，以防变色；然后将雪梨在沸水中烫一下，捞出放入凉水中冲凉，再捞出放入碗内。将糯米饭、冬瓜条、冰糖屑拌匀装入梨内。川贝母分成6等份，分别装入雪梨中，盖好蒂把，装入碗内，然后入笼，沸水蒸约50分钟，至雪梨软烂后即成。最后将锅内加清水300毫升，置武火上烧沸后，放入剩余冰糖，溶化收浓汁，待雪梨出笼时，逐个浇在雪梨上。每次食用雪梨1个，早、晚各1次。

【说明】川贝母能清肺止咳；雪梨能润燥养阴生津。与糯米、冬瓜条、冰糖、白矾合用，具有清肺润燥，养阴止咳的功效。

【调理】燥热伤肺；或肺肾阴虚。证见干咳无痰，或痰中带血，咽干喉燥，心烦口渴，舌尖边红，苔薄而燥。

【注意事项】肺寒痰湿、咳嗽痰多而清稀、便溏者，不可服食。

2. 南杏桑白炖猪肺

【用料】南杏仁15~20克，桑白皮30克，猪肺250克。

【做法与用法】先将猪肺切成片状，用手挤洗去猪肺气管中的泡沫，与南杏仁、桑白皮一起放入瓦罐内加水炖煮，饮汤食猪肺。每日1料。

【说明】猪肺性平，味甘，入肺经，能补肺润肺。与南杏仁、桑白皮合用，具有清肺润燥，养阴止咳的功效。

【调理】同"川贝母酿梨"。

【注意事项】同上。

3. 玉参焖鸭

【用料】玉竹30~50克，沙参30~50克，老鸭1只，葱、生姜、味精、精盐各适量。

【做法与用法】将老鸭去毛和内脏，洗净，与沙参、玉竹同放入瓦罐内，加适量清水，以文火焖煮至鸭肉软熟，调好味即成。酌量饮汤食鸭肉。每日1料。

【说明】老鸭性平，味甘、微咸，入肺、肾经，能补虚，除客热，利脏腑和水道，止热痢。与玉竹、沙参合用，具有甘寒滋润，清养肺胃的功效。

【调理】肺胃阴伤。证见身热不甚,干咳不已,口舌干燥,口渴,舌质红,苔少干,便秘等。

【注意事项】感冒发热、咳嗽痰黄而稠、口苦口干者,不可服食。

4. 银耳羹

【用料】银耳5克,鸡蛋1个,冰糖60克,猪油适量。

【做法与用法】将银耳放入盆内,加入适量温水,浸泡约30分钟,待其发透后,摘去蒂头,择净杂质,用手将银耳分成片状,然后倒入洁净的铝锅内,加适量水,置武火上烧沸后,改用文火继续煎熬2~3小时,待银耳软烂为止。将冰糖放入另一锅中,加适量水,置文火上溶化成汁,用纱布过滤。将鸡蛋打破取蛋清,兑入清水少许,搅匀后,倒银耳锅中搅拌,待烧沸后,除去浮沫,将糖汁倒入银耳锅内,起锅时,加少许猪油即成。每日1料。

【说明】银耳性平,味甘、淡,入肺、胃经,能滋阴润肺,养胃生津。与诸物合用,具有甘寒滋润,清养肺胃的功效。

【调理】同"玉参焖鸭"。

【注意事项】同上。

5. 银耳炖冰糖

【用料】银耳20~30克,冰糖适量。

【做法与用法】将银耳洗净后放碗内,加入冷开水,以浸过银耳为度,浸泡约1小时。待银耳发胀后,拣去杂物,再加冷开水及冰糖适量,与银耳一起隔水炖2~3小时即可食用。每日1~2料。

【说明】同"银耳羹"。

【调理】同上。

【注意事项】同上。

6. 洋参银耳炖燕窝

【用料】银耳60克,燕窝10克,西洋参片15克。

【做法与用法】银耳用清水浸开,洗净,摘小朵;燕窝用清水泡浸,洗净,择去羽毛、杂质;西洋参片洗净。把西洋参片、银耳、燕窝放入炖盅内,加开水适量,炖盅加盖,文火隔水炖3小时,调味供用。每日1料。

【说明】西洋参性凉，味甘，入肺、脾经，能补肺气，降肺火，润肺燥，生津液；燕窝性平，味甘，入肺、脾、胃经，能大补元气，滋阴润肺。二味与银耳合用，具有益气，润肺止咳的功效。

【调理】热伤气阴。证见干咳少痰，少气懒言，口渴喜饮，或咳嗽日久不愈，体倦气短。亦可用治肺结核阴虚潮热之咳嗽气喘，甚者咳血痰等症。

【注意事项】湿痰咳喘、脾胃寒湿、大便溏泻、痰多而白者，不可服食。

7．虫草炖老鸭

【用料】老鸭1只，冬虫草30克，熟地黄60克，大枣10枚。

【做法与用法】老鸭去毛去内脏，洗净后干水；冬虫草、熟地黄、大枣（去核）洗净。把冬虫草、熟地黄、大枣放入鸭腹腔内，将鸭放入炖盅内，加开水适量，炖盅加盖，文火隔水炖3小时，调味食。每日1料。

【说明】冬虫草性平，味甘，入肺、肾经，能补肾阳，养肺阴，并能止血化痰，是平补阴阳之调补佳品。与老鸭、熟地黄、大枣合用，具有滋肾补肺，润燥止咳的功效。

【调理】肺肾阴虚。证见潮热干咳；或病后体虚而见咳喘短气，咽干口渴。亦可用治哮喘日久不愈，肺结核咳痰带血等属肺肾阴亏。

【注意事项】脾虚湿重之腹满、便溏，或痰湿内盛者，不可服食。

8．琼玉露

【用料】人参15克，生地黄90克，白茯苓60克，蜂蜜30克。

【做法与用法】生地黄洗净，切成小粒，白茯苓洗净，碎成小粒，一齐放锅内，加清水适量煲1小时，汤约1碗半，用炖盅盛装；人参洗净，切片，放入盛有生地黄、白茯苓汤的炖盅内，炖盅加盖，文火隔水炖3～4小时，取出待稍凉，加入蜂蜜溶化后饮食。每日1料。

【说明】生地黄能滋阴润燥，凉血清热；人参能益肺补脾，补气固脱。与蜂蜜、白茯苓合用，具有滋阴润肺，益气补脾的功效。

【调理】虚劳肺阴亏损。证见干咳，咽燥咯血，消瘦，气短乏力等。亦可用治肺结核干咳日久，咽干口燥；或劳累过度，虚火内生之咳嗽咽干，声音嘶哑等。

【注意事项】感冒发热、口渴、尿黄、便秘者，不可服食。

9. 鱼胶炖水鸭

【用料】鱼胶 90 克，水鸭 2 只，山药 30 克，龙眼肉 30 克。

【做法与用法】水鸭洗净，去内脏，斩块；鱼胶用水浸开，切丝；山药洗净，浸 1 小时；龙眼肉洗净。把全部用料放入炖盅内，加开水适量，炖盅加盖，文火隔水炖 3 小时，调味食。每日 1 料。

【说明】鱼胶性平，味甘，入脾、胃经，能健脾养血，补肾益精；水鸭性凉，味甘，入脾、胃经，能补中益气，滋阴泄热。与山药、龙眼肉合用，具有益气养血，养阴退热的功效。

【调理】热病后、产后，劳伤而气血虚弱，脾胃不足。证见肌热烦渴，胃纳不佳，或面色潮红，或虚烦不眠等。亦可用治妇女经末发热等症。

【注意事项】感冒发热，或脾胃虚寒、大便溏者，不可服食。

10. 清炖蚌肉

【用料】鲜蚌肉 500 克，生姜 3 片。

【做法与用法】将鲜蚌肉洗净，与姜片一齐放入炖盅内，加开水适量，炖盅加盖，文火隔水炖 2~3 小时后，调味食。每日 1 料。

【说明】鲜蚌肉性寒，味甘、咸，入肝、肾经，能养肝肾，清虚热，解热毒。与生姜合用，具有滋养肝肾，清热止渴的功效。

【调理】肝肾阴虚。证见烦热，消渴引饮，头昏眼花，眩晕，或久热不退。亦可用治老年人视力不足，糖尿病等属阴虚之症。

【注意事项】外感未愈、口苦口干，或脾虚便溏者，不可服食。

11. 金针炖水鱼

【用料】水鱼 1 只（约 500 克），猪瘦肉 200 克，金针菜 30 克，黑木耳 15 克。

【做法与用法】金针菜、黑木耳洗净；猪瘦肉洗净，切块；水鱼用热水烫，切开，去内脏，洗净，斩块。把全部用料放入炖盅内，加开水适量，炖盅加盖，隔水炖 2~3 小时，调味食用。每日 1 料。

【说明】水鱼性平，味咸，入肝、肾经，能补阴滋肾，除虚热；金针菜性凉，味甘，入脾、胃经，能清热解毒，养血和血。二味与黑木耳、猪瘦肉合用，具有滋阴降火，补肾和血的功效。

【调理】阴虚内热。证见心烦失眠；或阴虚血热之妇女月经过多，痔疮出血；或久病劳伤，低热不退等。

【注意事项】脾胃寒湿、大便溏薄、饮食不佳者，不可食用。

12．山药玉竹炖白鳝

【用料】白鳝 500 克，山药 60 克，玉竹 60 克。

【做法与用法】白鳝去肠脏，洗净，切短段；山药、玉竹洗净。将全部用料放入炖盅内，加开水适量，炖盅加盖，文火隔水炖 3 小时，调味食。每日 1 料。

【说明】白鳝性平，味甘，入脾、胃经，能滋阴补虚，养血益胃。与山药、玉竹合用，具有滋阴补虚，退热生津的功效。

【调理】阴虚有热。证见虚劳消瘦，骨蒸潮热，烦热失眠；或久咳肺虚之干咳口渴。亦可用治肺结核之低热不退，烦躁；或神经衰弱属阴虚有热者。

【注意事项】脾虚湿盛、大便溏、饮食欠佳者，不可服食。

13．肉苁蓉海参炖猪瘦肉

【用料】肉苁蓉 60 克，猪瘦肉 100 克，海参 50 克，枸杞子 30 克。

【做法与用法】肉苁蓉洗净，浸软；海参浸发，洗净，切丝；枸杞子洗净；猪瘦肉洗净，切块。把全部用料放入炖盅内，加开水适量，炖盅加盖，文火隔水炖 3~4 小时，调味食用。每日 1 料。

【说明】海参性温，味甘、咸，入脾、肾经，能补益肾精，滋阴养血；肉苁蓉性温，味甘、咸，入脾、肾、大肠经，能补肾壮阳，润肠通便。与枸杞子、猪瘦肉合用，具有补肾益精，养血润肠的功效。

【调理】精血亏损，或病后、产后阴血不足。证见消瘦，便秘，或消渴。亦可用治肾虚阳痿。

【注意事项】实热、发热、口苦口干、尿黄、便秘者，不可服用。

14．枸杞子炖田鸡

【用料】田鸡 500 克，鱼胶 60 克，猪腰 2 个，枸杞子 30 克。

【做法与用法】田鸡洗净，取田鸡腿，起肉去骨；鱼胶用开水浸软，剪丝；猪腰洗净，切开，去脂膜，切片；枸杞子洗净。把全部用料放入炖盅内，加开水适量，炖盅加盖，文火隔水炖 2 小时，调味食用。每日 1 料。

【说明】田鸡性凉，味甘，入脾、胃经，能补虚健胃，解毒利水，是身体虚弱消瘦，小儿疳积等常用滋补品。与鱼胶、猪腰、枸杞子合用，具有补气血，养容颜的功效。

【调理】气血不足。证见肌肤不泽，面色萎黄，面部皱纹，精神疲倦；或中老年人阳气不足，肌肤衰老，手脚冷感；或妇女产后血虚失养等。

【注意事项】感冒未愈、脾虚湿盛、大便溏者，不可服食。

15. 冰糖燕窝羹

【用料】燕窝30克，乳鸽2只，冰糖适量。

【做法与用法】乳鸽洗净，去肠杂、头、脚，拆骨留肉，切丝或斩碎块；燕窝浸发，捡去杂质、绒毛。把全部用料放入锅内，加清水适量，武火后煮沸，文火煲至鸽肉烂，调味食用。每日1料。

【说明】燕窝能滋肺胃，益气阴，生津液，除虚热；乳鸽性平，味甘、咸，入脾、肾经，能大补气血，滋肾养阴。与冰糖合用，具有补气润肺，滋养容颜的功效。

【调理】气血不足。证见面色不华，肌肤不泽或肺痨咳喘，肌肤粗糙，咳痰有血，形容憔悴；或病后气血虚亏之面色萎黄等。

【注意事项】脾胃虚弱、大便溏泄、食后腹胀者，不可服用。

16. 二冬参地炖猪脊髓

【用料】猪脊髓150克，天冬30克，麦冬30克，熟地黄60克，生地黄60克，人参15克。

【做法与用法】天冬、麦冬（去心）、熟地黄、生地黄、人参洗净，放入炖盅内，加开水适量，炖盅加盖，文火隔水炖3小时，调味食。每日1料。

【说明】天冬、麦冬均能养阴滋液，清火除烦；猪脊髓能滋肾补髓，强壮筋骨，润养容颜。与熟地黄、生地黄、人参合用，具有滋阴补髓，养颜的功效。

【调理】气血不足。证见容颜衰老；或津血亏虚之咳逆便秘；或肾阴不足，阴虚内热之潮热肢痿；或肾虚色斑。

【注意事项】高脂血症、高血压病患者及肥胖者，不可服食。

17. 三子炖猪腰

【用料】猪腰 2 个，菟丝子 20 克，桑椹子 30 克，韭菜子 25 克，生姜 3 片。

【做法与用法】菟丝子、桑椹子、韭菜子、生姜洗净；猪腰切开，去白脂膜，洗净，切片。把全部用料放入炖盅内，加开水适量，炖盅加盖，文火隔水炖 3 小时，调味食。每日 1 料。

【说明】菟丝子能补肾益精，养肝明目；桑椹子能滋阴补血，润肠；韭菜子能温肾固精。与猪腰、生姜合用，具有补肾益精，黑发养颜的功效。

【调理】肾虚腰痛。证见腰痛、尿频、夜尿、腰膝无力、耳鸣、失眠等；或阳痿遗精，妇女带下；或精血不足之须发早白，视物不清等。

【注意事项】感冒发热、口苦口干、小便短赤者，不可服食。

18. 人参鹿茸炖乌龟

【用料】乌龟 2 只，鹿茸片 12 克，人参 12 克，枸杞子 30 克。

【做法与用法】乌龟放盆中，注入开水，烫死洗净，去内脏和龟甲，龟肉斩块；人参、枸杞子洗净。龟肉下油起锅，略炒，加适量清水煮沸后，倒入炖盅内，放入鹿茸片、人参、枸杞子，炖盅加盖，文火隔水炖 3 小时，调味食。每日 1 料。

【说明】人参能大补元气，固脱；乌龟性平，味甘，能滋阴补血；鹿茸性温，味甘、咸，入心、肾、肝经，能补肾阳，益精血，强筋骨，调冲任。与枸杞子合用，具有补精髓，益气血，葆青春的功效。

【调理】肾气虚弱。证见腰膝酸无力，须发早白，脱发，遗精目眩；或心血虚少之心悸失眠；或气血不足之精神萎靡不振，小便频数，气短懒言，面容憔悴等。

【注意事项】感冒发热、口苦口干、尿黄、便秘者，不可服食。

19. 猪油蜜膏

【用料】猪油 100 克，蜂蜜 100 克。

【做法与用法】将猪油、蜂蜜共放锅内文火上熬沸，停火待冷，共拌匀即成猪油蜜膏。每日 1 料。

【说明】猪油与蜂蜜合用，具有清肺润燥的功效。

【调理】肺燥咳嗽，痰少或干咳无痰，或痰中带血等。

【注意事项】脾胃虚寒、大便溏泻、食后腹胀者，不可服食。

20. 雪羹

【用料】海蜇30克，鲜荸荠100克。

【做法与用法】将海蜇用温水泡发，洗净，切碎，备用。将鲜荸荠洗净，去皮，把切碎的海蜇和荸荠一起放入砂锅内，加适量水，用小火煮1小时，即可食。每日1~2料。

【说明】海蜇性平，味咸，入脾、胃经，能清热解毒，消肿，降压，软坚，化痰，同时能抑癌。与鲜荸荠合用，具有润肺化痰，止咳的功效。

【调理】阴虚咳嗽，干咳无痰，痰少黏稠，口舌干燥，舌质红，少苔，脉细数。

【注意事项】感冒发热、口苦口干、尿黄、便秘者，不可服食。

21. 冬虫草炖紫河车

【用料】冬虫草10~15克，鲜紫河车半个或1个

【做法与用法】将冬虫草、鲜紫河车洗净后，置锅内隔水炖热，酌量分次食用。每日1料。

【说明】冬虫草与鲜紫河车合用，具有补肾纳气，填精养阴的功效。

【调理】肾虚气喘。证见气喘，气短息促，痰吐起沫，动则心悸，畏寒，神怯，冷汗自出，或耳鸣，肢冷，舌质淡，脉沉弱。

【注意事项】肺实热证、咳嗽、痰黄而稠、口苦口干者，不可服食。

22. 枸杞子巴戟羊肉煲

【用料】羊肉500克，白萝卜250克，枸杞子30克，巴戟天20克，肉苁蓉20克，生姜3片。

【做法与用法】先将羊肉与白萝卜去羊肉膻味一齐煲半小时，将萝卜拣出不要，加入枸杞子、肉苁蓉、巴戟天同煲1~2小时即可食。每日1料。

【说明】羊肉性热，味甘，入脾、胃经，能暖脾胃，补气血，开胃健脾；肉苁蓉能补肾益精，润燥滑肠。二味与枸杞子、巴戟天、白萝卜、生姜合用，具有兴阳温补，补血补肾的功效。

【调理】肾虚腰痛。证见腰痛，腰膝无力，老年人阳气不足，衰弱无

能，形寒畏冷等。

【注意事项】感冒发热、咳嗽、痰黄而稠、尿黄、便秘者，不可服食。

23. 黑豆大枣煲黄鳝

【用料】黄鳝 250 克，黑豆 150 克，大枣 100 克。

【做法与用法】黄鳝去肠脏，洗净，置油锅上文火煎，去除鱼面上的水，味更甘香；然后将黄鳝入瓦煲，大枣去核，与黑豆同入煲，加水 6 碗，文火煲 3 小时，盐调味，饮汤食鱼。每日 1 料。

【说明】黄鳝性温，味甘、咸，入肾、肺经，能补五脏，填精养血。与黑豆、大枣合用，具有补中益血，益气安神的功效。

【调理】贫血。证见面色萎黄，气短懒言，神疲乏力，舌质淡红，苔白。

【注意事项】病后脾胃虚弱、痰多、泄泻及发热者，不可服食。

24. 莲子百合糖水

【用料】莲子 50 克，百合 50 克，白糖适量。

【做法与用法】莲子、百合用清水浸泡 1 小时后入煲，加水煮约 1 小时，至莲子、百合熟透为止；加白糖适量，即可食。每日 1 料。

【说明】莲子能健脾，养心，安神，固精，止泻；百合能润肺，安神除烦热。二味合用，具有健脾润肺，安神的功效。

【调理】肺燥咳嗽，口干咽燥，精神恍惚等，宜于秋燥季节食用。

【注意事项】大肠实热、大便燥结、尿黄者，不可服食。

25. 白果腐竹煲猪肚

【用料】猪肚 1 个，腐竹 100 克，白果 25 克。

【做法与用法】猪肚用盐洗去内层黏液及异味；白果去壳，与腐竹共入煲加水煮 2 小时；食盐调味，饮汤食渣。熟猪肚切块，可佐餐食用。每日 1 料。

【说明】白果性平，味甘、苦、涩，入肺经，能敛肺气，平痰喘，下能止带浊，缩小便；猪肚性微温，味甘，能健脾胃，补虚损，助消化；腐竹性平和，能健脾养胃阴。三味合用，具有健胃，助消化，补虚损，益中气的功效。

【调理】久咳气喘，或病后、产后脾肺虚损；或有湿浊白带；或久咳，痰多而白，气短懒言，神疲乏力，舌质淡红，苔白。

【注意事项】白果有小毒，多食可致中毒，出现头痛发热，抽筋，烦躁不安，呼吸困难等现象。可急用生甘草 120 克水煎服；或用白果壳 30 克水煎服。

冬季食疗

隆冬季节，气候寒冷，北风袭人。若寒邪外束，卫阳受遏，则会出现恶寒、头痛、全身酸痛、无汗等症；如果寒邪久郁不能外解，也会化热入里，出现发热、咽干咽痛、口渴、汗出、便秘、尿黄、舌红、苔黄等表现；倘若素体虚弱，冬之寒邪可直中入里，就会出现肢冷、身寒、便溏或咳喘，痰白等症。另外，寒邪还常与风邪相兼为患，也常并湿邪致病。

根据天人相应的理论，时脏对应，冬季属肾，肾主藏精而为生命之元，故冬月为四季进补的最佳季节。有虚劳等慢性衰弱病证者，冬季也是一年四季中，最有利于通过进补治愈衰弱病证的季节。

因此，冬季食疗既针对时邪致病的特点，投以辛温解表、清热祛邪、祛风利湿化湿；也针对冬季人体的生理特点，宜温补助阳、补肾益精。这是其顺时养生、防病治病的要旨。

一、解表类

（一）汤食

1. 五神汤

【用料】荆芥12克，紫苏叶12克，茶叶6克，生姜3片，红糖25克。

【做法与用法】先将荆芥、紫苏叶用清水洗净，与茶叶、生姜一齐放入砂锅内，加水2碗，置文火上煮沸5~10分钟；另将红糖置一盅内加水50~100毫升，用文火将其煮沸、溶解；然后滤出药汁（去渣），加红糖溶液即成。每日饮服1~2次，3~5日为1个疗程。

【说明】荆芥性微温,味辛,气香,入肺、肝经,能解表祛风散寒;紫苏叶性温,味辛,气香,入肺、脾经,能解表散寒,行气和中;茶叶性凉,味甘、苦,入心、肺、胃经,能清热利尿,解毒除烦。三味与生姜、红糖合用,具有疏风透表,宣肺散寒的功效。

【调理】风寒感冒。证见恶寒,发热,头痛,无汗,肌肉酸痛,鼻塞,喉痒,咳嗽,痰稀白,舌淡红苔薄白而润,脉浮紧。

【注意事项】服此汤后,宜厚衣被,助发汗而解外邪。风热感冒者不宜服用。

2. 葱豉黄酒汤

【用料】连须葱30克,淡豆豉15克,黄酒50克。

【做法与用法】将淡豆豉洗净,放入砂锅内,加清水1碗半,煮沸5分钟,再把洗净的连须葱放入,继续煎煮5分钟,然后加黄酒,立即出锅。趁热服用,每日1~2次,可连用2~3日。

【说明】连须葱性温,味辛,入肺、胃经,能发汗解表,散寒通阳;淡豆豉性平,味甘、辛,入肺、脾经,能宣肺解表;黄酒性微温,味甘、辛,入脾、肺、胃经,能温散寒邪。三味合用,具有辛温发汗,解表散寒的功效。

【调理】风寒感冒初起。证见恶寒,微发热,喷嚏频频,流清鼻涕,无汗,头痛,肢体困倦,舌淡红,苔薄白,脉浮弦或紧。

【注意事项】若咽喉肿痛、口干口苦者,不宜服用。

3. 苏杏汤

【用料】紫苏叶10克,杏仁10克,生姜3片,红糖15~20克。

【做法与用法】紫苏叶洗净,杏仁洗净、捣碎,生姜洗净、切片。把三味放入砂锅内,加水150毫升,煎至100毫升,去渣取汁,调入红糖令其溶化,趁温服用。每日2次,连服2~3日。

【说明】紫苏叶性温,味辛,气香,入肺、脾经,能解表散寒,开宣肺气;杏仁性温,味苦,入肺、大肠经,能宣肺止咳,降气平喘。二味与生姜、红糖合用,具有疏风散寒,宣肺止咳的功效。

【调理】风寒咳嗽。证见咳嗽,咯痰清稀而白;鼻塞流涕,恶寒,发热,无汗,舌淡红,苔薄白而润,脉浮紧。

【注意事项】若咳痰黄稠、咽干痛、口苦、苔黄者,不宜服用。

4. 甘草生姜汤

【用料】甘草6克，生姜15~30克。

【做法与用法】生姜洗净切片，与甘草加1碗水同煎，沸后5分钟，取汁温服。每日2次，连服2日。

【说明】甘草性平，味甘，入脾、肺经，能清热解毒，缓急止痛。与生姜合用，具有疏风散寒，和中止呕的功效。

【调理】胃肠型感冒初起。证见受凉后骤发恶寒，头痛，胸闷欲呕，或腹胀痞痛，嗳腐吞酸，便溏泄泻，舌淡苔白，脉浮紧。

【注意事项】若发热甚、口干口苦者，不宜服用。

5. 葱豉汤

【用料】鲜葱白8~10段，淡豆豉10克，紫苏梗8克，红糖适量。

【做法与用法】将葱白、淡豆豉、紫苏梗洗净，一起放入砂锅内，加清水2碗半，煎至1碗半，调入红糖溶解。分2次温服，连服3日。

【说明】鲜葱白性温，味辛，入肺、胃经，能发汗解表，通阳散寒；淡豆豉性平，味甘、辛，入肺、脾经，能宣肺解表，疏风透邪；紫苏梗性温，味辛，入肺、脾经，能行气开胸。三味与红糖合用，具有发汗解表，宣肺散寒的功效。

【调理】伤风感冒。证见恶寒，微发热，无汗，鼻塞流清涕，头痛，周身酸痛，舌淡红，苔薄白，脉浮而紧。

【注意事项】若发热甚、咽痛、舌红苔黄者，不宜服用。

6. 生姜紫苏叶汤

【用料】紫苏叶10克（鲜者25克），生姜3片，红糖适量。

【做法与用法】将紫苏叶、生姜洗净，生姜切片，然后一起放入砂锅内，加水150毫升，煎至100~120毫升，再加红糖调化，趁温饮服。每日1~2次，连用2~3日。

【说明】紫苏叶性温，味辛，气香，入肺、脾经，能解表散寒，理气宽中。与红糖、生姜合用，具有疏风散寒，解表和中的功效。

【调理】胃肠型感冒初起。证见恶寒，头重痛，胸闷欲呕，腹胀泄泻，纳呆，四肢困倦，口淡不饮，小便清长，舌淡红，苔薄白而润，脉浮紧。

【注意事项】若呕吐、腹泻甚者，加入藿香10克、陈皮6克同煎饮服。咽痛、口干口渴、舌红者，不宜饮服。

7. 姜茶汤

【用料】生姜30克，茶叶15克。

【做法与用法】生姜洗净，切细丝，与茶叶一起放入砂锅内，加水150毫升，煎沸5分钟即可。分2次温服，每日1料，连用2~3日。

【说明】生姜能散寒温中；茶叶性凉，味甘、苦，入心、肺、胃经，能利尿除烦。二味合用，具有温中散寒，利尿止泻，和胃止呕的功效。

【调理】风寒感冒，痢疾初起。证见形寒肢冷，恶心呕吐，头痛头晕，腹胀闷痛，大便泄泻，或里急后重，舌淡苔白，脉浮或濡滑。

【注意事项】若发热明显，大便日行十几次，可酌加黄芩、白头翁等同煎饮用。

8. 姜葱汤

【用料】生姜15克，葱15克。

【做法与用法】将生姜洗净后切片，葱洗净后切段，同放入砂锅中，加水150毫升，煮沸5分钟，趁温饮服。每日2次，连服2日。

【说明】生姜能散寒解表；葱能发汗解表，散寒通阳。二味合用，具有发散风寒，通阳止痛的功效。

【调理】风寒感冒初起。证见恶寒，头痛如劈，肢痛体酸，无汗，或微发热，口淡纳呆，舌淡红，苔薄白，脉浮紧或弦。

【注意事项】服后宜加衣厚被，使微微汗出，则散风寒，止头痛的效果更佳。

9. 葱茶汤

【用料】葱白15克，茶叶10克，核桃仁12克，生姜12克，绿豆30克。

【做法与用法】先将核桃仁、绿豆洗净，同放入砂锅内，加水300毫升，煮至绿豆熟透；然后洗净葱白，切好生姜，连同茶叶一起加入，再煮5分钟，去渣取汁，分2次温服。每日1料，连服2~3日。

【说明】葱白能发汗解表；茶叶能清热除烦，利尿；核桃仁性温，味甘，入肾、肺经，能温阳养肺肾；绿豆能清热利尿，厚肠益胃。四味与生姜合用，具有散表寒，清里热的功效。

【调理】感冒里热外寒证。证见恶寒，发热，无汗，头痛，口干口苦，心烦，胸闷，纳呆，小便黄，舌尖红，苔薄白而干，脉浮数。

【注意事项】若兼见咽痛、咳嗽、痰少而稠者，可酌加入黄芩、鱼腥草同煎服。

（二）粥食

1. 荆芥粥

【用料】荆芥5～10克，薄荷3～5克，淡豆豉5～10克，粳米50～100克。

【做法与用法】先将荆芥、薄荷用清水洗净，与淡豆豉一齐放入砂锅内，加水2碗，煎沸5分钟后取汁去渣。另将粳米放入砂锅煮粥，待粥将熟时，加入药汁同煮为稀粥。每日分2次，温热服食，一般以2～3日为1个疗程。

【说明】荆芥性微温，味辛，气香，入肺、肝经，能解表祛风散寒；薄荷性凉，味辛，气清香，入肺、肝经，能疏风解表，利咽喉；淡豆豉性平，味甘、辛，入肺、脾经，能宣肺解表。三味与粳米合用，具有辛温解表，宣肺散寒的功效。

【调理】风寒感冒。证见发热恶寒，无汗头痛，四肢酸痛，鼻塞，喷嚏多，流清涕，喉痒咳嗽，吐痰清稀，舌淡白，苔薄白，脉浮紧。

【注意事项】服此粥后，宜添衣保暖，助发汗而解外邪。表虚自汗、阴虚发热者，不宜食用。

2. 神仙粥

【用料】生姜3～5克，连须葱白5～7茎，糯米50～100克，米醋10～15毫升。

【做法与用法】先将糯米淘净后与生姜入砂锅内煮1～2沸，再放进葱白，待粥将成时，加入米醋，稍煮即可。此粥要趁热服用，服后宜盖被静卧，避免再受风寒，以微出汗为佳。每日2次，可连服3～5日。

【说明】生姜能解表散寒，温中止咳，止呕；连须葱白能发汗解表，散寒通阳；米醋性温，味酸、苦，入肝、胃经，能解毒，活血祛瘀，止血，安蛔。三味与糯米合用，具有辛温解表，宣肺散寒的功效。

【调理】风寒感冒。证见发热恶寒,无汗头痛,四肢酸痛,鼻塞流涕,咽痒微痛,喉痒咳嗽,舌淡红,苔薄白,脉浮紧。

【注意事项】风热感冒、肺热燥咳、胃热呕吐者忌用。

3. 橘皮粥

【用料】鲜橘皮 15~20,生姜 10~15 克,粳米 50~100 克。

【做法与用法】先将鲜橘皮、生姜加适量水同煎煮后取汁,去渣,然后放入粳米煮粥。若用干橘皮,则研为细末,每次用 5~6 克,调入煮沸的稀粥,再加 5~6 片生姜,同煮成粥即可。温热饮用,每日 1~2 次,连服 5 日。

【说明】橘皮性温,味辛、苦,气芳香,入脾、肺经,能燥湿化痰,行气健脾;生姜能解表散寒,止咳,温中止呕。与粳米合用,具有宣肺散寒、化痰止咳的功效。

【调理】风寒咳嗽。证见咳嗽声重浊,咳痰清稀、色白多沫,口淡不渴,胸胁满闷,初起多恶寒,头痛,身痛,无汗,苔薄白,脉浮紧。

【注意事项】本粥属辛散温燥之品,舌红津少,或内有实热、热痰咳嗽等者,均须慎用。

4. 加味神仙粥

【用料】生姜 3~5 克,连须葱白 5~7 茎,陈皮 1~2 克,鸡内金 5~10 克,粳米 50~100 克,米醋 10~15 毫升。

【做法与用法】先将陈皮、鸡内金洗净放入砂锅,加清水 4 碗,煎至 3 碗,取汁与粳米、生姜煮粥,沸后,再加葱白,待粥将成时,加入米醋,稍煮即可。温热空腹饮用,每日 1~2 次,可连服 5~7 日。

【说明】生姜能温中散寒止呕;葱白能通阳散寒;陈皮能行气健脾,燥湿化痰;鸡内金性平,味甘、涩,入脾、胃经,能消食化积,健脾;米醋性温,味酸、苦,入肝、胃经,能养肝强筋,开胃消食,解毒。五味与粳米合用,具有暖胃健脾,散寒止痛的功效。

【调理】胃脘冷痛。证见胃脘疼痛,畏寒喜暖,得温按则痛减,口不渴,喜热饮,舌质淡,苔薄白,脉弦紧。

【注意事项】若胃脘疼痛,证见胃脘灼痛势急而拒按、吞酸嘈杂、口渴喜冷饮、口苦口臭、大便秘结、舌红苔黄、脉滑数者禁用。

5. 防风粥

【用料】防风10克,生姜5片,葱白2~3茎,粳米50~100克。

【做法与用法】先将防风、生姜、葱白洗净,共入砂锅煎半小时左右,取汁与粳米同煮为稀薄粥食。温热服用为宜,每日1~2次,连服3日。

【说明】防风性微温,味辛、甘,入膀胱、肝、脾经,能解表祛风,祛湿止痛;生姜能温中散寒;葱白能通阳散寒。与粳米合用,具有祛风解表,温胃化浊的功效。

【调理】风寒之邪犯胃证所致呕吐。证见突发呕吐,病势较急,可伴发热恶寒,头身疼痛,胸脘满闷,胃脘拘急冷痛,口淡不渴,或见肠鸣腹泻,苔白腻,脉浮。

【注意事项】风热感冒犯胃所致呕吐,证见胃脘灼痛、势急拒按、口苦口臭、发热恶寒、舌红苔黄者禁用。

6. 加味防风粥

【用料】防风10克,藿香10克,葱白3茎,白蔻仁10克,粳米100克。

【做法与用法】先将防风、藿香、葱白、白蔻仁用清水洗净,共放入砂锅中同煎,沸约10分钟后,取汁去渣。另用粳米煮粥,待粥将熟时,加入药汁煮成稀粥服食。或加生姜3片同诸药煎。温服为佳,每日1~2次,连服3~5日。

【说明】防风、葱白能解表祛风,散寒祛湿;藿香性微温,味辛,气芳香,入脾、胃、肺经,能芳香化湿,和中止呕,散表邪,除湿滞;白蔻仁性温,味辛,气芳香,入肺、脾、胃经,能芳香化湿,温中止呕,行气化滞。四味与粳米合用,具有解表散寒,芳香化浊的功效。

【调理】风寒表证兼泄泻。证见发热恶寒,鼻塞头痛,肢体酸痛,泄泻清稀,甚则如水样,肠鸣腹痛,脘闷食少,苔薄白或白腻,脉濡缓。

【注意事项】此粥宜趁热服,以微汗出为佳。有外感兼泄泻,证见泄泻黄浊甚至暴注下迫或便下脓血、肛门灼热感、发热、舌红苔薄黄、脉滑数者不可食用。

7. 葱豉粥

【用料】葱头30克,淡豆豉10克,粳米100克。

【做法与用法】将葱头、淡豆豉、粳米淘洗干净，共入砂锅煮稀粥，去葱头。每日2次，连服7日为1个疗程。

【说明】葱头能散寒通阳，发汗解表；淡豆豉性平，味辛、甘，入肺、胃经，能解表除烦，宣郁调中。与粳米合用，具有祛风通络，散寒除湿的功效。

【调理】行痹。证见肢体关节疼痛，游走不定，以腕、肘、膝、踝等处为多见，关节伸屈不便，或发热恶风，苔白滑或腻，脉浮。

【注意事项】温服使少许汗出，注意保暖。如痹证见肢体关节红肿热痛、苔黄腻者，忌用。

8. 生姜粥

【用料】生姜20克，粳米100克。

【做法与用法】生姜去皮洗净，切片，与粳米一起放入砂锅煮粥。每日2次温服，连续5日。

【说明】生姜能发汗解表，温中止呕，温肺止咳。与粳米合用，具有宣肺散表寒，温中止呕的功效。

【调理】感冒风寒，胃寒吐逆。证见发热恶寒，无汗，头痛骨疼，鼻塞流清涕，或胃脘冷痛喜按，得温痛减，口不干，吐逆，上气干呕，舌质淡，苔干，脉弦紧。

【注意事项】表虚自汗、阴虚内热者，不宜食用。

9. 白芷粥

【用料】白芷20克，粳米50~100克。

【做法与用法】白芷研末，与粳米同入砂锅煮粥食。温服为佳，每日1~2次，可连饮3日。

【说明】白芷性温，味辛，入肺、胃经，能祛风解表，止痛，燥湿。与粳米合用，具有祛风解表，散寒止痛的功效。

【调理】风寒感冒。证见发热恶寒，头痛无汗，四肢酸痛，鼻塞流清涕，喷嚏频频，舌淡白，苔白，脉浮紧。

【注意事项】白芷较温燥，性升散，易耗血伤阴，故风热感冒、血虚有热、阴虚火旺的头痛者，均忌用。

(三）饮与茶食

1. 姜糖紫苏叶饮

【用料】生姜 10 克，紫苏叶 10 克，红糖 10~15 克。

【做法与用法】将生姜洗净去皮，切丝，紫苏叶冲洗，沥干水分，一并装入茶杯内，加适量滚开水，加盖浸泡 5~10 分钟，再放入红糖，搅匀即可当茶饮用。热服，每日 2~3 次。

【说明】生姜能发汗解表，温肺止咳；紫苏叶性温，味辛，入肺、脾经，能发汗解表，理气和中；红糖为温补脾胃的养生食品，能温中补虚，缓急止痛。三味合用，具有辛温解表，宣肺散寒的功效。

【调理】风寒感冒。证见发热恶风寒，无汗，头痛，身肢疼痛，鼻塞流清涕，咽喉痒伴咳嗽，吐痰清稀，舌淡红，苔薄白润，脉浮紧。

【注意事项】风热感冒、气虚多汗、阴虚内热者，不宜食用。

2. 姜糖饮

【用料】生姜 20 克，红糖 15 克。

【做法与用法】将生姜洗净去皮，切丝，放瓷杯内，以沸水冲泡，加盖温浸 5 分钟，再调入红糖。每日 2~3 次，温服。

【说明】生姜能发汗解表，温肺止咳。与红糖合用，具有辛温解表，宣肺散寒的功效。

【调理】风寒感冒。证见发热恶风寒，无汗，四肢痛酸，鼻塞流清涕，舌淡红，苔白润，脉浮紧。

【注意事项】趁热顿服，宜静卧盖被，取微微汗出为佳。阴虚内热者，不宜食用。

3. 萝卜姜汁饮

【用料】鲜白萝卜适量，生姜汁少许。

【做法与用法】取新鲜白萝卜适量，洗净，去皮，捣汁，加生姜汁少许。酌量饮用。

【说明】鲜白萝卜性凉，味辛、甘，入肺、胃经，能清化热痰，消食化积，下气宽中；生姜能解表散寒，温中止咳。二味合用，具有宣肺散寒的功效。

【调理】风寒失音。证见发病急骤,声音不扬,甚则嘶哑,或兼咳嗽不爽,头痛,鼻塞,发热恶寒,苔薄白,脉浮。

【注意事项】本饮不宜与胡萝卜、人参、黄瓜同食;脾虚寒滑者,不宜饮用。

4. 川芎糖茶

【用料】川芎10克,茶叶6克,红糖适量。

【做法与用法】将川芎、茶叶(红茶为佳)放入砂锅中,加清水1碗半煎至1碗,去渣加入红糖,调匀即可饮用。不可空腹冷饮。

【说明】川芎性温,味辛,入肝、胆、心包经,能祛风止痛,活血行气;茶叶能清利明目,除烦止渴,利尿消食。与红糖合用,具有疏风散寒的功效。

【调理】风寒头痛。兼见发热恶风寒,身肢疼痛,鼻塞流清涕,舌淡红,苔薄白润,脉浮紧。

【注意事项】阴虚火旺所致的头痛及头晕、失眠、痰湿痞满者,不宜饮用。

二、清 热 类

(一) 汤食

1. 紫菀猪肺汤

【用料】猪肺1个,紫菀12克,白菜干60克,蜜枣6枚,南杏仁20克。

【做法与用法】先将猪肺灌水,冲洗干净,然后切块,沥干水分。白菜干浸水后切段。用6碗水放砂锅内,先放猪肺和白菜干,后放入其他用料,武火煮沸后,文火煲4小时,加盐调味即成。可经常服用。

【说明】猪肺性平,味甘,入肺经,能补肺止咳;紫菀性微温,味苦,入肺经，能止咳祛痰；白菜干性平，味甘，入肠、胃经，能清利除烦，通利肠胃；南杏仁性平，味甘，能润肺止咳。四味与蜜枣合用，具有祛痰利气，润肺止咳的功效。

【调理】慢性支气管炎，肺虚久咳，咳血等证。证见咳嗽，或咳痰带血，胸闷不适，少气乏力，舌边尖红，苔薄白，脉数细。

【注意事项】痰热咳嗽、湿热内郁、大便溏泻者慎用。

2. 枸杞叶猪肝汤

【用料】猪肝120克，枸杞叶100克，蜜枣6枚，豆粉适量，油、盐酌量。

【做法与用法】将猪肝洗净后切片，用豆粉调匀；枸杞叶洗净。与蜜枣一起用适量清水烹煮，水滚后加油、盐调味即可。1～2日服用1次，连用7次。

【说明】猪肝性温，味甘、苦，入肝经，能养血，补肝，明目；枸杞叶性凉，味苦、甘，入肝、肾经，能清热，明目。二味与蜜枣合用，具有明目养血的功效。

【调理】风热目赤，视力减退，两目干涩疼痛，夜盲症。

【注意事项】此汤作为养生之用不忌，但脾虚便溏者，不宜久服。

3. 独脚金猪肝汤

【用料】独脚金12克，猪肝90克，豆粉适量，姜、油、盐酌量。

【做法与用法】将猪肝洗净后切片，用少许豆粉调匀。用适量水加姜片和独脚金，用猛火煮滚，然后放入猪肝，加油、盐调味，再煮片刻便可饮用。每日1次，连用7～10次为1个疗程。

【说明】独脚金又名疳积草，性微寒，味甘、淡，入肝、脾、胃经，能善清肝热以消疳积；猪肝能补肝明目，养血补血。二味合用，具有清热平肝，明目除疳的功效。

【调理】小儿疳积。证见消瘦，烦躁口渴，腹满拒按，大便干结，或溏泄臭秽，小便黄浊，白睛红赤，涩痛难睁，舌尖红，苔厚腻，脉滑细，指纹淡滞。

【注意事项】如属小儿乳食壅积肠胃。证见纳呆厌食，食而不化，腹满胀痛，烦躁不安，呕吐乳汁或口中乳酸味，大便酸臭，舌苔黄厚腻，脉弦滑，治疗上应消食导滞、健脾胃，不宜用本方。

4. 生蚝海藻汤

【用料】生蚝60克，海藻20克，昆布15克，油、盐酌量。

【做法与用法】生蚝冲洗干净，昆布、海藻浸洗后切细。诸料一齐放入砂锅内，用5碗水煎煮至约3碗水，加入油、盐调味即成。每日1次，连续服用7～10日为1个疗程。

【说明】生蚝性平，味甘、咸，入心、肝、肾经，能滋阴养血，宁心安神，解毒；海藻性寒，味苦、咸，入肝、胃经，能清热消痰，软坚散结；昆布性寒，味咸，入肺、胃经，能消痰、软坚、散结。三味合用，具有祛痰软坚，散结的功效。

【调理】甲状腺肿大。证见颈前瘿肿，软而不痛，胸闷胁痛，善太息，苔薄腻，脉弦滑。

【注意事项】本汤料含有丰富的碘质，对于因缺少碘质引起的甲状腺肿大有很好的疗效。另本汤不宜与甘草同食。

5. 生蚝桑寄生汤

【用料】生蚝3只，桑寄生30克，猪瘦肉120克，油、盐酌量。

【做法与用法】生蚝先用淡盐水养几天，用前入滚水烫过，去壳留肉。猪瘦肉洗净后和其他用料一起放入砂煲内，加清水5碗，煮约3小时，调味即成。2日1剂，连服10剂为1个疗程。

【说明】生蚝性平，味甘、咸，入心、肝、肾经，能滋阴养血，宁心安神，解毒；桑寄生性平，味甘、微苦，入肝、肾经，能补肝肾，强筋骨，祛风湿，养血。二味与猪瘦肉合用，具有清肝祛风湿，滋补肝肾的功效。

【调理】肝肾阴虚，湿热痹痛。证见头晕目眩，胸胁灼痛，五心烦热，口苦咽干，失眠多梦，腰膝痹痛，舌红，少苔或薄黄腻苔，脉细数或滑数。

【注意事项】身体肥胖、痰湿内盛者，不宜服用。

6. 加味茵陈蚬肉汤

【用料】茵陈24克，田基黄30克，虎杖15克，蚬肉12克，油、盐酌量。

【做法与用法】将前三味冲洗干净，蚬肉浸泡洗净后，一并入砂锅，加入清水5碗，以慢火煎煮至2碗许，调味后便可饮用。每日1~2次，连用10日为1个疗程。

【说明】茵陈性微寒，味苦，入脾、胃、肝、胆经，尤能清肝胆湿热；田基黄性微寒，味甘、淡，入肝、胆经，能清利湿热，解毒消肿；虎杖性寒，味苦，入肝、胆、大肠、胃经，能清利湿热，清热解毒；蚬肉性寒，味甘，入脾、胃、肝胆经，能清热利尿，祛湿退黄。四味合用，具有清热祛湿，退黄的功效。

【调理】阳黄证，急性黄疸型传染性肝炎。证见两目肌肤黄疸，色泽鲜明，口苦黏腻，胸脘痞满，恶心呕吐，食少纳呆，小便黄赤，舌质红，苔黄腻，脉弦滑数。

【注意事项】阴黄证，证见目肤俱黄、色泽晦暗、食少脘闷、大便溏薄、神倦畏寒、舌淡苔腻、脉濡缓者，不宜用此汤。服此汤期间，不宜食用油腻、辛辣及鱼腥类食物，以免助生湿热，加重病情。

7. 枸杞叶清汤

【用料】枸杞叶50克，柴鱼10克，鸡骨高汤6杯，盐、味精少许。

【做法与用法】枸杞叶2把，取嫩芽及叶片，枝条洗净，切成小段待用；柴鱼洗净，切片。鸡骨头1副，洗净，和枸杞枝条、柴鱼片一起放入锅中，加入8杯水煮至余6杯水，用纱布过滤作高汤。高汤入锅中煮沸后，加入洗净的枸杞叶，以大火煮沸。加少许盐、味精调味即可食用。可经常食用，不拘时日。

【说明】枸杞叶性凉，味苦、甘，入肝、肾经，能清内热，益精血，明目；柴鱼性凉，味甘，入肝、脾、心经，能清热平肝，健脾化积，清心火；鸡骨性温，味甘，入脾、胃经，能补中益气，补精添髓。三味合用，具有清心火，清肝明目，降血压的功效。

【调理】高血压，眩晕。证见头晕目眩，时有头痛，心烦易怒，睡眠不宁，面红目赤，口苦，舌红苔黄，脉弦数。

【注意事项】高血压眩晕，见神疲乏力、心慌惊悸、面色少华、舌淡、脉细者，不宜服用。

8. 珍珠救盲汤

【用料】珍珠草60克，猪肝90克，豆粉少许，蜜枣5枚。

【做法与用法】猪肝洗净后切片，用豆粉拌匀，珍珠草和蜜枣洗净。

用适量清水,先放珍珠草和蜜枣,煮滚后改慢火,再放入猪肝,用油、盐调味即成。每日1料,连用5日。

【说明】珍珠草性微寒,味微苦、甘,入肝、膀胱经,能清肝明目,清热利尿;猪肝能补肝明目,养血。与蜜枣合用,具有清肝明目的功效。

【调理】小儿麻疹后余毒未清,无神气,满目飞蝇状,目翳欲盲,夜盲及目赤,舌尖边红,少苔,脉弦细数。

【注意事项】小儿麻疹出疹期不宜用此汤;服此汤期间,不宜食用鱼腥发物,以免变生他病。

9. 五味降压汤

【用料】紫菜1块,芹菜2条,番茄1个,马蹄5个,洋葱半个。

【做法与用法】将紫菜浸软去沙,芹菜切段,番茄切片,马蹄去皮切小块,洋葱切丝,加适量清水,共煮滚后调味即可。1~2日服1料,连用5~7日为1个疗程。

【说明】紫菜性寒,味甘、咸,入肺经,能化痰软坚,清热利尿;芹菜又名旱芹,性凉,味甘、苦,入肝、胃经,能平肝清热,祛风利湿;番茄性凉,味酸、甘,入肝、脾、胃经,能清热生津,健脾开胃;马蹄性寒、滑,味甘,入脾、胃经,能清热化痰,利尿,凉血,消积;洋葱性凉,味辛、微甘,入肺、胃、大肠经,能行气导滞,健脾开胃。五味合用,具有清肝祛风,降血压的功效。

【调理】早期高血压。证见头痛眩晕,心烦易怒,面红目赤,时而口苦口干,血压增高,舌红苔黄,脉弦数。

【注意事项】有脾胃虚寒者,不宜多食、久食。

10. 水芹叶汤

【用料】水芹叶100克,白糖少许。

【做法与用法】取水芹鲜叶洗净,细切后加入清水2碗,煮沸后再加白糖少许调味,即可饮用。每日1次,可连用5~7日。

【说明】水芹叶性凉,味甘、辛,入肺、胃经,能清内热,通小便,洁肠胃,强身体。白糖少许仅做调味用之。

【调理】小儿肠胃湿热吐泻。证见发热或不发热,口渴,呕吐或痰涎,肛门灼热发红,大便稀薄,色黄而臭,或有少许黏液,舌红,苔黄白腻,脉濡数,指纹紫。

【注意事项】脾胃虚寒者,不宜食用;不宜久煮,以免性味减弱;不宜与米醋同食。

11. 香椿叶汤

【用料】香椿叶100克,食盐、麻油、味精适量。

【做法与用法】香椿叶洗净,放入砂煲中,加清水2碗,煎煮成1碗半,加入调味品即可食用。每日1次,可连用5~7日。

【说明】香椿叶性平,味苦、辛,入肺、胃、大肠经,具有清热解毒,利肠胃,祛风的功效。

【调理】赤白痢疾。证见腹痛腹胀,里急后重,痢下赤白脓血,肛门灼热,小便短赤,舌苔黄腻,脉滑数。

【注意事项】饮用本汤期间,不宜食用辛辣和油腻性食物,以免助湿生热。

12. 猪胰汤

【用料】猪胰1~2条,薏苡仁30克,黄芪30克,山药120克。

【做法与用法】将黄芪、山药先入砂锅煎后取汁,再与猪胰、薏苡仁共煮汤。2日1次,服用10~15次为1个疗程。

【说明】猪胰性凉,味甘、涩,入脾、胃经,能健脾胃,助消化;薏苡仁能利水渗湿,健脾止泻,清热排脓;黄芪能补脾益气,利水退肿,托疮排脓;山药能补益脾胃,益肺滋肾。四味合用,具有清胃火,养阴保津的功效。

【调理】消渴。证见多食易饥,形体消瘦,大便秘结,烦渴,小便数,舌质红,苔黄燥,脉滑实有力。

【注意事项】服此汤料期间,宜多饮绿茶,以清胃热;不宜食用油炸类食物,以免化燥伤津。

13. 猪胰淡菜汤

【用料】猪胰1条,干淡菜45~80克。

【做法与用法】先将干淡菜洗净,用清水浸泡约20分钟,然后入砂锅煮汤,待沸后10分钟,加入洗净切成片的猪胰同煮,熟透后,加适量调味料即可服用,亦可佐膳。2日1次,连用10~15次为1个疗程。

【说明】猪胰性凉,味甘、涩,入脾、胃经,能健脾胃,助消化;干淡菜性平，味咸，入肝、肾经，能益精血，补肝肾。二味合用，具有清胃火，养阴保津的功效。

【调理】消渴病之中消。证见多食易饥，口渴多饮，小便频数，形体消瘦，大便秘结，舌边红，苔黄燥，脉滑实。

【注意事项】服此汤料期间，可多饮绿茶；不宜食用辛辣、肥甘、香燥食物，以免助生内热，灼阴伤津。

14．知母鲍鱼汤

【用料】知母20克，干鲍鱼20～25克。

【做法与用法】用知母、干鲍鱼洗净同入砂锅煮汤食。隔日1次，6～7次为1个疗程。

【说明】知母性寒，味苦，入肺、胃、肾经，能清热除烦，滋阴润燥，善清肺胃实热；鲍鱼性平，味甘、咸，入肺、肝、胃经，能滋阴清热，益精明目。二味合用，具有清胃泻火，养阴保津的功效。

【调理】胃脘痛。证见胃脘灼痛，吞酸，嘈杂，口苦，喜冷饮，烦躁易怒，舌红，苔黄，脉弦数。

【注意事项】脾虚便溏、表邪未解者，不宜食用。

15．金银花甘草汤

【用料】金银花45克，甘草9克。

【做法与用法】金银花、甘草洗净，共入砂煲中，加清水3碗煎煮成2碗。频频饮用，可连服5日。

【说明】金银花性寒，味甘，入肺、脾经，能清热解毒，透表清热；甘草生用能清热解毒，缓急止痛。二味合用，具有疏风清热解毒的功效。

【调理】腮肿疼痛。证见畏寒发热，一侧或两侧耳下腮部漫肿疼痛，进食咀嚼不便，舌质红，苔薄白，脉浮数。

【注意事项】湿盛中满、恶心呕吐者，慎用；服此汤料期间，不宜食用酸、辣、热性食物，以免刺激腮腺，增加疼痛，助热动火，加重病情。

16．冬苋菜豆腐汤

【用料】冬苋菜100克，豆腐2块。

【做法与用法】将冬苋菜洗净，豆腐切小方块，共入砂锅中煮汤食。每日1次，可连服5～7次。

【说明】冬苋菜性凉，味甘，入肺、大肠经，能清热解毒，通利下窍；豆腐性寒，味甘，入脾、胃、大肠经，能清热和中，生津止渴。二味合用，具有清肺热，止咳化痰的功效。

【调理】肺热咳嗽。证见发热，咳嗽，咳声高亢，气喘息粗，口鼻气热，痰稠色黄，舌红，苔黄，脉滑数。

【注意事项】如咳嗽见痰清稀色白、口淡、舌淡白、苔白润、脉迟者，不宜服用。

（二）粥食

1. 红薯粥

【用料】新鲜红薯250克，粳米100克，白糖适量。

【做法与用法】将红薯（以皮紫心黄者最佳）洗净，连皮切成小块，加水与粳米同煮为稀粥，待粥将成时，加入白糖，再煮片刻即可。酌量分食，每日1次，可连用5~7次。

【说明】红薯性平，味甘，入脾、肾经，能益气生津，补中和血。与粳米合用，具有润燥生津清肠的功效。

【调理】肠热便秘、便血、痔疮。证见大便干结，小便短赤，面赤身热，口干口臭，或肛门热灼感，疼痛，便血鲜红，大便后血点滴而下，舌红，苔黄燥，脉滑数。

【注意事项】本粥红薯多食易致胃肠气滞。有腹胀腹满者，不宜食用。

2. 加味梅花粥

【用料】白梅花6克，柿蒂3~5个，生姜3片，粳米50~100克。

【做法与用法】先将粳米放入砂锅加清水煮沸后，加入柿蒂、生姜，粥将成时，再加入白梅花，煮2~3沸即可食用。每日1次，可连用3~5日。

【说明】白梅花性平，味酸、涩，入肝、胃经，能疏肝解郁，和胃化痰；柿蒂性微温，味苦、涩，入胃经，能降气止呃，为治呃逆要药；生姜能温中止呕，解表散寒。与粳米合用，具有清胃热，止呃逆，降气化痰的功效。

【调理】呃逆。证见呃逆常因情志抑郁而诱发，心情转舒则稍缓，呃声连连，胸胁胀闷，或伴恶心，舌质红，苔薄腻，脉弦滑。

【注意事项】呃逆兼见吞咽梗阻、固体食物难下者，不宜服用。

3. 加味莱菔粥

【用料】莱菔子10克，柿蒂5个，粳米50～100克。

【做法与用法】先将莱菔子、柿蒂入砂锅加清水煎数沸，取汁与粳米同煮为粥食。每日1次，可连用3～5次。

【说明】莱菔子性平，味辛、甘，入肺、脾、胃经，能降气祛痰，消食导滞；柿蒂性微温，味苦、涩，入胃经，为降气止呃逆要药。与粳米合用，具有降气化痰，清胃热，止呃逆的功效。

【调理】呃逆。证见呃逆频频，每因情志抑郁而诱发，伴恶心，痰多，胸胁胀闷，舌淡红，苔白黄腻，脉弦滑。

【注意事项】因莱菔子耗气，气虚者慎用本粥。

4. 金银花莲子粥

【用料】金银花30克，莲子30克，粳米50～100克。

【做法与用法】先将金银花洗净，入砂锅煎取汁，再用此汁加适量清水与莲子、粳米共煮成稀粥。每日1次，可连用5～7次。

【说明】金银花性寒，味甘，入肺、脾经，能清热解毒，透表清热；莲子性平，味甘、涩，入脾、肾、心经，能健脾止泻，养心安神。二味与粳米合用，具有健脾益气，清热止泻的功效。

【调理】肠胃湿热泄泻。证见腹泻，泻下急迫，甚如水样，肛门灼热，大便色黄气秽，烦热口渴，小便短赤，舌苔白黄腻，脉濡数或滑数。

【注意事项】虚寒泄泻者慎用。

5. 三宝粥

【用料】生山药30克，三七6克，鸦胆子20粒，粳米50克。

【做法与用法】先将生山药、粳米入砂锅共煮为稀粥，三七研成细末，鸦胆子去皮。用山药粥送服三七末及鸦胆子。因鸦胆子味极苦，宜吞服。每日分2次食用，7～10日为1个疗程。

【说明】生山药性平，味甘，质润多液，入脾、肺、肾经，能补益脾胃，益肺滋肾；三七性微温，味甘、微苦，入肝、胃经，能祛瘀止血，消肿止痛；鸦胆子性寒，味苦，入大肠经，能清热解毒，对阿米巴痢疾疗效显著。与粳米合用，具有健脾益气，清热止泻、止血的功效。

【调理】休息痢。证见下痢时作时止，日久难愈，发作时腹痛，肛门重坠，便下黏滞脓血，或赤白相间，饮食减少，倦怠，怯冷，嗜卧，舌质淡红，苔腻，脉细。

【注意事项】鸦胆子经吸收后有毒性反应，故患有肝、肾疾病者宜慎用或禁用；服用本粥期间，不宜食用辛辣和油腻类食物，以免助生湿热。

6. 茺蔚子粥

【用料】茺蔚子10克，枸杞子15克，粳米100克。

【做法与用法】先将茺蔚子、枸杞子入砂锅煎煮后取汁，与粳米同煮粥。每日1次，连服7日为1个疗程。

【说明】茺蔚子性微寒，味甘，入心包、肝经，能清肝明目，活血；枸杞子性平，味甘，入肝、肾经，能明目益精，滋补肝肾。与粳米合用，具有平肝潜阳，清火熄风的功效。

【调理】肝阳上亢之眩晕。证见眩晕耳鸣，头胀痛，常因恼怒或烦劳而加重，心烦，口苦，面潮红，急躁易怒，少寐多梦，舌质红，苔黄，脉弦。

【注意事项】脾虚湿滞、气血虚弱所致眩晕者不宜食用；孕妇不宜食用。

7. 水芹菜粥

【用料】水芹菜50克，粳米100克。

【做法与用法】先将粳米入砂锅煮成稀粥，再将洗净切成段状的水芹菜入粥内，煮沸后即可食用。可经常食用，不拘日数。

【说明】水芹菜性凉，味甘、辛，入肺、胃经，能清泻内热，通利小便，洁净肠胃。与粳米合用，具有清热，利尿，止血的功效。

【调理】阴虚内热证。证见头昏目赤，心烦易怒，口苦咽干，失眠梦多，小便短赤，大便干结，舌红少苔，脉细数。

【注意事项】本粥不宜与米醋同食；有脾胃虚寒者，不宜食用。

8. 香椿叶粥

【用料】香椿叶50克，粳米100克。

【做法与用法】将粳米入砂锅煮成薄稀粥，再加洗净的香椿叶煮沸后，调以食盐、麻油、味精即可食用。每日1次,可连用3~5日。

【说明】香椿叶性平,味苦、辛,入大肠、胃、膀胱经,能解热毒,利肠胃,祛风。与粳米合用,具有清热解毒,祛风的功效。

【调理】湿热泄泻,湿热痢,痔肿。证见腹痛腹泻,肛门灼热,大便色黄气秽,或下痢赤白脓血,小便短赤;痔肿则见肛缘水肿、压痛,舌质红,苔白黄腻,脉数滑。

【注意事项】香椿叶多食易致生风发疾。有宿疾者,不宜食用。

9. 油白菜粥

【用料】油白菜(小白菜)250克,粳米100克。

【做法与用法】先将粳米入砂锅煮成稀粥,再将油白菜洗净后切段入锅煮沸,调味后即可食用。每日1次,可连用5~7日。

【说明】油白菜性平,味甘,入肠、胃经,能清肺热,养胃津,净肠胃,利小便。与粳米合用,具有解热除烦,通利肠胃的功效。

【调理】肺热咳嗽,大便秘结。证见咳嗽声粗,痰稠色黄,咯吐不爽,身热口渴,大便秘结,小便短赤,舌质红,苔黄腻,脉滑数。

【注意事项】服用本粥期间,不宜食用辛辣与肥腻类食物,以免肠胃积热,助生痰热。

10. 紫苋粥

【用料】紫苋菜100克,粳米50克。

【做法与用法】将紫苋菜洗净切段,与粳米同放入砂锅中煮成稀粥。宜空腹进食,每日1次,可连用5~7日。

【说明】紫苋菜性凉,味甘,入小肠、膀胱、肾经,能清热利窍。与粳米合用,具有清热解毒,通利下窍,生津的功效。

【调理】赤白痢,产后瘀血腹痛。证见腹痛腹胀,里急后重,痢下赤白脓血,肛门灼热,小便短赤,舌红,苔黄腻,脉滑数;产后小腹刺痛拒按,或有血块,恶露不下或下之甚之,伴面色黯黑,胸胁胀闷不舒,舌质紫黯,苔薄白,脉弦涩。

【注意事项】紫苋菜寒滑,脾虚便溏者及孕妇不宜食用;不宜与鳖同食。

11. 陈粟米粥

【用料】陈粟米50~100克,白糖适量。

【做法与用法】陈粟米入砂锅,调以白糖煮粥食。宜空腹进食,可经常饮用。

【说明】陈粟米为贮存陈久的粟米,性寒,味甘,入脾、胃、肾经,能清热和中,利尿通淋。

【调理】热淋。证见小便短数,灼热刺痛,尿色黄赤,口苦,大便秘结,舌质红,苔黄腻,脉濡数。

【注意事项】不宜与杏仁同食;脾胃虚寒者慎用。

12. 菊花粥

【用料】黄菊花30克,粳米50克,白糖适量。

【作法与用途】先将粳米入砂锅煮成稀粥,再入黄菊花略煮,调以白糖进食。每日1~2次,可连用3~5日。

【说明】黄菊花性寒,味辛、甘、苦,入肺、肝经,能清热解毒,养肝明目。与粳米合用,具有疏风清热,平肝熄风,清肝明目,清热解毒的功效。

【调理】肝阳上亢之头痛。证见头痛目眩,心烦易怒,睡眠不宁,面红目赤,口苦,或见疔疮肿毒,舌红苔黄,脉弦数。

【注意事项】宜清淡饮食,以利平肝潜阳;不宜食用公鸡、猪头肉、蘑菇等发物食品,以免升发肝阳。

(三)饮与茶食

1. 三子饮

【用料】瓜蒌子10克,莱菔子10克,冬瓜子30克。

【做法与用法】将三味用清水洗净,把冬瓜子、瓜蒌子打碎,与莱菔子共煎取汁。每日2~3次,可连用5~7日。

【说明】瓜蒌子性寒,味甘,质润,入肺、胃、大肠经,能润燥滑痰,润肠通便,宽胸散结;莱菔子性平,味辛、甘,入脾、胃、肺经,能降气祛痰,消食导滞;冬瓜子性寒,味甘,入肺、胃、大肠、小肠经,能清热祛痰，利湿排脓。三味合用，具有清热祛痰，宣肺平喘的功效。

【调理】痰浊咳嗽。证见喘咳痰多黏腻，咯吐不爽，胸中满闷，食欲不振，或恶心，便秘，苔白黄腻，脉滑。

【注意事项】本饮性寒、滑利，脾胃寒湿及便溏、气虚者，不宜服用。

2. 杏菊饮

【用料】杏仁10克，菊花10克。

【做法与用法】杏仁去皮尖，研泥煎汤，取汁沏泡菊花。或用开水泡菊花，分次冲入杏仁煎汁，代茶饮。

【说明】杏仁性温，味苦，入肺、大肠经，能止咳平喘，润肠通便；菊花能疏风清热，清肝明目。二味合用，具有清热化痰，清肝降逆的功效。

【调理】痰浊头痛。证见头痛昏蒙，平素多痰，胸脘满闷，时有恶心或呕吐痰涎，苔白黄腻，脉弦滑。

【注意事项】大便溏泄者慎用。

3. 菊花钩藤饮

【用料】白菊花10克，霜桑叶10克，钩藤20克。

【做法与用法】将白菊花、霜桑叶同入砂煲先煮，煮沸15分钟后再入钩藤，煮沸5~7分钟即可。当茶饮用，每日1次，可分2~3次饮用。

【说明】白菊花性寒，味甘、微苦，入肺、肝经，能清肝明目，疏风清热；霜桑叶性微寒，味甘、微苦，入肺、肝经，能疏风清热，清肝明目；钩藤性微寒，味甘，入肝、心包经，能熄风止痉，清热平肝。三味合用，具有清肝熄风的功效。

【调理】肝阳上亢之头痛。证见头痛目眩，心烦易怒，睡眠不宁，面红目赤，口苦咽干，舌红，苔黄，脉弦数。

【注意事项】如头痛属阴虚阳亢，证见头晕痛、耳鸣、腰膝酸软、失眠健忘、舌红苔薄、脉弦细者，不宜服用。

4. 竹沥姜汁饮

【用料】竹沥30克，姜汁20克。

【做法与用法】将生姜洗净，去皮研汁与竹沥混匀，用温开水或米汤送服。每日1~2次，连用5~7日为1个疗程。

【说明】竹沥性大寒,味甘,能清热滑痰,镇惊透络,尤善以透达经络以祛痰;姜汁能祛风痰,止呕吐。二味合用,具有清热祛风豁痰,宣通窍络的功效。

【调理】痰湿阻络型中风。证见突然发生口眼歪斜,语言不利,半身不遂,头晕且重,胸闷腹胀,大便不爽,舌淡红,苔白黄腻,脉弦滑。

【注意事项】脾胃虚弱、大便溏泄者,不宜服用。

5. 竹叶茶

【用料】淡竹叶20克,苦丁茶6克,甘草3克。

【做法与用法】三味共入砂煲,加清水3碗,煎成1碗半,加冰糖适量调味。当茶饮用,不拘天数。

【说明】淡竹叶性微寒,味甘、淡,入心、胃、膀胱经,能清热除烦,利水通淋;苦丁茶性凉,味苦、甘,入心、肺、胃经,能清利明目,除烦止渴,利尿解毒;甘草能清热解毒,缓急止痛,调和药性。三味合用,具有清心泻火的功效。

【调理】牙疳。证见牙龈渗脓,口中热臭,口舌溃疡,烦躁不安,五心烦热,小便短赤,舌质红,苔黄,脉数。

【注意事项】湿盛中满、恶心呕吐、精冷滑泄者及产妇,不宜饮用。

6. 茭白汁饮

【用料】茭白汁500克。

【做法与用法】以肥大白嫩的茭白捣汁,用温热开水冲饮。每日1~2次,可连用5~7日。

【说明】茭白(又名茭笋)性寒,味甘,入肺、脾经,能清热解毒,除烦止渴,利湿通便。

【调理】热淋。证见小便短数,灼热刺痛,尿色黄赤,腰痛,口苦,烦热,大便秘结,舌红,苔黄腻,脉濡数。

【注意事项】本饮性寒滑利,有脾肾虚寒、精滑便溏者,不宜饮用;不宜与蜂蜜同食。

(四) 其他食

1. 生地黄莱菔汁

【用料】鲜生地黄汁100克,鲜莱菔汁100克,冰糖适量。

【做法与用法】将鲜生地黄汁与鲜莱菔汁和匀,加冰糖适量即可。随时饮用。

【说明】鲜生地黄汁性寒,味甘、微苦,入心、肝、肾经,能清热凉血,养阴生津;鲜莱菔汁性凉,味辛、甘,入肺、胃经,能消食化积,下气宽中,散瘀止血。二味与冰糖合用,具有滋阴生津,养血通便的功效。

【调理】产后血虚大便难。证见产后大便数日不解,或解时艰涩难下,但腹无胀痛,饮食正常,面色萎黄,舌淡红,苔薄白少津,脉虚数。

【注意事项】脾虚有湿、阳虚寒盛者忌用。

2. 合欢花蒸猪肝

【用料】合欢花(干品)12克,猪肝100克,食盐少许。

【做法与用法】将合欢花放碗中,加清水少许浸渍4~6小时,再将猪肝切片,同放碗中,加食盐少许调味,隔水蒸熟,食猪肝。

【说明】合欢花性平,味甘,入心、肝、脾经,能解郁安神;猪肝能养血,补肝,明目。二味合用,具有清热解郁的功效。

【调理】肝气郁结。证见精神抑郁,善太息,胸胁胀痛,但痛无定处,腹胀纳呆,咽中如有物梗阻,咯之不出、咽之不下,舌质红,苔薄黄,脉弦数。

【注意事项】气滞痰郁者不宜食用。

3. 瓜仁糖散

【用料】冬瓜仁30克,红糖适量。

【做法与用法】将冬瓜仁、红糖共研末,用温开水1杯冲食。可经常服用。

【说明】冬瓜仁性寒,味甘,入肺、胃、大肠、小肠经,能清热祛痰,利湿排脓;红糖能温中补虚,活血化瘀,缓急止痛。二味合用,具有清热祛痰的功效。

【调理】百日咳。证见咳嗽频作,紧握拳头,面红耳赤,舌向外伸,泪涕交流,痰液黏稠难咯出,或痰中带血,口干舌燥,渴欲饮水,舌淡红,苔厚,脉滑数。

【注意事项】脾胃寒湿及便溏者勿食用。

4. 冰糖炖瓜仁豆腐

【用料】冬瓜仁20克,豆腐1块,冰糖适量。

【做法与用法】将冬瓜仁、豆腐、冰糖共入口盅中,加清水半碗,隔水炖约1小时,趁温热服用。每日1次,可连用3~5日。

【说明】冬瓜仁性寒,味甘,能清热祛痰;豆腐能清热和中,生津止渴。二味与冰糖合用,具有清热化痰,生津润燥的功效。

【调理】肺热咳嗽。证见咳嗽声粗,痰稠色黄,咯吐不爽,气促胸满,咳引胸痛,口渴,小便色黄,舌质红,苔黄腻,脉滑数。

【注意事项】脾胃寒湿及便溏者勿食用,不宜食用辛辣及油腻类食物,以免助生痰热。

5. 凉拌莴苣

【用料】鲜莴苣250克。

【做法与用法】鲜莴苣洗净后去皮切丝,调味凉拌即可食用。每日1次,可连用5日为1个疗程。

【说明】鲜莴苣性凉,味甘、苦,入肠、胃经,生食能清内热,利小便。

【调理】血淋。证见小便涩痛,尿血,或夹血块,小腹胀满疼痛,舌红,苔薄黄,脉数。

【注意事项】不宜食用热性食物,以免助生内热;宜食新鲜水果,饮绿茶,以助清热利尿。

三、祛风类

（一）汤食

1. 草决明海带钩藤汤

【用料】海带 30 克，草决明 10 克，钩藤 10 克。

【做法与用法】草决明与钩藤加水 100 毫升，同煎至 50 毫升，去渣取汁备用；海带洗净后切粗丝，放入砂锅，加水 300 毫升煮至熟烂为度，再加入以上备用药汁即成，饮汤吃海带。日服 1 料，连用 5~7 日。

【说明】海带性凉，味咸，入肝、胃经，能清热化痰利湿；草决明性微寒，味甘、苦，入肝、胃经，能清肝明目，润肠通便；钩藤性微寒，味甘，入肝、心包经，能熄风止痉，清热平肝。三味合用，具有清热平肝，化痰熄风的功效。

【调理】肝阳上亢、风痰内盛的眩晕。证见头晕，目眩，面红易怒，目赤耳鸣，双胁闷痛，口干口苦，小便黄，舌红，苔黄或浊，脉弦数。

【注意事项】饮食方面忌辛辣燥热及煎、炒、油炸的食物。

2. 独活乌豆汤

【用料】乌豆 60 克，独活 10~12 克，米酒 3~5 毫升。

【做法与用法】乌豆、独活洗净，放入砂锅，加水 400 毫升煎至 100 毫升，去渣取汁，调入米酒温服。每日 1 次，连用 7~10 日。

【说明】乌豆性温，味甘，入肝、肾经，能补益肝肾，和血祛风；独活性温，味辛、苦，气香，入肾、膀胱经，能祛风寒，除痹痛；米酒性温，味甘、辛，气香，入胃、肝经，能温中散寒，活血通络。三味合用，具有祛风散寒，和血通络，除湿止痹痛的功效。

【调理】风寒湿痹。证见关节肿胀痹痛，遇风雨天气为甚，或痹痛游走无定处，便溏，小便清，舌淡红，苔白或腻，脉沉弦或紧。

【注意事项】本汤辛温燥散，阴虚或血虚痹痛者均忌服用。

3. 沙苑子鱼胶汤

【用料】沙苑子12克，鱼胶24克，油、盐少许。

【做法与用法】沙苑子洗净，用纱布包好；鱼胶洗净，切小块。放入500毫升水，沙苑子和鱼胶一起煮，以鱼胶烂熟为度，去沙苑子，入盐、油调味，趁温吃鱼胶饮汤。每日1次，连用5~7日。

【说明】沙苑子性微温，味甘，入肝、肾经，能补益肝肾，固精明目；鱼胶（即鱼鳔，干者为佳）性平，味甘，入肝、肾经，能补肾益精，养血熄风，和血止血。二味合用，具有补肝益肾，明目养筋，和血熄风的功效。

【调理】眩晕。证见头晕，目眩，手足麻木，腰膝酸软，或遗精、早泄，舌红少苔，脉弦细或数。

【注意事项】若兼见五心烦热、口苦、纳呆、便溏、苔黄腻者，不宜服用。

4. 川芎鱼头汤

【用料】草鱼头或鲢鱼头1个（约150克），川芎10克，白芷8克，胡椒粉、油、盐、酒少许。

【做法与用法】鱼头洗净，刀切为二，热水烫过后，抹上少许酒，腌5分钟；川芎、白芷洗净，用纱布包好，然后连同鱼头一起放入砂锅，加水500毫升，煎至200毫升。去川芎、白芷，加入胡椒粉、油、盐调味，再煮片刻即成，趁温饮汤吃鱼。每天1次，连用5~7日。

【说明】草鱼头性温，味甘，入脾、胃经，能温中补虚，散寒祛头风；川芎性温，味辛，入肝、胆、心包经，能活血行气，祛风止痛；白芷性温，味辛，入肺、胃经，能祛风，燥湿，止痛；胡椒性热，味辛，入胃、大肠经，能温中祛寒，止痛。四味合用，具有温中散寒，祛头风、止头痛的功效。

【调理】虚寒头风。证见头痛头昏，遇寒更甚，面白欠红润，口淡，舌淡红，苔白或腻，脉迟弦。

【注意事项】若头痛目赤、面红、易怒者，不宜服用。

5. 五加皮牛肉汤

【用料】五加皮15克，牛肉150克，黑豆45克，牛大力100克，大枣

10枚。

【做法与用法】牛肉洗净,切小块,同洗净的黑豆、大枣一起放入砂锅,加清水1 000毫升煮至牛肉熟烂;再加入洗净并用纱布包好的五加皮、牛大力,煮15~20分钟后,去掉牛大力、五加皮,趁温调入少许油、盐,饮汤吃肉。每日1料,连用7日。

【说明】五加皮性温,味苦、辛,入肝、肾经,能祛风湿,强筋骨;牛肉能补脾胃,益气血,强筋骨;黑豆性平,味甘,入肝、肾经,能养血补肾;牛大力性平,味甘、淡,入脾、肝经,能补肝肾,强筋骨,健脾益气。四味与大枣合用,具有养血祛风,舒筋通络,除痹止痛的功效。

【调理】虚劳痹证。证见头晕,目眩,手足麻木,甚则痹痛,形寒肢冷,面色少华,口淡,舌淡红,苔薄白,脉细缓。

【注意事项】若口干口苦、咽痛、手足关节红肿痛者,慎服。

6. 风湿调补汤

【用料】鸡肝2副,金狗脊15克,宽筋藤30克,桑螵蛸12克,油、盐少量。

【做法与用法】将用料洗净,鸡肝切块。用清水600毫升,和鸡肝连同药料一起放入砂锅,煎至150毫升,加油、盐调味,去渣取汁,趁温饮服。每日1次,连用5~7日。

【说明】鸡肝能补肝肾,益精血;金狗脊性温,味甘、苦,入肝、肾经,能补肝肾,强筋骨,祛风湿;宽筋藤性微寒,味苦,入肝经,能舒筋活络,祛风湿;桑螵蛸性平,味甘、咸、涩,入肝、肾经,能补肾助阳。四味合用,具有祛风寒湿痹,活络强筋止痛的功效。

【调理】风寒湿痹证。证见风湿痹痛日久,遇冷更甚,关节时肿时消,但局部不红,口淡,夜多小便,腰膝酸软,舌淡红少苔,脉沉细。

【注意事项】若风湿痹痛属急性期,关节红肿热痛明显者,不宜服用。

7. 猪蹄牛膝汤

【用料】猪蹄1只,牛膝20克,杜仲20克,千斤拔30克,姜、葱、油、盐酌量。

【做法与用法】用热水洗净猪蹄并劈开,和捣碎的姜、葱一起放入砂锅,加水以慢火炖煮熟烂。药料洗净,一起加水400毫升煎至200毫升,去渣取汁,放入猪蹄汤中再煮15~20分钟,然后加入油、盐调味,饮汤吃猪蹄。每日1次，连用5~7日。

【说明】猪蹄能补肾益精，强壮筋骨；牛膝性平，味苦、酸，入肝、肾经，能强筋骨，利关节，活血祛瘀；杜仲性温，味甘、微辛，入肝、肾经，能补肝肾，强筋骨；千斤拔性平，味甘、淡，入肝、肾、脾、胃经，能补脾益气，舒筋活络，补益肝肾。四味合用，具有壮腰健肾，祛风除湿，活络舒筋的功效。

【调理】风湿腰膝关节炎。证见腰酸腿痛日久不愈，伸屈不利，行走无力，口淡，便溏，小便清，舌淡红少苔，脉弦细或缓。

【注意事项】若见膝关节红肿热痛、口干口苦、舌红苔黄者，忌用本汤。

8. 双龙搜风汤

【用料】白花蛇、乌梢蛇（均为干品）各1副，黄芪30克，天麻10克。

【做法与用法】将蛇干品洗净，用白酒浸透取出，同黄芪、天麻一起放砂锅，加水600毫升，煎至200毫升，去渣取汁，分2次温服。每日1料，连用5~7日。

【说明】白花蛇性温，味甘、咸，有小毒，入肝、肾经，能祛风通络；乌梢蛇性平，味甘，无毒，入肝、肾经，能祛风除湿，通络舒筋；黄芪性微温，味甘，入脾、肺经，能补脾益气；天麻性微温，味甘，入肝经，能祛风止痛。四味合用，具有祛风通络，除湿止痛的功效。

【调理】风湿骨痛。证见腰酸腿痛，四肢麻木痹痛，有时游走无定处，有痛处固定，肢体重着，舌淡苔白，脉细而弦、涩。

【注意事项】若阴血亏虚者，不宜服用，以免温燥伤阴。

（二）粥食

1. 天麻石菖蒲粥

【用料】天麻12克，石菖蒲10克，粳米100克，白糖适量。

【做法与用法】将天麻切薄片，与粳米洗净煮粥；另将石菖蒲洗净，加水100毫升煎至50毫升，去渣取汁调入粥中，再煮5分钟，掺入白糖拌匀即成。每日1次，连用7~10日。

【说明】天麻性微温，味甘，入肝经，能平肝熄风；石菖蒲性温，味辛，入心、肝、胃经，能宣窍豁痰，辟浊和中。与粳米、白糖合用，具有平肝熄风，宣窍豁痰的功效。

【调理】痫证。证见突然昏仆，牙关紧闭，肢体抽搐，口吐痰涎或尖叫，数分钟后渐苏醒，发无定时，舌质红，苔白腻，脉滑而弦。

【注意事项】若痫证发作，神志久不清醒，应及时抢救治疗；本粥只宜作为缓解期的辅助治疗。

2. 鳝鱼天麻粥

【用料】鳝鱼150克，天麻12克，山药30克，粳米100克，姜丝、油、盐少许。

【做法与用法】鳝鱼洗净，切块，天麻、山药洗净，切薄片，将鳝鱼块和药料连同洗净的粳米放入砂锅，加水800毫升，慢火煮成粥，放姜丝、油、盐调味即成。每日1次，连用7~10日。

【说明】鳝鱼性温，味甘，入肝、脾、肾经，能补肝肾，强筋骨，祛风邪；天麻性微温，味甘，入肝经，能平肝熄风；山药性平，味甘，入脾、肺、肾经，能补脾益胃。与粳米合用，具有补益肝肾，和血祛风的功效。

【调理】面神经炎。证见突发口眼㖞斜，但无昏迷、偏瘫、失语，面部麻痹，或有蚁爬样感觉，舌淡红苔白，脉细弦。

【注意事项】若急性感染性面神经炎者，应及时往医院治疗，本粥只宜作辅助治疗。

（三）饮与茶食

1. 天麻何首乌饮

【用料】天麻12克，鲜何首乌100克，茯苓25克，白糖少量。

【做法与用法】天麻、茯苓洗净，切片，加水600毫升煎至300毫升；再将鲜何首乌洗净、捣碎绞汁加入其中，再煮5分钟，放入白糖搅化，趁温分2次饮服。每日1料，连用7日。

【说明】天麻性微温，味甘，入肝经，能平肝熄风，祛风止痛；鲜何首乌性平，味甘、涩，入肝、肾经，能补肝肾，养阴通便；茯苓性平，味甘、淡，入脾、胃、心、肺、肾经，能健脾补中，利水渗湿。三味与白糖合用，具有养血熄风，通便利尿的功效。

【调理】肝阳上亢之眩晕。证见头晕，目眩，面红目赤，易怒，手足麻木，大便秘结，小便短赤，舌红苔黄，脉弦或数。

【注意事项】若眩晕剧或突然昏仆者，应及时往医院就诊。

2. 旱芹汁饮

【用料】旱芹菜（鲜品）300克，白糖少量。

【做法与用法】旱芹菜洗净，切段，再用开水烫2遍，然后绞取鲜汁，加入白糖调味饮服。每日1～2次，连用7～10日。

【说明】旱芹菜性凉，味甘、苦，入肝、胃经，具有清热平肝，祛风利湿的功效。

【调理】高血压病。证见头晕头痛，面红目赤，头重脚轻，步行飘摇，舌红苔黄，脉弦数。

【注意事项】若高血压而形体肥胖，或伴有糖尿病者，服用本饮可不用加白糖。

（四）其他食

1. 白芷炖鱼头

【用料】白芷10克，草鱼头1个（约150克），姜、葱、油、盐酌量。

【做法与用法】草鱼头、白芷洗净，将鱼头劈为两半，敷上白芷，放入砂锅，加水200毫升，慢火炖煮15～20分钟，再放进姜、葱、油、盐，片刻即可，去白芷食用。每日1料，连食5～7日。

【说明】白芷性温，味辛，入肺、胃经，能祛风止痛；草鱼头性温，味甘，入脾、胃经，能温中补虚，散寒祛头风。二味合用，具有祛风止头痛的功效。

【调理】头风头痛。证见头痛头晕，遇风更甚，怕冷，喜热饮食，舌淡红，苔白润，脉弦细。

【注意事项】若有阴虚内热、口干口苦、舌红少苔者，不宜食用。

2. 塘葛菜炒蛋

【用料】鲜塘葛菜 50 克，鲜鸡蛋 1 个，油、盐酌量。

【做法与用法】鲜嫩塘葛菜洗净，切碎，放入碗中加少许细盐，打入鸡蛋拌匀；然后用油热锅，倒入蛋菜，炒熟即可。作佐餐菜料，时常食用无忌。

【说明】鲜塘葛菜性温，味辛，入脾、胃经，能健胃化痰，温中祛风；鸡蛋性平，味甘，入脾、肺、肝经，能滋阴补血。二味合用，具有养血祛风的功效。

【调理】血虚眩晕。证见头晕目眩，甚则觉天昏地转，不能站立行走，失眠，纳差，便溏，小便清，舌淡红苔白，脉弦细或缓。

【注意事项】若有阴虚火旺、口苦口干、面红易怒、舌红少苔者，不宜食用。

四、祛湿类

（一）汤食

1. 茵陈干姜汤

【用料】茵陈 20 克，干姜 9 克，茯苓 30 克，红糖适量。

【做法与用法】把茵陈、干姜、茯苓放入砂煲，加清水 3 碗，煎成 1 碗余，去渣取汁，调入红糖再煮沸即可饮用。每日 2 次，可连用 7~10 日。

【说明】茵陈性微寒，味苦，入脾、胃、肝、胆经，尤善清肝胆湿热；干姜性热，味辛，入心、肺、脾、胃、肾经，能温中祛寒，温肺化饮；茯苓性平，味甘、淡，入脾、胃、心、肺、肾经，能利水渗湿，健脾补中。与红糖合用，具有温化寒湿，健脾和胃的功效。

【调理】阴黄。证见目黄、身黄、小便黄，黄色晦暗，纳少，脘闷，大便不实，神疲畏寒，舌质淡，苔腻，脉沉迟。

【注意事项】若黄疸见舌苔黄腻、脉滑数者不宜食用；宜食用温热类食物，以利散寒除湿；不宜食用生冷和寒性食物，以免损伤脾胃。

2. 黑豆鲤鱼汤

【用料】黑豆60克，鲜鲤鱼1条（约250克）。

【做法与用法】将鲤鱼去鳞及内脏，洗净，黑豆淘洗干净，入锅炖汤食。每日1次，连用5次为1个疗程。

【说明】黑豆性平，味甘，入肝、肾经，能养血补肾；鲤鱼性平，味甘，入脾、肾经，能利水消肿，下气通乳。二味合用，具有温肾助阳，化气行水的功效。

【调理】水肿。证见面浮身肿，腰以下为甚，按之凹陷不易恢复，腰部冷痛、酸重，尿少，畏寒神倦，舌质淡胖，苔白，脉沉细。

【注意事项】外感热病后不宜食用；不宜食用生冷及寒性食物，以免损伤脾肾阳气。

3. 生姜白蔻仁汤

【用料】生姜15克，白蔻仁10克。

【做法与用法】生姜、白蔻仁共入砂煲，加清水2碗，煎煮数沸即可，不可久煎。每日2次，可连用5日。

【说明】生姜能温中止呕，散寒止咳，解表；白蔻仁性温，味辛，气芳香，入肺、脾、胃经，能芳香化湿，温中止呕，行气化滞。二味合用，具有燥湿祛痰，健脾和胃的功效。

【调理】眩晕。证见眩晕头重，恶心呕吐，胸闷食少，倦困多痰，苔白腻，脉濡滑。

【注意事项】不宜甜食，以免助湿生痰；宜清淡饮食，以顾护脾胃。

4. 千金鲤鱼汤

【用料】白术10克，生姜10克，茯苓15克，陈皮10克，白芍10克，当归10克，青鲤鱼1条（约500克）。

【做法与用法】将青鲤鱼去鳞及内脏，其余材料洗净，用干净纱布包裹，与青鲤鱼同煮1小时，去药包，饭前空腹吃鱼饮汤。每日1次。

【说明】白术性温，味甘、苦，入脾、胃经，能补益脾气，健脾燥湿；茯苓性平，味甘、淡，入脾、胃、心、肺、肾经，能利水渗湿，健脾补中；陈皮能行气健脾，燥湿化痰；白芍性微寒，味苦、酸，入肝经，能平肝止痛，养血和阴；当归性温，味甘、辛、苦，入肝、脾、心经，能补血调经，活血止痛；与青鲤鱼、生姜合用，具有健脾行水，安胎的功效。

【调理】脾虚妊娠水肿。证见妊娠数月，面目肢体浮肿，肤色淡黄，皮薄光亮，少气懒言，食欲不振，大便溏薄，舌质淡，苔白腻，脉滑无力。

【注意事项】不宜食用黏滞及寒性食物，以免伤阳助湿。

5．赤小豆鲫鱼汤

【用料】赤小豆50克，鲫鱼1条（约250克），姜、葱、盐适量。

【做法与用法】将鲫鱼去鳞及内脏，洗净置陶罐内，放入赤小豆，加水500毫升，武火隔水炖熟，放入少许姜、葱、盐等调味品。食鱼、豆及饮汤。每日1次。

【说明】赤小豆性平，味甘、酸，入心、小肠经，能利水除湿，解毒排脓，通乳；鲫鱼能补脾利水。二味合用，具有健脾行水，安胎的功效。

【调理】脾虚妊娠水肿。证见面目四肢浮肿，肤色光亮，胸闷腹胀，纳呆便溏，少气懒言，舌淡胖嫩，边有齿印，苔白腻，脉缓滑或濡细。

【注意事项】不宜与芥菜同食；瘦人津枯者，不宜食用。

6．黑豆红糖汤

【用料】黑豆100克，大蒜30克，红糖30克。

【做法与用法】将黑豆洗净，大蒜剥皮切片。先在砂锅内加水500克，武火煮沸后，再倒入以上三味汤料，用文火烧煮至黑豆熟透后即可服食。

【说明】黑豆性平，味甘，入肝、肾经，能养血补肾；大蒜性温，味辛，入脾、胃、肺经，能健胃，解毒杀虫。与红糖合用，具有温阳利水的功效。

【调理】肾虚妊娠水肿。证见面浮肢肿，尤以腰以下为甚，腰酸腿软，四肢欠温，舌质淡，边有齿痕，苔白润，脉沉迟。

【注意事项】不宜与蜂蜜同食；有阴虚内热及目疾、口腔诸疾者，不宜食用。

7．牛筋汤

【用料】牛筋（牛腿肌腱）100克，当归10克，牛膝20克，木瓜20

克,薏苡仁30克。

【做法与用法】用高压锅先将牛筋炖至熟烂,再入其他药物,共煎半小时,去药渣,入盐。吃牛筋饮汤,每日1料,10日为1个疗程。

【说明】牛筋性平,味甘,入脾、胃经,能益气血,强筋骨,补脾胃;当归性温,味甘、辛、苦,入肝、脾、心经,能补血调经,活血止痛;牛膝性平,味苦、酸,入肝、肾经,能强筋骨利关节,活血祛瘀;木瓜性微温,味酸,入肝、脾经,能舒筋活络,和胃化湿;薏苡仁性微寒,味甘、淡,入脾、肾、肺经,能利水渗湿,祛风湿,健脾止泻。五味合用,具有舒筋通络,调和气血的功效。

【调理】小儿麻痹后遗症。证见上下肢瘫痪,面部瘫痪,口眼歪斜,瘫痪部位的皮肤较冷。

【注意事项】兼风热感冒者,不宜服用。

8. 荠菜参肉汤

【用料】荠菜100克,海参1枚(约150克),猪瘦肉100克。

【做法与用法】荠菜洗净,海参水发,猪瘦肉切小片,共入砂煲,调味煮汤食。每日1次,用7日为1个疗程。

【说明】荠菜性凉,味甘,入肝、胃经,能清热利水,凉血止血,平肝降压;海参性温,味甘、咸,入心、肾经,能补肾益精,养血润燥。与猪瘦肉合用,具有清热利尿,滋阴补肾的功效。

【调理】水肿。证见遍身浮肿,皮肤绷紧,胸脘痞闷,烦热口渴,小便短赤,大便不爽,舌苔白黄腻,脉濡数。

【注意事项】不宜食用辛辣及热性食物,以免加重病情;肠滑便泄者,不宜食用。

9. 鲤鱼茗醋汤

【用料】鲤鱼1条(约150克),茶叶10克,食醋15毫升。

【做法与用法】将鲤鱼去磷及内脏,洗净放入砂煲内,同时放入用纱布包裹的茶叶及食醋,加清水3碗,煮成汤约1碗,食鱼饮汤。每日1次,可连用7日。

【说明】鲤鱼性平,味甘,入脾、肾经,能利气消肿,下气,通乳;茶叶性凉,味苦、甘,入心、肺、胃经,能除烦止渴,利尿消肿,解毒止利;食醋性温,味酸、苦,入肝、胃经,能活血祛瘀,止血解毒。三味合用，具有利尿消肿，除烦止渴的功效。

【调理】慢性水肿。证见全身水肿，下肢尤甚，小便短少，身重困倦，胸闷腹胀，食少纳呆，泛恶呕吐，舌苔白腻，脉缓。

【注意事项】外感热病后不宜食用；不宜食用黏滞及寒性食物，以免伤阳助湿。

10. 鳢鱼冬瓜汤

【用料】鳢鱼（大者约500克）1条，冬瓜250克，葱白适量。

【做法与用法】鳢鱼去腹垢，洗净，冬瓜切小方块，共入砂煲内，加葱白，煮汤食，饮汤食鱼及冬瓜。每日1次，连用5日为1个疗程。

【说明】鳢鱼性寒，味甘，入脾、胃、肺经，能健脾利水；冬瓜性凉，味甘、淡，入肺、大小肠、膀胱经，能利水消痰，清热解毒。与葱白合用，具有健脾利水，清热解毒的功效。

【调理】湿热水肿，大肠湿热、痔疮。证见遍身浮肿，皮肤绷紧，胸脘痞闷，烦热口渴，小便短赤，大便不爽，舌苔白黄腻，脉濡数；痔疮肿痛，排便时肛门灼热，便血鲜红，点滴而出，大便黏液多，小便短赤，舌红苔白腻，脉缓。

【注意事项】瘦人津枯者，不宜食用；久病滑泄、虚寒肾冷水肿者，不宜食用。

（二）粥食

1. 山药半夏粥

【用料】山药60克，半夏15克，粳米100克。

【做法与用法】先将半夏煎汁，去渣，再与粳米、山药同煮为粥，酌量食用。每日1次，连用7日为1个疗程。

【说明】山药性平，味甘，质润多液，入脾、肺、肾经，能补益脾胃，益肺滋肾；半夏性温，味辛，入脾、胃经，能燥湿祛痰，和胃止呕，消结散痞。与粳米合用，具有健脾化痰的功效。

【调理】哮喘。证见平素痰多，喉间有哮鸣，面色黧黑，食少脘痞，倦怠乏力，便溏，四肢浮肿，苔白滑腻，脉缓无力。

【注意事项】热痰、燥痰及津伤口渴者，要慎用。

2. 加味参苓粥

【用料】党参30克，茯苓30克，核桃肉10克，蛤蚧末6克，生姜3~5片，粳米100克。

【做法与用法】先将党参、茯苓、蛤蚧末共煎取汁，生姜片后下，去渣。将核桃肉研烂，与药汁、粳米共煮为稀粥。每日1次，连用10日为1个疗程。

【说明】党参性微温，味甘，入脾、肺经，能补中益气，健脾胃；茯苓能利水渗湿，健脾补中，宁心安神；核桃肉性温，味甘，能补肾强腰，益肺定喘（温敛肺气）；蛤蚧性平，味咸，入肺、肾经，能益肾补肺，纳气定喘。与粳米、生姜合用，具有益气定喘，健脾祛痰湿的功效。

【调理】虚喘。证见喘促气短，咳声低弱，语言无力，面色苍白，自汗畏风，纳呆，痰稀白，舌质淡红，苔白，脉弱。

【注意事项】若喘息气粗，喉中痰鸣，咯痰黏稠，面赤口渴，舌红苔黄腻者，不宜服用。

3. 茵陈附子粥

【用料】茵陈15克，制附子10~15克，生姜10~15克，甘草10克，大枣10枚，粳米100克，红糖适量。

【做法与用法】先将制附子切片，与茵陈、甘草入砂锅煎约1.5小时，取汁去渣，用药汁与粳米、大枣、生姜（切片）共煮粥，粥熟后调入红糖，稍煮即可食用。每日2次，连服7日为1个疗程。

【说明】茵陈性微寒，味苦，入脾、胃、肝、胆经，能清肝胆湿热；制附子性热，味辛，入心、肾、脾经，能温肾壮阳，祛寒止痛；甘草能补脾益气，清热解毒，调和药性。与大枣、生姜、粳米合用，具有温化寒湿，健脾和胃的功效。

【调理】阴黄。证见黄疸，黄色晦暗，纳少，脘闷，大便不实，神疲畏寒，舌质淡，苔腻，脉沉迟。

【注意事项】阴虚火旺者及孕妇禁用；阳黄者，不宜服用。

4. 茯苓粥

【用料】茯苓粉30克，粳米100克，大枣5枚。

【做法与用法】将粳米淘净后，与大枣（破开）、茯苓粉加适量清水共煮成粥。每日1~2次,可经常饮用。

【说明】茯苓性平,味甘、淡,入脾、胃、心、肺、肾经,能利水渗湿,健脾补中;大枣能补脾益胃,调和药性。与粳米合用,具有健脾和胃,消积渗湿的功效。

【调理】小儿脾虚气弱疳证。证见面黄肌瘦,精神萎靡,目无光彩,纳呆厌食,脘腹膨胀,大便完谷不化,溺如米泔,唇舌色淡,苔腻,脉濡细而滑。

【注意事项】不宜食用过甜食物,以免阻滞脾胃。

5. 鲤鱼汁粥

【用料】鲜鲤鱼1条(约150克),糯米100克。

【做法与用法】将鲤鱼去鳞,剖除内脏,煮汤,鱼熟后,捞起鱼,用鱼汤与糯米煮粥。食鱼喝粥,每日1次,连用7日为1个疗程。

【说明】鲤鱼性平,味甘,入脾、肾经,能利水消肿,下气通乳。与糯米合用,具有温中健脾,行气利水的功效。

【调理】阴水。证见水肿消长反复,以腰以下为甚,按之凹陷不易恢复,脘闷腹胀,食少便溏,面色萎黄,神疲肢冷,小便短少,舌质淡,苔白滑,脉沉缓。

【注意事项】外感热病后,不宜食用。

6. 赤小豆内金粥

【用料】赤小豆60克,鸡内金30克,粳米100克。

【做法与用法】先将鸡内金研成碎末,与赤小豆、粳米共入砂锅,煮成粥食。每日1次,可连用10日为1个疗程。

【说明】赤小豆性平,味甘、酸,入心、小肠经,能利水除湿,解毒排脓,通乳;鸡内金性平,味甘、涩,入脾、胃、小肠、膀胱经,能消食化积,化石通淋。与粳米合用,具有清利湿热,通淋排石的功效。

【调理】石淋。证见尿中时夹有砂石,尿色黄赤混浊,尿道刺痛,腹痛,腰痛难忍,舌质偏红,苔薄黄,脉数。

【注意事项】宜大量饮水,以利排石。

7. 干姜茯苓粥

【用料】干姜10克,茯苓30克,粳米100克,大枣5枚,红糖适量。

【做法与用法】先煎干姜、茯苓、大枣，取汁去渣，与粳米同煮为粥，调入红糖。每日分2次热服，连服7日为1个疗程。

【说明】干姜性热，味辛，入心、肺、脾、胃、肾经，能温中祛寒，回阳救逆，温经止血；茯苓性平，味甘、淡，入脾、胃、心、肺、肾经，能利水渗湿，健脾补中。与粳米、大枣、红糖合用，具有祛寒除湿，温经通络的功效。

【调理】寒湿腰痛。证见腰部冷痛重着，遇阴雨天疼痛加剧，病情常呈逐渐加重趋势，甚则转侧困难，静卧痛不减或反复加重，苔白腻，脉沉。

【注意事项】不宜食用生冷寒凉类食物，以免损伤阳气；若腰痛见身热口渴、烦闷不安、小便短赤、舌红苔黄、脉滑数属湿热腰痛者，不宜食用。

8. 杏陈薏苡仁粥

【用料】陈皮6克，杏仁15克，薏苡仁30克，粳米100克。

【做法与用法】先煎陈皮、杏仁，取汁与薏苡仁、粳米同煮成稀粥。每日服1次，连服5日为1个疗程。

【说明】陈皮能行气健脾，燥湿化痰；杏仁性温，味苦，入肺、大肠经，能止咳平喘，润肠通便；薏苡仁性微寒，味甘、淡，入脾、肾、肺经，能利水渗湿，健脾止泻，清热排脓。三味与粳米合用，具有燥湿祛痰，健脾和胃的功效。

【调理】痰浊中阻之眩晕。证见眩晕头重，恶心呕吐，胸闷食少，倦困多寐，苔白腻，脉濡滑。

【注意事项】宜清淡饮食，以顾护脾胃；不宜食用肥甘油腻及黏滞类食物，以免碍脾和助湿生痰。

9. 石菖蒲粥

【用料】石菖蒲20克，粳米100克，冰糖适量。

【做法与用法】石菖蒲研末。先用粳米、冰糖加水入砂锅内煮粥，数沸后调入石菖蒲末即成。每日1次，连用5日为1个疗程。

【说明】石菖蒲性温，味辛，入心、肝、胃经，能宣窍豁痰，和中辟浊。与冰糖、粳米合用，具有芳香化湿，开窍宁神的功效。

【调理】湿浊阻滞中焦所致的胸脘闷胀，不思饮食，神疲易倦，耳鸣，健忘，失眠，舌淡红，苔白腻，脉濡。

【注意事项】宜清淡素食，以利化痰去湿；不宜肥甘厚味，不宜滋补饮食，以免助湿生痰浊。

10．木瓜粥

【用料】鲜木瓜1个（约500克，或用干木瓜片20克），粳米100克，砂糖少许。

【做法与用法】鲜木瓜1个（或干木瓜片）剖成4块，去瓜瓤，加水煎汁，去渣；入粳米、砂糖，加水同煮成稀粥。每日1次，连用5日为1个疗程。

【说明】木瓜性微温，味酸，气香，入肝、脾经，能舒筋活络，和胃化湿。与砂糖、粳米合用，具有舒筋活络，和胃化湿的功效。

【调理】风寒湿痹。证见关节肌肉疼痛，肢体屈伸不利，阴雨天加重，得热痛减，舌淡红，苔白腻，脉弦紧。

【注意事项】凡胃有积滞、表证未解、痢疾初起，均不宜食用；不宜食用生冷寒凉类食物，以免损伤阳气。

（三）饮与茶食

1．藿香饮

【用料】藿香20克，白蔻仁10克，生姜3片。

【做法与用法】三味入砂煲加清水2碗，煎沸后约10分钟，去渣取汁饮。每日1～2次，可连用3～5日。

【说明】藿香性微温，味辛，气芳香，入脾、胃、肺经，能芳香化湿，和中止呕，祛表邪除湿滞；白蔻仁性温，味辛，气芳香，入肺、脾、胃经，能芳香化湿，温中止呕，行气化滞。二味与生姜合用，具有解表散寒，芳香化浊的功效。

【调理】泄泻。证见泄泻清稀，甚则如水样，肠鸣腹痛，脘闷食少，或恶寒发热，鼻塞头痛，肢体酸痛，苔薄白或白腻，脉濡缓。

【注意事项】不宜食用寒性食物，以免损伤脾胃，加重病情。

2. 向日葵茎饮

【用料】向日葵茎（去皮切片）50克。

【做法与用法】向日葵茎加清水3碗，煎至1碗半，去渣留汁，加白糖适量，当茶饮。

【说明】向日葵茎性平，味甘、淡，入脾、胃经，能健脾除湿，止痢。

【调理】脾虚带下。证见带下色白，质较黏稠，连绵不断，面色苍白，四肢不温，精神不振，食欲差，大便不实，舌质淡，苔白腻，脉弱缓。

【注意事项】不宜食用甜类食物，以免助湿困脾。

（四）其他食

1. 茯苓包子

【用料】茯苓50克，面粉（小麦面粉）1 000克，发面30克，鲜猪肉500克，生姜、胡椒粉、香油、料酒、食盐、酱油、大葱、骨头汤各适量。

【做法与用法】将茯苓块入锅内，每次加水约250毫升，加热煮取汁3次，每次煮1小时（以沸计时），3次药汁合并滤净备用。将面粉倒在案板上，加入发面30克，温热茯苓汁500毫升，使其成发酵面团。将猪肉剁茸，倒入盆内，加酱油拌匀，再加其他调料，搅拌成馅。按常规制作包子，上笼用武火蒸约15分钟即成。为养生佳品，可经常食用。

【说明】茯苓性平，味甘、淡，入脾、胃、心、肺、肾经，能健脾补中，利水渗湿，宁心安神；面粉性凉，味甘，入心、脾、肾经，能养心安神，除热止渴，为补养心脾养生食品。与上诸调料合用，具有健脾化痰祛湿的功效。

【调理】哮喘缓解期。证见平素痰多，喉间有哮鸣，面色黧黑，食少脘痞，倦怠乏力，便溏，四肢虚浮，苔白滑腻，脉缓无力。

【注意事项】宜温补饮食，以顾护脾胃；不宜食用油腻及寒凉类食物，以免损伤脾胃。

2. 牵牛子消积饼

【用料】黑牵牛子60克，白牵牛子60克，面粉500克。

【做法与用法】先将黑牵牛子、白牵牛子炒香脆，研成极细末，调和面粉，加入白糖适量，焙制成饼干。每片3克，每次1~2片，每日3次。

【说明】黑牵牛子、白牵牛子性寒，味苦，入肺、肾、大肠经，能泻下逐水，杀虫；面粉性凉，味甘，入心、脾、肾经，能养心安神，除热止渴。三味合用，具有消食导滞，健脾祛湿的功效。

【调理】积症。证见小儿吐乳腹泻，大便臭腐，烦躁啼哭，两腮红赤，苔白腻。

【注意事项】宜补养易消化饮食，以保护脾胃及增强体质；不宜食用生冷瓜果及肥甘类食物，以免损伤脾胃；不宜食用油炸香燥类食物，以免增加脾胃负担；体虚者慎用。

3. 胡椒根煲蛇肉

【用料】胡椒根40~60克，蛇肉（黄梢蛇、眼镜蛇、金环蛇等均可）约250克。

【做法与用法】胡椒根洗净，放入砂煲内与蛇肉同煮，沸后文火约煮1小时即可。煮好后，用另外炖过的蛇胆冲服。以饮汤为主，也可食蛇肉。

【说明】胡椒根性热，味辛，入脾、肺、肾经，能温中散寒，温经止痛；蛇肉性温，味咸，入肝经，能祛风湿，通经络。二味合用，具有温经祛风湿的功效。

【调理】风寒型之风湿性关节炎，类风湿性关节炎，手足痿弱，屈伸不利，中风后遗半身不遂等证。证见关节肌肉疼痛，肢体屈伸不利，阴雨天加重，得热痛减，苔薄白，脉弦紧。

【注意事项】不宜食用生冷寒凉类食物，以免损伤阳气。

4. 麻黄肉桂酒

【用料】麻黄30克，肉桂60克，白酒500克。

【做法与用法】麻黄、肉桂共研为细末，加白酒，慢火熬成稀糊状。每次1匙，每日2次。

【说明】麻黄能发汗散寒，宣肺平喘，利水消肿；肉桂性大热，味辛、甘，入肝、肾、脾经，能温肾壮阳，温中祛寒，温经止痛；白酒性温，味辛，入肝、肾经，能活血舒筋，祛风湿。三味合用，具有祛风除湿，散寒止痛的功效。

【调理】痛痹。证见肢体关节疼痛较剧，活动尤甚，痛有定处，遇寒痛增，得热痛减，痛处皮色不红，触之不热，阴雨天气加重，苔白，脉沉紧。

【注意事项】表虚自汗者及孕妇慎用；不宜食用生冷寒凉类食物，以免损伤阳气。

5．赤小豆炖鸭

【用料】赤小豆100克，鸭肉500克，调味品适量。

【做法与用法】赤小豆、鸭肉同入砂煲，调味炖食，可经常食用。

【说明】赤小豆性平，味甘、酸，入心、小肠经，能利小便，解热毒；鸭肉性凉，味甘、咸，入肺、肾、脾经，能滋阴清热，利水消肿，为滋阴补血养生食品。二味合用，具有祛湿利水消肿，滋阴清热的功效。

【调理】营养不良性水肿。证见食少纳呆，胸闷腹胀，身重困倦，面色萎黄，全身虚浮，下肢肿甚，小便短少，舌苔白腻，脉缓。

【注意事项】阳虚脾弱腹泻及外感未清者，不宜食用。

6．薏苡仁炖猪蹄

【用料】薏苡仁100克，猪蹄1个。

【做法与用法】薏苡仁洗净，猪蹄切成两半，同入砂煲，调味炖食。可经常饮用。

【说明】薏苡仁能健脾利湿，清热排胀；猪蹄性平，味甘、咸，入胃经，能补血通乳，生肌托疮。二味合用，具有健脾利湿，清热消肿的功效。

【调理】风湿痹痛，脚气肿痛。证见关节疼痛反复发作，日久不愈，时轻时重，腰膝酸痛，肢体屈伸不利；或见脚气肿痛，足趾间浸渍发白肿痒，糜烂，舌淡红，苔白黄腻，脉沉细或缓。

【注意事项】本品性滑利，孕妇慎用。

五、补 益 类

(一) 汤食

1. 四物炖鸡汤

【用料】乌骨鸡1只,当归10克,川芎6克,白芍10克,熟地黄10克,精盐10克,生姜块15克,葱20克,绍酒15克,鲜汤1 000克,味精1克,胡椒面1克。

【做法与用法】将乌骨鸡宰杀后,去毛、脚、内脏,入沸水中氽一下,再入清水中洗净;生姜、葱洗净;当归、川芎、白芍、熟地黄洗净,分别切成薄片,装入双层纱布袋中。将砂锅置旺火上,加鲜汤,入鸡、药包,汤开后,撇去浮沫,再加姜、葱、绍酒,移至小火上炖至鸡肉和骨架软,加精盐、胡椒面、味精调味,除去药包、生姜、葱即成。酌量分多次佐餐食,隔1~2日1料,3~5料为1个疗程,间断再服。

【说明】乌骨鸡能补中益气,填精添髓;当归能补血和血;川芎性温,味辛,入肝、胆、心包经,能行气活血;白芍性微寒,味苦、酸,入肝经,能养血和阴;熟地黄能补血滋阴。诸物合用,具有补血滋阴养肝的功效。

【调理】虚劳。证见头痛,眩晕,耳鸣,胁痛,惊惕不安,妇女月经不调,舌质淡红,脉弦细。

【注意事项】外感未清及脾胃湿滞见食欲不振、大便臭、舌苔厚腻者,不宜服用。

2. 双鞭壮阳汤

【用料】枸杞子10克,菟丝子10克,肉苁蓉6克,牛鞭100克,狗鞭10克,羊肉100克,母鸡肉50克,花椒、老生姜、料酒、味精、猪油、食盐各适量。

【做法与用法】将牛鞭加水泡胀,去净表皮,顺尿道对剖成两边,用清水洗净，再用冷水泡30分钟；将狗鞭用油炒酥，用温水浸泡约30分钟，刷洗干净；将羊肉洗净后，再放入沸水锅内汆去血水，捞入凉水内漂洗待用；将牛鞭、狗鞭和羊肉放入锅内，加清水烧开，撇去浮沫，放入花椒、老生姜、料酒和母鸡肉，再烧沸后，改用文火煨炖，至六成熟时，用洁净纱布滤去汤中的花椒和老生姜，再置火上；将菟丝子、肉苁蓉、枸杞子用纱布袋子装好，放入汤内，继续煨炖，至牛鞭、狗鞭酥烂时，即将牛鞭、狗鞭、羊肉捞出，牛鞭切成3~4厘米长的条状，狗鞭切成1厘米长1节，羊肉切片，鸡肉切块，除去药包。加味精、食盐、猪油调味。酌量分次单食或佐餐食，隔1~2日1料，5~7料为1个疗程，间断再服。

【说明】枸杞子能滋补肝肾；菟丝子性微温，味甘、微辛，入肝、肾经，能补肝肾，益精气；肉苁蓉性温，味甘、咸，入肾、大肠经，能补肾壮阳；牛鞭性温，味甘，能温肾散寒，益精髓；狗鞭性温，味咸，能补命门真火，暖冲任。诸物合用，具有温补肾阳的功效。

【调理】阳痿。证见阳事不举，精薄清冷，头晕目眩，腰膝酸软，精神困乏，四肢不温，舌质淡，脉沉细。

【注意事项】阳事易举及内热多火者，不宜服用。

3. 鹿茸猪脬汤

【用料】鹿茸6克，白果30克，山药30克，猪膀胱（猪脬）1具。

【做法与用法】将猪脬洗净，把鹿茸、白果、山药捣碎，装入猪脬内，扎紧猪脬口，文火炖到烂熟，入食盐少许调味，药、肉、汤同服，每日或隔日1料，连用5~7日。

【说明】鹿茸能补肾壮阳；白果性平，味甘、苦、涩，入肺经，能收敛除湿；山药性平，味甘，入脾、肺、肾经，能补气健脾；猪脬能补肾止遗。诸物合用，具有温肾健脾，止带的功效。

【调理】肾虚带下。证见白带清冷，量多，淋漓不断，面色晦暗，小便清长，腰部酸痛，小腹冷感，舌质淡，脉沉迟。

【注意事项】白带多、质稠、色黄、味腥臭，大便结，小便黄，舌质红者，不宜服用。

4. 千金鲤鱼汤

【用料】白术10克，生姜10克，茯苓15克，陈皮10克，白芍10克，当归10克，青鲤鱼500克。

【做法与用法】将鲤鱼去鳞及内脏,余药洗净用干净纱布包裹,与鲤鱼同煮1小时,去药包。饭前空腹吃鱼饮汤,每日或隔日1料,连用5~7料。

【说明】白术性温,味甘、苦,入脾、胃经,能补脾燥湿,益气安胎;生姜能温中散寒;茯苓能健脾补中,利水渗湿;陈皮能行气健脾燥湿;白芍能养血和阴;当归能补血;鲤鱼能利水消肿下气。诸物合用,具有健脾行气,益气消肿的功效。

【调理】脾虚妊娠水肿。证见妊娠数月,面目肢体浮肿,肤色淡黄,皮薄光亮,少气懒言,食欲不振,大便溏薄,舌质淡,苔白腻,脉滑无力。

【注意事项】水肿伴见烦热口渴、小便短赤、大便干结、苔黄腻者,不宜服用。

5. 黄芪羊肉汤

【用料】黄芪30克,羊肉250克,龙眼肉20克,山药30克。

【做法与用法】将羊肉用沸水稍煮片刻,捞出后即用冷水浸泡以除膻味。用砂锅将水煮开,放入羊肉和其余用料同煮汤,食时调好味。饮汤食肉,每日或隔日1料,连用5~7料,间断再服。

【说明】黄芪性微温,味甘,入脾、肺经,能补脾益气,固表止汗;羊肉能益气补虚;龙眼肉能补益心脾;山药能补益脾胃。诸物合用,具有补气固表,和营止汗的功效。

【调理】产后气虚自汗。证见产后出汗较多,不能自止,动则加剧,时或恶风,面色苍白,气短懒言,语声低怯,倦怠乏力,舌质淡红,苔薄白,脉虚弱。

【注意事项】热病之汗出及阴虚火旺之盗汗者,不宜服用。

6. 鹿茸鸡汤

【用料】鹿茸3克,嫩鸡翅膀肉100克,油、盐酌量。

【做法与用法】将嫩鸡的翅膀肉洗净,用4碗水以慢火煮,水滚后去除浮沫,煎至一半水分便成清汤。鹿茸用1碗水煎至分量减半,然后倒进鸡汤内再煮片刻,调味后即可食用。每日或隔日1料,常食用。

【说明】鹿茸能补肾壮阳;鸡肉能补中益气,填精添髓。诸物合用,具有强身健脑的功效。

【调理】年老体弱、神经衰弱和自律神经失调而见气怯神疲，畏寒乏力，腰膝酸软，舌质淡，脉细。

【注意事项】阴虚火旺及脾胃湿滞见食欲不振、舌苔厚腻者，不宜服用。

7. 鹿茸水鸭汤

【用料】水鸭1只，鹿茸4片，生姜3片，油、盐酌量。

【做法与用法】将水鸭剖开洗净，去除内脏，用适量清水，与姜片、鹿茸同煮约3小时，调味便可。分多次佐餐食，2~3日食完，连用3~5料，间断再食。

【说明】鹿茸能补肾壮阳；水鸭能滋阴养胃，补中益气。诸物合用，具有温补肾阳的功效。

【调理】老年人阳气尽失，手脚冰冷，气虚血弱，头晕脚软。

【注意事项】外感未清及阴虚内热者，不宜服用。

8. 猪蹄牛膝汤

【用料】猪蹄1只，牛膝10克，当归10克，黄芪30克，杜仲10克，竹笋60克，香菇3个，姜、葱、大蒜、油、盐酌量。

【做法与用法】将猪蹄用热水洗净，再用适量清水，放入捣碎的姜、葱和大蒜，以慢火炖煮；药材放在一起，用2碗水煎至1碗；香菇用水浸软去蒂，与药汁一起加入炖猪蹄的锅内，约煮至4碗水，调味便可。分2次食肉饮汤，每日或隔日1料，连用5~7料，间断再服。

【说明】猪蹄性平，味甘、咸，入胃经，能填肾精而健腰脚；牛膝性平，味苦、酸，入肝、肾经，能强筋骨，利关节，活血祛瘀；黄芪能补脾益气；当归能补血活血；杜仲能补肝肾，强筋骨。诸物合用，具有行气活血、壮腰的功效。

【调理】风湿痛。证见关节痛，腰痛，顽固疼痛，活动不灵，舌质瘀点，脉弦细。

【注意事项】关节痛伴见红、肿、热，大便结，小便黄，舌红苔黄者，不宜服用。

9. 牡蛎敛精汤

【用料】牡蛎60克，猪肚1个，白术30克，苦参15克。

【做法与用法】将猪肚用盐擦洗，去除黏液；牡蛎洗净打碎，白术、苦参洗净，用纱布包好并扎口，放入猪肚内扎好，用8碗水，以慢火煎煮至2碗，取出药包，调味饮汤。猪肚切块，分2日佐餐食用，连用3~5料，间断再服。

【说明】牡蛎性微寒，味咸、涩，入肝、胆、肾经，能益阴潜阳，收敛固涩；猪肚能补虚损，健脾胃；白术能健脾燥湿；苦参性寒，味苦，入心、肝、大肠经，能清热燥湿。诸物合用，具有补虚健脾涩精的功效。

【调理】遗精。证见遗精，心悸，心慌，失眠多梦，口干咽燥，舌质红等。

【注意事项】外感未清者，不宜服用。

10. 猪肚黄芪汤

【用料】猪肚1具，黄芪100克，冰糖适量。

【做法与用法】将猪肚剖开洗净，黄芪用布口袋包扎好，与冰糖、猪肚一同入砂锅，加水适量，先用武火煮沸，后改用文火炖至猪肚烂即成，喝汤吃猪肚。分2日佐餐食用，连用3~5料，间断再服。

【说明】猪肚能补虚健脾；黄芪能健脾益气。与冰糖合用，具有益气生血的功效。

【调理】虚劳。证见四肢乏力，筋骨酸软，胸闷纳呆，大便稀溏，面色苍白或萎黄，气短声低，或有子宫下垂，胃下垂等。

【注意事项】外感未愈、脾胃湿滞、舌苔黄腻者，不宜服用。

11. 猪皮大枣汤

【用料】猪皮100克，大枣15枚。

【做法与用法】将猪皮洗净，切小块，与大枣（去核）一同入锅，加水适量，用武火煮沸，再用文火炖至猪皮熟烂即可。每日1料，常服。

【说明】猪皮性凉，味甘，能滋阴养血润燥；大枣能补脾气，益心血。二物合用，具有养血益气的功效。

【调理】血虚。证见头晕心悸，面色苍白，神疲乏力，咽干口燥，爪甲淡白，大便干结等。

【注意事项】湿盛见脘腹胀满、食欲不振、舌苔厚腻者，不宜服用。

12. 山药羊肉汤

【用料】山药50克,羊肉500克,生姜15克,葱白30克,胡椒6克,料酒20克,盐、味精适量。

【做法与用法】将羊肉入沸水锅内氽去血水;生姜、葱白拍破。将山药用清水浸透后,切片,与羊肉一起放入锅中,加水适量,放入生姜、葱白、胡椒、料酒,置武火上烧沸,再用文火炖至酥烂,捞出羊肉晾凉;把羊肉切片,装碗中,再将原汤中生姜、葱白除去,加入盐、味精调味,连山药一起倒入羊肉碗中即成。分2日佐餐食,连用3~5料,间断再服。

【说明】山药能补脾肾;羊肉能温中暖下,益气补虚;生姜能温经散寒;葱白能温经通阳。诸物合用,具有温补脾肾的功效。

【调理】虚劳。证见面色苍白或萎黄,头晕心悸,食欲不振,大便稀溏,四肢不温,喜热怕冷,神倦喜卧,或有阳痿等。

【注意事项】外感未清及阴虚内热者,不宜服用。

13. 红薯狗肉汤

【用料】红薯500克,狗肉500克,生姜、葱、盐、味精、料酒适量。

【做法与用法】将红薯洗净去皮,狗肉洗净切块,一同入瓦锅,加入生姜、葱、料酒及适量清水,隔水炖至狗肉熟烂,加入盐、味精调味。分2日早、晚佐餐食,连用3~5料,间断再服。

【说明】红薯性平,味甘,入脾、肾经,能健脾肾;狗肉能补中气,暖肾阳。与生姜等合用,具有健脾暖肾的功效。

【调理】虚劳。证见面色苍白,头昏眼花,筋骨酸软,腰腿无力,耳鸣、心悸,记忆力减退,畏寒肢冷,食欲不振,或阳痿早泄。

【注意事项】脘腹胀满、消化不良、阴虚内热及外感未清者,不宜服用。

14. 龟肉大枣汤

【用料】乌龟肉200克,大枣100克。

【做法与用法】把乌龟肉与大枣一同入锅,加水适量,先用武火烧开,再用文火炖至乌龟肉烂熟。分2次食肉饮汤,每日或隔日1料,连用7~10料。

【说明】乌龟肉性平,味甘、咸,能滋阴补血,退虚热;大枣能补气血，养心脾。二味合用，具有滋阴补血清热的功效。

【调理】紫癜（皮下出血）。证见皮肤出现散在紫斑，斑色淡红或紫红，伴见心悸、怔忡、头晕目眩、心烦口干、咽燥便干、盗汗潮热；妇女月经量多，经色红或成崩漏等。

【注意事项】湿盛脘腹胀满、大便稀溏者，不宜服用。

15. 羊脑枸杞子汤

【用料】羊脑1具，枸杞子20粒，浮小麦50克，姜、葱、盐、味精适量。

【做法与用法】将羊脑、枸杞子、浮小麦放入锅中，加水适量，将锅置武火上烧沸，再用文火炖熟，加姜、葱、盐、味精即成。每日1料，常食。

【说明】羊脑性温，味甘，能补益精髓；枸杞子能补肝肾；浮小麦性凉，味甘，入心、脾、肾经，能补心肾，健脾胃。诸物合用，具有温脾肾助阳气的功效。

【调理】喘证。证见喘促短气，呼多吸少，动则尤甚，恶寒足冷，腰膝酸软，汗出神疲，尿少浮肿等。

【注意事项】外感未愈、脾胃湿滞、舌苔厚腻者，不宜服用。

16. 山药猪胰汤

【用料】猪胰1具，山药200克。

【做法与用法】猪胰洗净，山药洗净后切片，共放入锅内，加水300~500毫升，先用武火煮沸，再用文火炖熟，加入少量食盐即成。分2~3次服，每日或隔日1料，常食用。

【说明】猪胰性平，味甘，能补脾胃，养阴血；山药能补阴液，益脾肾。二味合用，具有健脾固肾，养阴生津的功效。

【调理】消渴证（糖尿病）。证见口干欲饮，尿多频数，饥不欲食或食欲不振，心悸气短，头晕耳鸣，腰腿酸软，倦怠神疲等。

【注意事项】湿盛脘腹胀满、舌苔厚腻者，不宜服用。

17. 狗脊狗肉汤

【用料】狗脊15克，金樱子15克，枸杞子15克，狗瘦肉200克。

【做法与用法】将狗脊、金樱子、枸杞子一同放锅中，狗瘦肉切小块，也一同入锅,加水适量。将锅置武火上烧沸,撇去浮沫,用文火炖煮至狗瘦肉熟烂即成。食肉饮汤,每日1次,每次1饭碗,冬令尤宜多吃。

【说明】狗脊性温,味苦、甘,入肝、肾经,能补肝肾,强筋骨;金樱子性平,味酸,入肾、膀胱、大肠经,能固肾涩精;枸杞子能补肝肾;狗瘦肉能补中益气,温助肾阳。诸物合用,具有补肾精,助肾阳,祛风湿,强腰膝的功效。

【调理】痹证。证见关节疼痛,甚则僵硬、变形,下肢尤重,喜温怕冷,神疲乏力,纳少便溏,面色㿠白,健忘,遗精,腰膝酸软,头晕耳鸣。

【注意事项】关节疼痛并见红、肿、热,小便黄,舌质红者,不宜服用。

18. 狗肾淡菜汤

【用料】狗肾1个,淡菜50克。

【做法与用法】将狗肾剖开去膜洗净,切成小块入锅,先用武火煮沸,再用文火炖30分钟,放入洗净切碎的淡菜,煮至熟烂即成。喝汤吃肉、淡菜,冬令常食。

【说明】狗肾能补阳益肾;淡菜性温,味咸,入肝、肾经,能补肝肾,益精血。二味合用,具有补肾养肝,温阳填精的功效。

【调理】遗精。证见遗精或滑精,腰腿酸软,肢冷畏寒,头昏耳鸣,精力衰减,精神不振。

【注意事项】外感未清及阴虚内热,见口干口苦、舌红苔黄者,不宜服用。

19. 羊肉虾米汤

【用料】羊肉250克,虾米50克,葱、姜适量。

【做法与用法】将羊肉洗净切片入锅,加适量水,煮成稠汤状,入葱、姜、虾米,待羊肉熟即成。吃肉喝汤,每2日1料,冬令常服。

【说明】羊肉能补肾气,壮肾阳;虾米性温,味甘,入肝、肾经,能补肾壮阳。诸物合用,具有强阳固肾的功效。

【调理】遗精。证见遗精或滑精,喜温畏冷,神倦喜卧,面白无华,腰膝软弱,阴部冷湿,小便清长。

【注意事项】阴虚内热、脾胃湿滞、消化不良、舌苔腻者,不宜服用。

20. 泥鳅虾肉汤

【用料】泥鳅 100 克,虾肉 50 克,姜 5 片,素油适量。

【做法与用法】泥鳅放清水中,待排尽肠内污物洗净,将油烧熟,放入姜片,入泥鳅煎至金黄,加水约 3 碗,放入虾米,共煮成汤。每日 1 料,连服 7~10 日为 1 个疗程,间断再服。

【说明】泥鳅能温补肾阳;虾肉能补肾壮阳。诸物合用,具有温肾壮阳的功效。

【调理】遗精。证见遗精或滑精,神倦乏力,腰膝酸冷,畏寒头晕,精力衰减。

【注意事项】阴虚内热、脾胃湿滞、消化不良、舌苔厚腻者,不宜服用。

21. 杞鞭壮阳汤

【用料】黄牛鞭 1 000 克,枸杞子 15 克,肉苁蓉 50 克,肥母鸡肉 500 克,花椒 6 克,猪油 30 克,绍酒 30 克,味精 2 克,盐 10 克,姜 20 克。

【做法与用法】先将黄牛鞭用热水发胀,然后顺尿道对剖成两边,刮洗干净,用冷水漂 30 分钟,待用;枸杞子、肉苁蓉洗净,用适量的酒润透,蒸 2 小时,取出漂洗干净,切片待用。用砂锅加入清水,放入黄牛鞭烧开,去泡沫,放入姜、花椒、绍酒、母鸡肉,用旺火烧开,移至小火上炖煮,每隔 1 小时翻动 1 次,以免粘锅,炖至六成熟时,用干净纱布滤去汤中的姜、花椒,再置武火烧开,加入用纱布袋装好的枸杞子、肉苁蓉,又移至文火上炖煮,直到黄牛鞭八成熟时,取出黄牛鞭,切成指条形,仍放入锅内,直至炖烂为止。母鸡肉取出别用,药包取出不用,再加入味精、盐、猪油等调味即成。每日 1 碗,晨起空腹食用,入冬尤宜常吃。

【说明】黄牛能鞭补肾阳,填精血;枸杞子能补肝肾;肉苁蓉性温,味甘、咸,入肾、大肠经,能补肾壮阳;母鸡肉能补中气,添精髓。诸物合用,具有补火,助阳,填精,益髓的功效。

【调理】不孕。证见婚久不孕,月经后延,或渐至经闭,色淡,带下清稀而冷,面色黧黑,腰膝酸软,形寒肢冷,性欲淡漠,倦卧喜缩,小便清长,大便不实,懒言恶动等。

【注意事项】阴虚火旺见口干口苦、舌质红、苔黄者,不宜服用。

22. 大枣鸡蛋汤

【用料】大枣 10 枚，鸡蛋 2 个。

【做法与用法】大枣洗净去核，掰开，入锅，加水适量，煮至将熟时，把鸡蛋打入汤内，蛋熟即成。分次吃蛋喝汤，每日或隔日 1 料，常服。

【说明】大枣能健脾胃，益气津；鸡蛋能滋阴安神。二味合用，具有健中，生津，润燥的功效。

【调理】小儿厌食。证见小儿厌食，拒食，形体消瘦，口干喜饮，大便干燥，烦躁易怒，尿黄，易于惊醒，汗多等。

【注意事项】脾胃湿滞，消化不良而不思食，见脘腹胀满、口臭、大便臭、舌质红、苔腻者，不宜服用。

23. 龟甲乌鸡骨汤

【用料】龟甲 50 克，乌鸡胫骨 2 对，核桃肉 30 克，盐、味精适量。

【做法与用法】龟甲、鸡骨打碎，加水适量，文火炖约 2 小时，再加核桃肉、盐，续炖至核桃肉熟烂即成，临食时加味精。每日 1 料，宜常食。

【说明】龟甲（龟板）性平，味甘、咸，入肝、肾经，能滋阴潜阳，益肾健骨；乌鸡胫骨能补肾精，填骨髓，充囟门；核桃性温，味甘，入肾、肺经，能补肾强腰。诸物合用，具有补肾精，填骨髓，充囟门的功效。

【调理】佝偻。证见小儿头颅骨软，囟门迟闭而大，肌肉松弛，神疲汗多，头方发稀等。

【注意事项】外感未愈者，不宜服用。

24. 水鱼汤

【用料】水鱼 1 000 克，羊肉 500 克，草果 5 克，姜、胡椒、盐、味精适量。

【做法与用法】将水鱼入沸水锅内烫死，剁去头、爪，揭去甲，去内脏，洗净切块；羊肉洗净切块。把水鱼、羊肉共放入锅内，加草果、姜、水适量，置武火烧沸，后用文火炖至肉熟，再加点盐、胡椒、味精即成。每日 1 次，每次 1 碗，宜常食。

【说明】水鱼（鳖）性平，味咸，入肝、脾经，能滋阴补肾，退虚热；

羊肉能补中气,温肾阳;草果能健脾燥湿。诸物合用,具有调补肾阴肾阳的功效。

【调理】月经不调。证见月经来无定期,出血量多或淋漓不尽,经质或薄或稠,经血或淡或红,伴腰膝酸软,形寒肢冷,心烦潮热,头晕耳鸣等。

【注意事项】外感未清及脾胃湿滞者,不宜服用。

25. 羊肾杜仲五味汤

【用料】羊肾 1 对,杜仲 30 克,五味子 10 克。

【做法与用法】将羊肾洗净,切碎;杜仲、五味子用纱布包扎。同放砂锅内,加水适量,炖至熟透后,加入调味品。空腹食用,每日或隔日 1 料,冬令常服。

【说明】羊肾性温,味甘,能补肾气,益精髓;杜仲能补肝肾,强筋骨;五味子性温,味酸,入肺、肾经,能益肾涩精。诸物合用,具有温阳固精,补肝肾,强筋骨的功效。

【调理】阳痿。证见阳事不举,遗精,腰膝酸软,筋骨无力等。

【注意事项】外感未愈及阴虚火旺者,不宜服用。

(二) 粥食

1. 苁蓉羊肉粥

【用料】肉苁蓉 10~15 克,精羊肉 100 克,粳米 100 克,细盐少许,葱白 2 茎,生姜 3 片。

【做法与用法】分别将肉苁蓉、精羊肉洗净后切细;用砂锅煎肉苁蓉取汁,去渣,入羊肉、粳米同煮,待煮沸后,再加入细盐、生姜、葱白煮为稀粥。分多次食,每日或隔日 1 料,冬令常食。

【说明】肉苁蓉能补肾壮阳;羊肉能温中暖下,益气补虚。诸物合用,具有温肾壮阳,补虚的功效。

【调理】虚劳。证见畏寒肢冷,面色苍白,下利清谷,或五更泄泻,腰脊酸痛,遗精阳痿,多尿或不禁,舌质淡,苔白,脉沉迟。

【注意事项】内有实热及阴虚火旺、口干口苦、大便结、舌红苔黄者,不宜服用。

2. 鹿角胶粥

【用料】鹿角胶15~20克,粳米100克,生姜3片。

【做法与用法】先煮粳米为粥,再加入鹿角胶、生姜稍煮即成。分2~3次服,每日或隔日1料,连服5~7料。

【说明】鹿角胶性微温,味甘、咸,入肝、肾经,能补肾壮阳,补血益精。与生姜、粳米合用,具有温补肾阳,补血益精的功效。

【调理】虚劳。证见恶寒肢冷,面色苍白,下利清谷,或五更泄泻,腰脊酸痛,遗精阳痿,多尿或失禁,舌质淡,苔白,脉沉迟。

【注意事项】内有实热及阴虚火旺、口干口苦、大便结、舌红苔黄者,不宜服用。

3. 熟地黄山药粥

【用料】熟地黄15~20克,山药30克,小茴香3克,茯苓20克,粳米100克,红糖适量。

【做法与用法】先将熟地黄、山药、小茴香、茯苓煎煮取汁,再与粳米煮成稀粥,调入红糖。分2~3次食,每日或隔日1料,连用7~10料。

【说明】熟地黄能补血滋阴;山药能补益脾胃,益肺滋肾;小茴香能温中理气;茯苓能健脾补中,宁心安神。诸物合用,具有补血养心,益气安神的功效。

【调理】心悸。证见心悸失眠,精神萎顿,胆怯不宁,头晕,面色不华,唇舌淡红,脉细。

【注意事项】外感未清及食少便溏、脘腹胀满者,不宜服用。

4. 加味羊骨粥

【用料】羊骨100克,杜仲10克,粳米或糯米100克,葱白2茎,生姜3~5片,细盐少许。

【做法与用法】取新鲜羊骨,洗净槌碎,入杜仲,加水煎汤,然后取汤同粳米煮粥,待粥将成时,加入生姜、葱白、细盐,稍煮即可食用。早、晚餐空腹温热食,10~15日为1个疗程,间断再服。

【说明】羊骨性温,味甘,能补肾,强筋骨;杜仲能补肝肾,强筋骨。与生姜、粳米等合用,具有温肾补腰的功效。

【调理】肾虚腰痛。证见腰腿酸软疼痛,久立、遇劳则痛增,卧则减轻,面色萎黄,四肢不温,舌质淡红,脉沉细。

【注意事项】湿热之腰痛见小便黄、舌红苔黄者,不宜服用。

5. 参芪白莲粥

【用料】人参6克,黄芪30克,大枣15枚,白莲子(去心)60克,粳米60克。

【做法与用法】先将人参、黄芪用清水400毫升,文火煮取200毫升,去渣,与大枣(去核)、白莲子、粳米共煮为粥。每日1料,于月经前连用5~7日。

【说明】人参性微温,味甘、微苦,入脾、肺经,能大补元气,益阴生津;黄芪能补脾益气;白莲子能养心益肾,补脾涩肠。三味与大枣、粳米合用,具有益气摄血的功效。

【调理】月经先期。证见月经超前、量多、色淡,质地清稀,神疲倦怠,食欲不振,气短心悸,乏力,少腹有空坠感,舌质淡,苔薄而润,脉沉虚。

【注意事项】月经量多、色鲜红、舌红苔黄及外感未清者,不宜服用。

6. 人参升麻粥

【用料】人参5~10克,升麻10克,粳米100克。

【做法与用法】先煎人参、升麻,去渣取药汁,和粳米共煮为粥。可在月经前食用,每日1料,连用1周。

【说明】人参能大补元气,益阴生津;升麻性微寒,味甘、辛,入肺、脾、胃经,能升举阳气。与粳米合用,具有补气摄血,升阳举陷的功效。

【调理】月经过多。证见月经量多,色淡而清稀如水,面色苍白,气短懒言,心悸不宁,小腹空坠,肢软无力,食欲不振,舌质淡红,苔薄白,脉虚弱。

【注意事项】月经多而色鲜红、口干口苦、舌质红者,不宜服用。

7. 酸枣仁粥

【用料】酸枣仁30克,粳米60克。

【做法与用法】先将酸枣仁煎水取汁,与粳米共煮成粥。每日1料,连服7~10日。

【说明】酸枣仁性平,味甘、酸,入肝、胆、心、脾经,能养心安神。

与粳米合用，具有益气养心安神的功效。

【调理】惊悸。证见心神不宁，易受惊恐，坐卧不安，眠少梦多，舌质淡红。

【注意事项】脾胃虚弱、大便溏者，不宜服用。

8．羊肉粥

【用料】精羊肉200克，人参5~10克，黄芪30克，茯苓30克，大枣10克，粳米30克，葱白2茎，盐少许。

【做法与用法】先将黄芪、茯苓、大枣煎煮，去渣取汁；人参另煎取汁；将精羊肉切细，同粳米入药汁煮粥，临熟下葱白及盐，再煮1~2沸即可。每日或隔日1料，连用5~7料。

【说明】精羊肉能温中暖下，益气补虚；人参能大补元气，益阴生津；黄芪能补脾益气升阳；茯苓能健脾补中。诸物与大枣、粳米、葱白合用，具有温肾助阳，大补气血的功效。

【调理】大病、重病后，体弱神倦，形寒肢冷，腰腿酸痛，以及肾阳虚衰，阳事不举，滑精等症。

【注意事项】外感未清、阴虚火旺及内有实热者，不宜服用。

9．牛肾粥

【用料】牛肾1个，阳起石30克，粳米100克，葱白2茎，生姜3片，食盐少许。

【做法与用法】将牛肾去筋膜细切；用布裹阳起石入水煎，去渣取汁。粳米、牛肾同入药汁中，兑水煮粥，粥将熟时入葱白、生姜、食盐，再煮1沸即可。每日或隔日1料，5~7料为1个疗程，间断再服。

【说明】牛肾能补气，益肾；阳起石性温，味咸，入肾经，能温补命门。与粳米等合用，具有益肝壮阳的功效。

【调理】精气虚亏，命门火衰之阳痿，早泄，腰膝酸软冷痛等。

【注意事项】阴虚内热者，不宜服用。

10．加味雀儿药粥

【用料】麻雀5只，菟丝子30~45克，覆盆子10~15克，五味子10~15克，枸杞子20~30克，巴戟天10克，淫羊藿10克，粳米100克，葱白2茎，生姜3片，细盐少许。

【做法与用法】将麻雀去毛及内脏；菟丝子、覆盆子、五味子、枸杞子、巴戟天、淫羊藿洗净，一同放入砂锅内煎取药汁，去渣。将麻雀用酒炒，然后与粳米、药汁加适量水一并煮粥；待粥将熟时，加入细盐、葱白、生姜煮至米烂粥稠即可。分2～3次服，每日或隔日1料，3～5料为1个疗程，间断再服。

【说明】麻雀性温，味甘，能壮阳益精，暖腰膝；菟丝子能补肝肾，益精气；覆盆子性微温，味甘、微酸，入肝、肾经，能涩精缩小便；五味子能固肾涩精；枸杞子能滋补肝肾；巴戟天性温，味甘、辛，入肾经，能补肾壮阳，强筋健骨；淫羊藿性温，味辛、甘，入肾经，能补肾壮阳。诸物合用，具有补肾壮阳，益肝养血，填精暖腰的功效。

【调理】肾阳虚亏。证见筋骨失健，性功能低下，或阳痿早泄，腰膝冷痛，或宫寒不孕，形寒畏冷，或风寒痹痛等症。

【注意事项】外感未清、阴虚火旺及内有实热者，不宜服用。

11. 山药半夏粥

【用料】山药60克，法半夏15克，粳米50克。

【做法与用法】先将法半夏煎汁去渣，再与山药同煮为粥。酌量缓缓食用，每日或隔日1料，常服。

【说明】山药能补益脾胃，益肺滋肾；法半夏性温，味辛，入脾、胃经，能燥湿化痰。与粳米合用，具有健脾化痰的功效。

【调理】哮喘。证见平素痰多，喉间有哮鸣，面色黧黑，食少脘痞，倦怠乏力，便溏，四肢浮肿，苔白滑腻，脉缓无力。

【注意事项】痰黄稠、口干咽燥、大便结、舌红苔黄者，不宜服用。

12. 猪肚糯米粥

【用料】猪肚半具，红糯米100克，黄酒、姜、葱适量。

【做法与用法】将猪肚、红糯米洗净入锅，加水适量，用文火炖至熟烂，加黄酒、姜、葱即成。隔日1料，可作主食。

【说明】猪肚能健中补虚；红糯米性温，味甘，入脾、胃、肺经，能益气，补中，生血。诸物合用，具有补中益气，生血的功效。

【调理】血虚。证见面色苍白，头晕心悸，神疲乏力，纳呆食少，大便稀溏，妇女月经量少，经色淡红等。

【注意事项】脾胃湿滞、脘腹胀满、舌苔腻者，不宜服用。

13. 荔枝粥

【用料】荔枝肉50克,山药30克,莲子20克,粳米100克,白糖适量。

【做法与用法】山药去皮切丁,荔枝肉切丁;莲子去心、皮,与粳米一同入锅,加水适量,置武火上烧沸,再用文火煮至米将熟时,加入山药丁、荔枝肉丁,续熬至熟即成。每日1料,可常食。

【说明】荔枝肉性温,味甘、酸,入脾、肝经,能补脾气,益肝血;山药能补益脾胃,益肺滋肾;莲子能健脾固肾。与粳米、白糖合用,具有补脾肾,养肝血的功效。

【调理】血虚。证见面色苍白,心悸气急,眩晕耳鸣,眼花乏力,神疲腰酸,妇女月经量少,纳少便溏等。

【注意事项】外感未清及阴虚火旺者,不宜服用。

14. 五香猪肝粥

【用料】五香猪肝50克,红糯米100克,猪油适量。

【做法与用法】将五香猪肝切末,拌入适量酱油、盐、味精;把糯米淘净加水煮粥,待粥将熟时,放入五香猪肝末和少量的猪油,烧沸即成。每日1料,可常食。

【说明】猪肝性温,味甘、苦,入肝经,能养血补肝;红糯米能益气生血。二味合用,具有生血养肝的功效。

【调理】血虚。证见头晕目眩,心悸气急,面色苍白,失眠纳少,疲乏,妇女月经量少等。

【注意事项】脾胃湿滞、脘腹胀满、消化不良者,不宜服用。

15. 何首乌粥

【用料】制何首乌30克,大枣3枚,粳米100克,冰糖少许。

【做法与用法】将制何首乌入砂锅加水煎煮约1小时,取汁去渣。把大枣、粳米、冰糖一并放入药汁内,置武火上烧沸,再用文火熬熟成稀粥。每日1料,宜常食。

【说明】制何首乌性温,味甘、苦、涩,入肝、肾经,能补肝肾,益精血。与大枣、粳米、冰糖合用,具有补益精血的功效。

【调理】脱发。证见经常脱发,头发油亮光泽,屑多,日久头顶或两额处逐渐稀疏，头皮痒，伴腰腿酸软，头晕耳鸣，舌红少苔等。

【注意事项】脾胃湿盛、脘腹胀满、舌苔腻者，不宜服用。

16. 栗子龙眼肉粥

【用料】栗子 15 克，龙眼肉 15 克，粳米 50 克，白糖适量。

【做法与用法】栗子去壳，碎块，与龙眼肉、粳米一并入锅，加水适量，置武火上烧开，再用文火熬熟，加少量白糖搅匀即成。每日 1 料，宜常食。

【说明】栗子性温，味甘，入脾、胃、肾经，能补肾壮腰；龙眼肉性平，味甘，入心、脾经，能补益心脾，养血安神。与粳米、白糖合用，具有补肾健脾的功效。

【调理】遗精。证见梦中遗精，次日头晕目眩，心悸，精神不振，腰膝酸软等。

【注意事项】脘腹胀满、消化不良者，不宜服用。

17. 芡实粉核桃粥

【用料】芡实粉 30 克，核桃肉 15 克，大枣 7 枚，白糖适量。

【做法与用法】核桃肉打碎，大枣去核；将芡实粉用凉开水打成糊状，放入滚开水中搅拌，再入核桃肉、大枣，煮熟成粥，加白糖食用。可作主食，每日 1 料，宜常食用。

【说明】芡实性平，味甘、涩，入脾、肾经，能健脾祛湿，固肾涩精；核桃肉能补益肾气。与大枣、白糖合用，具有健脾益肾止带的功效。

【调理】带下病。证见妇女带下清稀量多，色白或淡黄，或黏稠无臭味，绵绵不断，伴面色㿠白或萎黄，四肢不温，腰膝酸软，神疲困倦等。

【注意事项】带下色黄稠、腥臭、小便黄、大便结、口干口苦、舌红苔黄者，不宜服用。

18. 黄芪粥

【用料】黄芪 30 克，党参 30 克，粳米 50 克。

【做法与用法】黄芪放大锅内，加水适量，置武火上熬煮，取汁去渣，与粳米熬成粥。可作主食，每日 1 料，宜常食用。

【说明】黄芪能健脾，益气，摄血；党参能补脾益气。与粳米合用，具有补气摄血的功效。

【调理】崩漏。证见妇人经血非时而至,继而淋漓不断,血色淡质薄,伴气短神疲,面色㿠白,浮肿肢冷,纳少便溏等。

【注意事项】月经量多、色鲜红、心烦易怒、舌红苔黄者,不宜服用。

19. 鱼肚米仁粥

【用料】鱼肚30克,薏苡仁30克,粳米30克,葱、姜、酱油、麻油适量。

【做法与用法】把鱼肚、薏苡仁洗净,葱、姜切末;将鱼肚、薏苡仁、粳米同煮为粥,粥成时加入姜末、葱末、酱油、麻油,稍煮1~2沸即成。每日1料,常食用。

【说明】鱼肚(鱼鳔)性平,味甘,入肾经,能补肾益精,固涩;薏苡仁能健脾。诸物与粳米合用,具有健脾益肾固涩的功效。

【调理】小儿遗尿。证见遗尿,面色萎黄,食欲不振,大便稀溏等。

【注意事项】小便黄、烦躁、潮热盗汗、舌质红者,不宜服用。

20. 菟丝粥

【用料】菟丝子60克,益智仁15克,粳米200克,白糖适量。

【做法与用法】将菟丝子洗净打碎,加水煎取汁,去渣后,入粳米煮粥,粥将熟时加入白糖,稍煮起锅即成。可作主食,每日1料,常服用。

【说明】菟丝子能补肾助阳益精;益智仁能温肾缩小便。与粳米、白糖合用,具有补益肾气缩小便的功效。

【调理】小儿遗尿。证见睡中遗尿,醒后始觉,尿液清长,面色㿠白,腰膝酸软,反应迟钝等。

【注意事项】外感未清者,不宜服用。

21. 龙牡粥

【用料】龙骨30克,牡蛎30克,山茱萸20克,粳米100克。

【做法与用法】龙骨、牡蛎打碎,加水煮约1小时,再加山茱萸煎半小时,用纱布过滤出药汁,再煎药渣2次(每次约40分钟),把3次药汁合在一起,入粳米,加适量水煮成粥。早、晚分食,每日或隔日1料,宜常食。

【说明】龙骨性平,味甘、涩,入心、肝、肾经,能壮骨镇惊,平肝敛汗;牡蛎性微寒,味咸、涩,入肝、胆、肾经,能益阴潜阳,收敛固涩；山茱萸性微温，味酸、涩，入肝、肾经，能补肾涩精。诸物与粳米合用，具有补益脾肾，壮骨敛汗，镇惊安神的功效。

【调理】佝偻。证见面色苍白，神疲消瘦，夜惊多惕，明显汗多，头方发稀，鸡胸龟背，筋骨酸软。

【注意事项】外感未清、内有实热者，不宜服用。

22. 蛋壳粥

【用料】鸡蛋壳50克，谷芽10克，麦芽10克，粳米50克，白糖适量。

【做法与用法】将鸡蛋壳研成粉末，粳米、谷芽、麦芽洗净入锅，加水适量，先武火烧沸，后文火煮粥，粥将熟时放入鸡蛋壳粉、白糖，煮熟即成。每日1料，常食。

【说明】鸡蛋壳能壮骨；谷芽、麦芽性平，味甘，入脾、胃经，均能消食健胃。诸物与粳米、白糖合用，具有壮骨力，补五脏的功效。

【调理】佝偻。证见肌肉松弛，神疲消瘦，头颅骨软，囟门迟闭而大，汗多易惊等。

【注意事项】谷芽、麦芽炒用，能增加健脾开胃的作用。

（三）饮与茶食

1. 鹿角胶黄酒饮

【用料】鹿角胶10克，黄酒适量。

【做法与用法】把鹿角胶放入杯中，加入适量的水、黄酒（各半），隔水炖化。分2次服，每日1料，连服7～10日为1个疗程，间断再服。

【说明】鹿角胶能温阳益精，摄血；黄酒能和血散寒。二味合用，具有温阳益精，摄血的功效。

【调理】血虚。证见面色苍白，头晕眼花，耳鸣，神疲乏力，心悸，气急，畏冷便溏，腰膝酸软，或见出血等。

【注意事项】妊娠、阴虚火旺及内有实热、外感未清者，不宜服用。

2. 阿胶黄酒饮

【用料】阿胶30克，黄酒、赤砂糖各适量。

【做法与用法】把阿胶、黄酒放入锅中，加水适量，隔水炖化后，调入赤砂糖。分2次服，每日1料，连服7~10日为1个疗程，间断再服。

【说明】阿胶能补血滋阴，止血润燥；黄酒能散寒和血，通络。与赤砂糖合用，具有养血止血的功效。

【调理】血虚。证见皮肤苍白，心悸失眠，健忘眼花，唇白舌淡，爪甲无华，或见各种出血，妇女月经量少，或经闭，或崩漏等。

【注意事项】妊娠、脾胃湿滞、脘腹胀满及外感未消者，不宜服用。

3. 龙眼肉大枣饮

【用料】龙眼肉30克，大枣15克，芡实20克，白糖适量。

【做法与用法】把芡实放入锅，加水500毫升，置火上煮30分钟后，加入龙眼肉、大枣，再煮30分钟，去渣，加入白糖搅匀即可。当茶饮，宜常服。

【说明】龙眼肉能养心补血安神；大枣能健脾益气；芡实能健脾固肾。诸物与白糖合用，具有益气血，养心脾的功效。

【调理】血虚。证见皮肤苍白，心悸失眠，健忘耳鸣，唇舌淡白，爪甲无华，眩晕，食欲不振，大便不实，形体消瘦等。

【注意事项】外感未清、脾胃湿滞、脘腹胀满者，不宜服用。

4. 红参饮

【用料】红参10克。

【做法与用法】用刀片将红参切成薄片，入杯用热开水冲泡20分钟，取水当茶喝。红参可反复冲泡3次。每日或隔1~2日1料，可常服。

【说明】红参具有补元气，养心脾的功效。

【调理】眩晕（低血压）。证见头晕心悸，神疲乏力，少气懒言，食欲不振，大便溏稀，四肢欠温，不耐劳，舌淡白，苔薄白，脉细弱等。

【注意事项】外感未清及内有实热者，不宜服用。

5. 冰糖黄精饮

【用料】黄精50克，冰糖50克。

【做法与用法】将黄精用清水浸泡，再加冰糖，用小火煎1小时即成。每日1料，宜常服。

【说明】黄精性平，味甘，入脾、肺经，能补脾益精润燥；冰糖能益气阴，和胃气。二味合用，具有滋阴和胃，益气健脾的功效。

【调理】阴虚胃痛。证见胃疼缠绵，胃中灼热，心烦似饥，口干思冷饮，便秘，舌红少津，脉细数。

【注意事项】脾虚困湿、胃纳欠佳、大便溏、舌苔腻者，不宜服用。

6. 马乳饮

【用料】马乳150毫升。

【做法与用法】将马乳煮沸即可。每日1料，宜常服。

【说明】马乳性凉，味甘，具有补血润燥，生津止渴的功效。

【调理】消渴（糖尿病）。证见病初起，病不甚而口渴喜饮，咽干舌燥，少津。

【注意事项】脾胃湿滞、脘腹胀满、舌苔腻者，不宜服用。

7. 枸杞子饮

【用料】枸杞子30克。

【做法与用法】将枸杞子煎煮取汁。当茶喝，宜常服。

【说明】枸杞子具有滋补肝肾，养阴液的功效。

【调理】消渴（糖尿病）。证见口渴，消瘦，小便多、频，视物模糊，腰酸，头晕，耳鸣。

【注意事项】脾胃湿滞者，不宜服用。

8. 生山药饮

【用料】生山药250克。

【做法与用法】将生山药煎水取汁。代茶饮，宜常服。

【说明】生山药具有补阴益气，健脾胃的功效。

【调理】消渴（糖尿病）。证见神疲乏力，口渴，消瘦，小便多、频，腰酸，头晕，耳鸣。

【注意事项】外感未清者，不宜服用。

9. 桑椹龙眼肉饮

【用料】鲜桑椹60克，龙眼肉30克。

【做法与用法】将二味洗净，加水适量，炖烂。药汁并服，每日1料，常服。

【说明】鲜桑椹性微凉，味甘，入肝、肾经，能补肝肾，生阴血；龙眼肉能养心脾。二味合用，具有滋阴生血，补心益肾的功效。

【调理】甲亢。证见心悸气促，失眠多梦，汗出，头目眩晕，颈肿大，腰膝无力，易饥善饮，形体消瘦。

【注意事项】脾胃湿滞、大便溏、舌苔腻者，不宜服用。

（四）其他食

1. 山药杞子炖牛肉

【用料】牛肉500克，山药30克，枸杞子30克，龙眼肉15克，生姜片10克，葱节10克，精盐5克，味精2克，姜汁酒20克，绍酒20克，花生油10克。

【做法与用法】将牛肉洗净，入沸水中余约3分钟捞起，按肉纹横切成厚约2厘米的片状；山药、枸杞子、龙眼肉洗净，放入炖盅内。将砂锅置中火上烧热，下花生油，加入牛肉片爆炒，烹姜汁酒，炒匀后倒入炖盅内，生姜、葱放在上面，放入精盐、绍酒，加盖入笼蒸炖约2小时至软烂，取出生姜、葱不用，即成。早、晚佐餐食用，隔1~2日1料，5~7料为1个疗程，间断再服。

【说明】牛肉性平，味甘，入脾、胃经，能补脾胃，益气血，强筋骨；山药能健脾益气；枸杞子能滋补肝肾；龙眼肉能养心益脾。诸物合用，具有益气生血的功效。

【调理】血虚。证见面色不华，唇甲色淡，心悸失眠，眩晕，舌质淡，脉虚弱。

【注意事项】内有实热及外感未清者，不宜服用。

2. 桃核仁五味子蜜糊

【用料】核桃仁5~8个，五味子2~3克，蜂蜜适量。

【做法与用法】将核桃去壳取仁，五味子洗净，与蜂蜜共捣成糊状食用。每日1料，可常服。

【说明】核桃仁能补肾强腰，益肺平喘；五味子能敛肺止咳。与蜂蜜合用，具有益气补肺的功效。

【调理】虚劳（肺气虚）。证见气短自汗，时寒时热，易患感冒，面色萎黄，舌质淡，脉软弱。

【注意事项】脾胃湿滞见脘腹胀满、大便溏、舌苔腻者，不宜服用。

3. 参芪烧牛肉

【用料】黄牛肉500克，党参30克，生黄芪30克，白术15克，浮小麦30克，大枣10枚，生姜15克，葱、精盐、绍酒、味精、花椒、酱油各适量。

【做法与用法】将黄牛肉洗净，入沸水中氽约3分钟捞起，按肉纹横切成条状（长约2厘米，厚约0.6厘米）；生黄芪、党参、白术均洗净切成片，浮小麦洗净，一并放入纱布袋中封口。砂锅置中火上，加水1 500毫升左右，锅底垫几块猪骨或鸡骨，加入牛肉煮沸，撇去泡沫，加进药包及生姜、葱、大枣、绍酒，继续煮30分钟左右，改用小火缓熬2小时，至牛肉熟透，加入精盐、味精即成。早、晚佐餐食用，隔1~2日1料，5~7料为1个疗程，间断再服。

【说明】黄牛肉能补脾气，益气血，强筋骨；党参能补中益气，健脾胃；生黄芪能补脾益气，固表止汗；白术能益气健脾；浮小麦性凉，味甘，入心经，能养心安神，敛汗。诸物合用，具有益气补肺的功效。

【调理】虚劳（肺气虚）。证见气短自汗，时寒时热，声音低怯，平时易患感冒，面色萎黄，舌质淡，脉软弱。

【注意事项】外感未清及内有实热者，不宜服用。

4. 莲子猪肚

【用料】猪肚1个，莲子40粒，香油、食盐、葱、蒜、生姜各适量。

【做法与用法】猪肚洗净，内装水发莲子（去心），用线缝合，放入锅内，加清水炖至熟透；捞出晾凉，将猪肚切成细丝，同莲子放入盘中。将香油、食盐、葱、蒜、生姜等调料与猪肚丝拌匀即成。早、晚佐餐食，分2日食完，连用3~5料。

【说明】猪肚能健脾胃，补虚损；莲子能健脾益肾。诸物合用，具有益气健脾的功效。

【调理】虚劳（脾气虚）。证见食少，倦怠，大便溏薄，面色萎黄，脉软弱。

【注意事项】外感未清及内有实热者，不宜服用。

5. 四君蒸鸭

【用料】嫩肥鸭 1 只，党参 30 克，白术 15 克，茯苓 20 克，生姜 10 克，葱节 15 克，绍酒 15 克，精盐 10 克，味精 10 克，鲜汤 700 克。

【做法与用法】将鸭宰杀后去毛及内脏，砍掉嘴、足，用清水洗净，入沸水中滚一阵后捞起；将党参、白术、茯苓切成片，装入双层纱布袋内，放入鸭腹。将鸭子置蒸碗内，加入姜、葱、绍酒、鲜汤，用湿棉纸封住碗口，入蒸笼，以沸水旺火蒸约 3 小时。揭去湿棉纸，取出鸭腹内药包，拣去姜、葱，加精盐、味精，注入原汤即成。早、晚佐餐食，分 2 日服完，连用 3~5 料。

【说明】鸭肉能滋阴利水；党参能补中益气，健脾胃；白术能补脾益气；茯苓能健脾补中利湿；生姜能温中。诸物合用，具有益气健脾的功效。

【调理】虚劳（脾气虚）。证见食少，倦怠，大便溏薄，面色萎黄，脉软弱。

【注意事项】外感未清、阴虚火旺及内有实热者，不宜服用。

6. 蜜饯姜枣龙眼

【用料】龙眼肉 250 克，大枣 250 克，蜂蜜 250 克，姜汁适量。

【做法与用法】将龙眼肉、大枣洗净，置锅内加适量水，在武火上烧沸，改用文火煮至七成熟时，加入姜汁和蜂蜜，搅匀，煮熟。将龙眼肉、大枣、药液起锅待冷，装入瓶内，每次食龙眼肉、大枣各 6~8 粒，每日 3 次。

【说明】龙眼肉能补益心脾，养心安神；大枣能补脾和胃，益气补血；蜂蜜能补中润燥。诸物合用，具有养血安神的功效。

【调理】心悸。证见心悸失眠，健忘，多梦，面色不华，舌质淡，脉结代。

【注意事项】脾胃湿滞、脘腹胀痛、舌苔腻者，不宜服用。

7. 加减当归羊肉羹

【用料】当归 25 克，黄芪 30 克，熟地黄 30 克，酸枣仁 20 克，羊肉 500 克，葱、生姜、料酒、味精各适量。

【做法与用法】将当归、黄芪、熟地黄、酸枣仁洗净，羊肉洗净后切成块。共入砂锅炖汤，至羊肉熟烂；酸枣仁可后下。早、晚佐餐食，分2日食完，连用3～5料。

【说明】当归能补血和血；黄芪能补脾益气；熟地黄能养血滋阴；酸枣仁能养血安神益阴；羊肉能益气补虚，温中暖下。诸物合用，具有养血补肝的功效。

【调理】虚劳（肝血虚）。证见头晕，目眩，耳鸣，胁痛，惊惕不安，月经不调，舌质淡红，脉弦细。

【注意事项】阴虚火旺、内有实热及外感未清者，不宜服用。

8. 归参炖母鸡

【用料】当归15克，党参30克，母鸡1只（约1 000克），葱、生姜、料酒、食盐各适量。

【做法与用法】母鸡宰后去毛及内脏，洗净；将当归、党参放入鸡腹内，置砂锅中，加入葱、生姜、料酒、食盐、清水各适量。将砂锅置武火上烧沸，改用文火煨炖，至鸡肉熟软。佐餐食用，分2～3日食完，连用3～5料。

【说明】当归能补血和血；党参能补中益气，健脾胃；母鸡肉能补中气，益精髓。诸物合用，具有养血补肝的功效。

【调理】虚劳（肝血虚）。证见头晕，目眩，耳鸣，胁痛，惊惕不安，月经不调，舌质淡红，脉弦细。

【注意事项】阴虚火旺、内有实热及外感未清者，不宜服用。

9. 肉苁蓉炖羊肾

【用料】肉苁蓉15～30克，羊肾1对，葱、姜、盐各适量。

【做法与用法】肉苁蓉、羊肾洗净，放入炖碗内，加水适量，隔水用文火蒸炖至羊肾熟软，加葱、姜、盐调味服食。每日1料，连用5～7日。

【说明】肉苁蓉能补肾壮阳，润肠通便；羊肾能补肾气，益精髓。诸物合用，具有温阳通便的功效。

【调理】便秘。证见大便艰涩，排出困难，小便清长，面色㿠白，四肢不温，喜热怕冷，腹中冷痛，或腰脊酸冷，舌淡苔白，脉沉迟。

【注意事项】阴虚火旺、胃肠热滞之便秘及脾虚便溏者，不宜服用。

10. 参芪膏

【用料】人参30克，黄芪500克，饴糖500克。

【做法与用法】将人参、黄芪反复煎煮3次，去渣取汁不少于3 000毫升，入饴糖，文火浓缩为膏，防腐备用。每次1汤匙（约30克），空腹早、晚各1次，常服。

【说明】人参能大补元气，益气摄血；黄芪能补脾益气，升阳；饴糖能益气补中。诸物合用，具有益气摄血的功效。

【调理】月经先期。证见月经超前、量多、色淡、质地清稀，神疲倦怠，食欲不振，气短心悸，少腹有空坠感，舌质淡，苔薄而润，脉沉虚无力。

【注意事项】月经提前、经量多而经色鲜红、舌红苔黄者，不宜服用。

11. 大枣益脾糕

【用料】白术30克，干姜10克，大枣30克，鸡内金10克，面粉500克，白糖300克。

【做法与用法】白术、干姜、大枣、鸡内金放入锅内，置武火上烧沸，后用文火煮熬，去渣留汁。将药汁倒入面粉，加入白糖，发面，揉成面团，待发酵后加碱，试好酸碱度，然后做成糕。将糕上蒸笼，用武火蒸15～20分钟，熟透即成。可作主食或点心食用，可据个人食量分1～2日食完，连用3～5料。

【说明】白术能补脾益气；干姜能温中祛寒；大枣能补脾益胃；鸡内金能运脾化积；面粉能健身，除烦，止渴，运脾养心；白糖能益气阴，和胃气。诸物合用，具有健脾和中的功效。

【调理】脾胃虚弱。证见长期食欲不振，食后脘胀，腹胀肠鸣，或便溏，或便干，面色萎黄或苍白无华，烦热神疲，少气懒言，妇女月经量少，甚或经闭等。

【注意事项】阴虚火旺及外感未清者，不宜服用。

12. 何首乌猪肝片

【用料】何首乌汁20毫升，鲜猪肝250克，水发木耳25克，青菜叶、姜、葱、蒜、酱油、料酒、醋、盐、豆粉适量。

【做法与用法】何首乌汁可用何首乌15克，加水浓煎而成。猪肝洗净切片，葱切丝，蒜切片，姜剁末；猪肝片加入何首乌汁和食盐少许，加豆粉搅匀，另把何首乌汁、酱油、料酒、盐、醋、豆粉兑成滋汁；木耳去其杂质。在锅内放入猪油，烧热，放入肝片，下木耳、蒜片、姜末，略炒后，入青菜叶，翻炒，再倒入滋汁，炒匀，入葱丝，翻炒，起锅即成。佐餐食用，宜常吃。

【说明】何首乌汁能补肝肾，益精血；鲜猪肝能补肝养血；水发木耳性平，味甘，入胃、大肠经，能滋阴凉血。诸物合用，具有补肝血，益肾阴，凉血分的功效。

【调理】虚劳。证见面色苍白，心悸气急，头晕目眩，耳鸣眼花，口干咽痛，或有出血等。

【注意事项】脾虚湿重、饮食减少、腹痛腹泻者，不宜服用。

13. 何首乌当归鸡

【用料】鸡肉 250 克，何首乌 25 克，当归 25 克，枸杞子 25 克。

【做法与用法】将鸡肉、何首乌、当归、枸杞子一同入锅，加水适量，先武火烧沸，后文火炖至鸡肉熟烂，加入常用佐料调味。每日 1 次，2 日服完，常服用。

【说明】鸡肉能补中气，益精髓；何首乌能补肝肾，益精血；当归能补血和血调经；枸杞子能滋补肝肾明目。诸物合用，具有补肝肾，益精血的功效。

【调理】血虚。证见面色苍白，心悸失眠，头昏耳鸣，视物模糊，疲乏无力，腰膝酸软，妇女月经稀少，甚或经闭。

【注意事项】内有实热及脾胃湿滞、脘腹胀满者，不宜服用。

14. 朱砂蒸鸡肝

【用料】鸡肝 2 具，朱砂 0.3 克，味精、盐各适量。

【做法与用法】鸡肝切小块；朱砂研细粉，与鸡肝拌匀，放入碗内。将碗置笼里，隔水蒸至鸡肝熟即成。每日 1 料，连用 5~7 日。

【说明】鸡肝性微温，味甘，入肝、肾经，能补肝养血；朱砂性微寒，味甘，入心经，能镇心安神。诸物合用，具有安神补虚的功效。

【调理】心悸。证见心悸气急，失眠多梦，面色无华，头目眩晕，妇女月经延期，量少色淡。

【注意事项】朱砂一次用量不宜过大，不宜久服，以防汞中毒。

15. 黄豆煮猪肝

【用料】黄豆 100 克，猪肝 100 克。

【做法与用法】将黄豆放入锅内，加水适量，用中火煮至八成熟时，下猪肝片，再续煮至熟即成。分 1~2 次食，每日 1 料，连用 7~10 日。

【说明】黄豆性平，味甘，入脾、大肠经，能健脾宽中；猪肝能补肝养血。二味合用，具有养肝健脾生血的功效。

【调理】血虚。证见面色苍白，头晕眼花，心悸气急，食呆胸闷，神疲乏力，爪甲无华。

【注意事项】脾胃湿滞、消化不良、舌苔厚腻者，不宜服用。

16. 参茸酒

【用料】白参 50 克，鹿茸 10 克，白酒 500 毫升。

【做法与用法】白参、鹿茸切片，入干净罐中，加入白酒，封口 7~14 日后取出（中途可摇动酒罐 2~3 次）。每日服 2 次，每次 10~30 毫升。

【说明】白参能补元气，养五脏；鹿茸能壮阳益精；白酒能行气血。诸物合用，具有补气壮阳益精的功效。

【调理】眩晕（低血压）。证见头晕目眩，面色㿠白，形寒肢冷，腰膝酸软，心悸怔忡，神疲乏力。

【注意事项】阴虚内热、内有实热及外感病者，不宜服用。

17. 归参山药猪腰

【用料】当归 10 克，党参 30 克，山药 30 克，猪腰 1 对，酱油、姜、葱、蒜、醋、香油、盐、味精各适量。

【做法与用法】猪腰去膜洗净，放入锅内；当归、党参、山药装入纱布袋内并扎紧口，放入锅内，加清水适量。将锅置武火上烧沸，移文火上炖熬至熟，捞出猪腰待冷切片，放于盘中，加入酱油、醋、姜丝、蒜末、香油即成。分 2 次佐餐食，每日或隔日 1 料，宜常服。

【说明】当归能补血和血；党参能益气健脾；山药能补脾气，滋肾阴；猪腰性平，味咸，能补肾壮腰。诸物合用，具有益气血，补脾肾的功效。

【调理】眩晕。证见头晕心悸，健忘耳鸣，腰膝腿软，面色无华，唇甲苍白，气短乏力，倦卧懒动。

【注意事项】阴虚火旺、内有实热及外感病者，不宜服用。

18. 炸核桃仁猪腰

【用料】猪腰2对，核桃仁100克，鸡蛋1个，水豆粉15克，茶油500克（实耗75克），葱节5克，姜片5克，花椒、酱油、盐、味精、料酒各适量。

【做法与用法】将核桃仁入油锅炸至呈金黄色时捞出，撒上少许花椒、盐；猪腰洗净去外膜，一切两半，将里面的腰臊挑去，再切成腰花，入碗，加入姜、葱、酱油、味精、料酒、盐，浸5分钟取出，用净布揾干，再放进用鸡蛋、水豆粉、酱油搅成的糊中，搅匀。锅内油烧至八成热时，将腰花撒在锅内，炸至腰花卷起，捞出；待油再达八成熟时，再入腰花炸一下，腰花卷成麦穗形，捞出入盘中，周围放上已炸脆的核桃仁即成。分次佐餐食，宜常服。

【说明】猪腰能补肾益精；核桃仁能补肺肾，平喘咳。诸物合用，具有补肾平喘的功效。

【调理】虚喘。证见心悸，喘息抬肩，胸部憋闷，咳痰不利，全身肿胀，头晕耳鸣，腰酸乏力，四肢不温。

【注意事项】痰热喘咳、痰黄稠、舌红苔黄者，不宜服用。

19. 山药炖羊肚

【用料】山药200克，羊肚300克，生姜、葱、盐、味精、绍酒各适量。

【做法与用法】将羊肚洗净，切成长3厘米、宽2厘米的小块；山药洗净切片；山药、羊肚、生姜、葱、盐、绍酒放入锅内，加水4 000～5 000毫升，先用武火烧沸，再用文火炖熬羊肚至熟即成。食时加入味精少许，佐餐常服。

【说明】山药能补脾胃，益气阴；羊肚性温，味甘，能健脾胃，补虚。诸物合用，具有补脾益阴的功效。

【调理】消渴。证见口渴多饮，小便频数清长，食欲不振，形体消瘦，大便溏稀，腰酸腿软，头晕耳鸣。

【注意事项】外感未清及内有实热者，不宜服用。

20. 黑芝麻兔

【用料】黑芝麻50克，兔1只，生姜30克，葱20克，花椒5克，芝麻油3克，味精3克，卤汁适量。

【做法与用法】将黑芝麻淘净，放入锅内炒香备用；兔子杀后去皮、毛、爪、内脏，洗净放入沸水锅中氽去血水，撇去浮沫后，放入姜片、葱节、花椒、盐等，待兔肉煮熟后捞出，稍凉再放入卤水锅中，置文火上卤1小时，捞出晾凉，切成小块，放在盘中；将味精用芝麻油调匀淋在兔肉上，边淋边拌和边放黑芝麻即成。早、晚佐餐食用，宜常吃。

【说明】黑芝麻性平，味甘，入肝、肾经，能滋养肝肾；兔肉性凉，味甘，入肝、大肠经，能补中益气，健脾。诸物合用，具有补益气血，滋养肝肾的功效。

【调理】脱发。证见头发均匀脱落，日渐稀疏，伴少气乏力，面色苍白，头晕耳鸣，心悸怔忡，腰膝无力。

【注意事项】脾胃湿滞、大便稀溏者，不宜服用。

21. 核桃芝麻骨髓粉

【用料】牛骨髓粉（猪骨髓粉亦可）500克，核桃仁500克，黑芝麻500克，白糖适量。

【做法与用法】把核桃仁、黑芝麻炒后研末，与牛骨髓粉和匀，临服时加入适量白糖。每次9克，每日3次，常服。

【说明】牛骨髓粉能补脾肾，强筋骨；核桃仁能补肾强腰膝；黑芝麻能滋养肝肾。诸物合用，具有补脾肾，强筋骨的功效。

【调理】痹证。证见关节疼痛不甚，且久而不愈，腰膝乏力或关节畸形等。

【注意事项】脾胃湿滞、大便稀烂者，不宜服用。

22. 淫羊藿酒

【用料】淫羊藿60克，白酒500毫升。

【做法与用法】淫羊藿洗净，沥干，装入纱布袋内，扎紧口放入酒罐，再将白酒倒入罐内，盖好盖子，浸泡7日即成。每日2次，每次5~20毫升，连续服用。

【说明】淫羊藿能温肾壮阳；白酒能温通血脉。二味合用，具有温补肾阳，温畅脉络的功效。

【调理】阳痿。证见阳事不举或举而不坚，不能行房，面白无华，畏冷肢寒，腰酸耳鸣，神疲乏力，舌淡，脉沉迟。

【注意事项】阴虚火旺及内有实热者，不宜服用。

23．鲜韭菜炒蛋

【用料】鲜韭菜100克，鸡蛋2个，花生油、盐适量。

【做法与用法】将韭菜洗净切碎，鸡蛋去壳与韭菜搅均，锅内放油烧热后，放入韭菜鸡蛋糊，加盐炒熟即成。佐餐常食。

【说明】韭菜能温阳气；鸡蛋能滋阴补肾。二味合用，具有补肾精，助阳气的功效。

【调理】阳痿。证见阳事不举，精液稀薄而少，腰腿酸软，神疲乏力，畏寒肢冷等。

【注意事项】阳虚内热及内有实热者，不宜服用。

24．炒牛鞭

【用料】牛鞭1条，盐、油、姜、茴香、葱、蒜适量。

【做法与用法】将牛鞭洗净，切成小段或片，姜切碎末，蒜切片，茴香、葱切小节。将锅烧热，先放油，油热后下牛鞭，熟时调味即成。隔日1料，连用半月。

【说明】牛鞭能壮阳道，补肾气。诸物合用，具有温肾壮阳的功效。

【调理】阳痿。证见阳事不举，不能行房，精薄色淡，畏寒肢冷，面白神疲，腰膝酸软，脉沉迟，舌淡等。

【注意事项】阴虚火旺者，不宜服用。

25．麻辣羊肉炒葱头

【用料】瘦羊肉丝200克，素油50克，花椒、辣椒少许，姜丝10克，葱头100克，盐、味精、醋、黄酒适量。

【做法与用法】素油放锅中烧热，加花椒、辣椒炸焦后捞出，再放入瘦羊肉丝、姜丝、葱头煸炒后，加盐、味精、醋、黄酒，熟透收汁即成。佐餐食用，每日或隔日1料，连用7～10料。

【说明】羊肉能补中益气，温中暖下。诸物合用，具有补虚益气，温中暖下的功效。

【调理】阳痿。证见阳事不举,面白神疲,形体虚浮,肢冷畏寒,舌淡嫩,脉沉弱。

【注意事项】阴虚火旺、内有实热及外感未清者,不宜服用。

26. 核桃仁炒韭菜

【用料】核桃仁50克,韭菜250克,芝麻油150克,盐适量。

【做法与用法】将核桃仁除去杂质,放入芝麻油锅内炸黄;韭菜洗净,切成3厘米长的段。将韭菜倒入核桃锅内翻炒,加点盐,再炒几下,熟透即成。佐餐常服。

【说明】核桃仁能补养肾气;韭菜能温助阳气;芝麻油能滋阴润燥。诸物合用,具有补肾精,助肾阳的功效。

【调理】阳痿。证见阳事不举,举而不坚,精液清冷稀薄,畏寒肢冷,腰膝酸软,面色㿠白,舌淡,脉沉细。

【注意事项】阴虚火旺及内有实热、大便溏稀者,不宜服用。

27. 冬虫夏草炖黄雀

【用料】冬虫夏草6克,黄雀12只,生姜2片。

【做法与用法】将黄雀去毛除内脏,洗净,切块。将冬虫夏草、姜片和黄雀放入瓦锅内,加水适量,文火炖2~3小时,至黄雀肉烂即成。药、肉并吃,每日1次,每次约1小碗,入冬多吃。

【说明】冬虫夏草性平,味甘,入肺、肾经,能滋肝补肾;黄雀性平,味甘,能壮阳气,益精髓。与生姜合用,具有温肾壮阳益精的功效。

【调理】遗精。证见遗精或滑精频作,伴面白少华,精神萎靡,畏寒腰酸,神疲健忘,头昏,不耐劳动等。

【注意事项】外感未愈及脾胃湿滞、舌苔腻者,不宜服用。

28. 黄芪烧羊肉

【用料】羊肉250克,黄芪30克,盐、姜适量。

【做法与用法】黄芪加水熬取浓汁;羊肉用家常方法红烧,加水时用黄芪汁渗入。佐餐食用,每日或隔日1料,连用半月。

【说明】黄芪能补脾固表,益气利水;羊肉能补中气,暖肾阳。诸物合用,具有补气固表,温阳利水的功效。

【调理】水肿(慢性肾炎)。证见面目或下肢肿胀,小便短少,面色无华,倦怠乏力,怕冷,易于感冒,食欲不振,大便溏稀,腰膝酸软。

【注意事项】阴虚火旺、内有实热及外感未清者,不宜服用。

29. 鹿茸酒

【用料】鹿茸10克,山药50克,白酒500毫升。

【做法与用法】把鹿茸、山药切片,装入纱布袋内,扎紧口,放入酒罐内,再倒入白酒,盖上盖子,浸泡7日即成。每日2次,每次10~20毫升,连续服用。

【说明】鹿茸能补肾阳,益精血;山药能补脾肾,益气阴;白酒能行血散寒。诸物合用,具有补阳益肾的功效。

【调理】不孕症。证见婚后久不孕,月经延后,量少色淡,或月经稀发,闭经,面色黧黑,腰膝酸软,形寒肢冷,性欲淡漠,小便清稀,大便溏,舌淡苔白,脉沉细或沉迟。

【注意事项】阴虚火旺及内有实热者,不宜服用。

30. 人参枸杞子酒

【用料】人参20克,枸杞子350克,熟地黄100克,冰糖400克,白酒10千克(可按此比例缩减)。

【做法与用法】人参去芦头,用湿布润软,切片,熟地切片,枸杞子除去杂质,三药同装入纱布袋,扎紧袋口。冰糖入锅内,加适量水,加热溶化至沸,微炼至色黄时,趁热用纱布滤去渣。把白酒装入酒坛内,将装药布袋放入,加盖密闭,浸泡7~10日,每日翻动1次,泡至人参、枸杞子色淡味薄,用细布滤除沉淀,加入冰糖搅匀,再静置过滤,澄清即成。每日2次,每次10~20毫升,连续服用。

【说明】人参能大补元气,生津健脾;枸杞子能滋补肝肾;熟地黄能补血滋阴。诸物合用,具有滋补肝肾的功效。

【调理】不孕症。证见婚久不孕,月经先期,量少色红,无块,形体消瘦,腰腿酸软,头昏眼花,盗汗自汗,食欲不振等。

【注意事项】脾胃湿滞、内有实热及外感未清者,不宜服用。

31. 升麻黄芪炖鸡

【用料】升麻15克,黄芪30克,母鸡1只,调料少许。

【做法与用法】将母鸡杀后去毛及内脏,洗净,把升麻、黄芪纳入母鸡腹中，置盛器内，加水500毫升及调料少许，放入锅内，将锅置武火上，隔水炖熟即成。每料分3日服食，连服3料为1个疗程，间断再服。

【说明】升麻性微寒，味甘、辛，入肺、脾、胃经，能升阳举陷；黄芪能补中益气，固表升阳；母鸡能补中气，益肾精。诸物合用，具有补中升阳，益气固肾的功效。

【调理】子宫脱垂。证见子宫下垂或脱出阴道口外，常因劳累加剧，小腹下坠，四肢无力，少气懒言，面色少华，或见带下量多，色白质稀等。

【注意事项】脾胃湿滞、内有实热及外感未清者，不宜服用。

32. 巴戟天炖猪大肠

【用料】猪大肠250克，巴戟天50克，葱、姜、盐、味精各适量。

【做法与用法】将大肠翻洗干净，再翻还原，巴戟天洗净，装入大肠内，置锅中，加入葱、姜、水适量；将锅置武火上烧沸，再用文火炖至大肠熟烂即成。食用时，加入味精、盐。隔日1料，常食。

【说明】巴戟天性温，味甘、辛，入肾经，能补肾壮阳；猪大肠能补脾益肠。诸物合用，具有温补脾肾的功效。

【调理】子宫脱垂。证见子宫下垂或脱出阴道口外，常因劳累加剧，小腹下坠，腰膝酸软，四肢不温，少气懒言，面白浮肿，或见带下量多，色白质稀等。

【注意事项】阴虚火旺及内有实热者，不宜服用。

33. 二麻炖猪大肠

【用料】升麻15克，黑芝麻100克，猪大肠1段（约200克），姜、葱、盐、绍酒各适量。

【做法与用法】将猪大肠洗净，把升麻、黑芝麻装入大肠内，放入锅中，加姜、葱、绍酒、水适量；将锅置武火上烧沸，再用文火炖3小时即成，食用时调味。每日1料，常食。

【说明】升麻能升阳举陷；黑芝麻能滋养肝肾；猪大肠能健脾益气。诸物合用，具有升举阳气，健脾益肾的功效。

【调理】子宫脱垂。证见子宫下垂或脱出阴道口外，常因劳累加剧，小腹下坠，腰膝酸软，少气懒言，面色少华，或见带下量多，色白质稀等。

【注意事项】脾胃湿滞、大便稀烂、舌苔腻者，不宜服用。

34．杜仲爆羊腰

【用料】杜仲 30 克，五味子 10 克，羊腰 500 克，豆粉、菜油、酱油、盐、姜、绍酒、葱各适量。

【做法与用法】将杜仲、五味子放入锅内，加水适量，煎煮 40 分钟，去渣加热浓缩成稠液，用药液调好豆粉；将羊腰洗净，去膜切小块腰花，先用豆粉裹匀，再用熟菜油爆炒至嫩熟，烹入酱油、盐、葱、姜即成。佐餐食用，每日或隔日 1 料，常食。

【说明】杜仲能补肾助阳；五味子能固肾涩肠；羊腰能益肾暖下。诸物合用，具有补益肾阳，止带的功效。

【调理】带下病。证见带下清冷而稀，量多，终日淋漓不断，腰酸如折，小腹不温，头昏眼花，小便清长等。

【注意事项】白带多色黄、腥臭、舌质红属湿热者，不宜服用。

35．白果炖鸡

【用料】母鸡 1 只，白果仁 100 克，清汤 750 毫升，葱、姜各 25 克，水豆粉 10 克，猪油 50 克，菜油 500 克（实耗 75 克），盐、酱油、料酒、白糖各适量。

【做法与用法】将母鸡宰杀后，除毛去内脏，洗净去爪，剁成长方块，用酱油拌匀；白果仁拍碎。将锅烧热，倒入菜油，烧至七成熟，下鸡块，炸至呈金黄色时捞出，沥干油，再将白果仁倒入油锅中炸透，捞出；另取锅烧热，倒入猪油，油热后下葱节、姜段，略炸，烹入清汤，加入料酒、盐、味精、白糖、酱油，再下鸡块和白果仁，用文火焖至熟烂时，调好味，加入水豆粉收汁，起锅即成。佐餐，分 2~3 日食完，连用 3~5 料。

【说明】母鸡能补中益虚，填精；白果仁能健脾，除湿，止带。诸物合用，具有补虚，健脾，止带的功效。

【调理】带下病。证见带下量多，色淡，质清稀，无臭味，伴头晕耳鸣，纳少神疲，腰酸如折，健忘等。

【注意事项】白带多而黄、味臭、舌红苔黄者，不宜服用。

36．米汤调茯苓粉

【用料】茯苓 30 克，鲜米汤 50~100 毫升。

【做法与用法】茯苓研成细粉,用新鲜米汤调服。每日2次,宜常服。

【说明】茯苓能健脾渗湿;米汤能健脾养胃。二味合用,具有健运脾胃,除湿止带的功效。

【调理】带下病。证见带下量多,质黏稠,色淡黄或白,无臭气,绵绵不断,伴面色㿠白,心悸头晕,纳少神疲,腰酸乏力等。

【注意事项】内有实热者,不宜服用。

37. 何首乌酒

【用料】制何首乌15克,生地黄15克,白酒1 000毫升。

【做法与用法】将制何首乌洗净闷软,切成约1厘米见方的块;生地黄洗净切成薄片,待晾干水汽。将两物下入酒坛中,再入白酒搅匀,封严坛口浸泡,每隔2~3日,开坛搅拌1次,浸泡10~15日后,开坛滤去药渣即成。每次服15~30毫升,每日2次,常服。

【说明】制何首乌能补肝肾,益精血;生地黄能养阴;白酒能活血通络止痛。诸物合用,具有益肾养肝,调经止痛的功效。

【调理】痛经。证见经期或经后小腹隐痛,经量或多或少,经色红,伴腰酸腿软,头晕耳鸣,脉细无力等。

【注意事项】脾胃湿盛、腹满便溏者,不宜服用。

六、温里类

(一)汤食

1. 附片羊肉汤

【用料】制附片30~60克,羊肉100~200克,生姜30克,葱、精盐、味精、料酒各适量。

【做法与用法】将羊肉、制附片、生姜、葱洗净。羊肉入沸水中氽煮一下,放清水中漂洗,切成小块,入砂锅,置旺火上,加适量水烧开,撇去血泡。加入制附片、生姜片、葱、料酒,用中火煮30分钟,再移至小火上炖至羊肉软熟为度,调入精盐、味精即成。每日1料,饮汤食肉,连用3~5日。

【说明】制附片性热,味辛,入心、肾、脾经,能温肾壮阳,祛寒止痛;羊肉能益气补虚,温中暖下。与生姜等合用,具有温中,益气,健脾的功效。

【调理】虚劳。证见食少,倦怠,形寒肢冷,大便溏泄,或完谷不化,肠鸣腹痛,妇女白带清稀,舌质淡,苔白,脉虚弱。

【注意事项】本方制附子辛热燥烈,见口干口苦、心烦多梦、舌质红属热者及孕妇,不宜服用。

2. 当归生姜羊肉汤

【用料】当归90克,生姜150克,羊肉500克。

【做法与用法】上三味洗净加水煎至羊肉熟烂。分2~3次饮汤吃肉,2日食完,连用3~5料。

【说明】当归性温,味甘、辛、苦,入肺、脾、心经,能补血调经,活血止痛,润肠通便;羊肉能益气补虚,温中暖下。与生姜合用,具有温阳通便的功效。

【调理】便秘(阴寒凝滞)。证见大便艰涩,排出困难,小便清长,四肢不温,畏寒喜热,腹中冷痛,或腰脊酸冷,舌质淡,苔白滑,脉沉迟。

【注意事项】大便秘结而见小便短赤、面红身热、口干口臭、嗳气频作、脘腹痞满、舌红苔黄腻者,不宜服用。

3. 柿蒂汤

【用料】柿蒂10个,生姜5片,丁香2克。

【做法与用法】共入砂锅,煎汁。每日2次,连用3~5日。

【说明】柿蒂性微温,味苦、涩,入胃经,能降气止呃;丁香性温,味辛,入肺、胃、肾经,能温中降逆。与生姜合用,具有温中祛寒降逆的功效。

【调理】呃逆。证见呃声沉缓,胃脘不舒,得热则减,得寒愈甚,口不渴,苔白润,脉迟缓。

【注意事项】呃逆属胃热者见口干口臭、嗳腐吞酸、大便臭秽、舌红苔黄腻者,不宜服用。

4. 茵陈干姜汤

【用料】茵陈30克,干姜10克,茯苓30克,红糖适量。

【做法与用法】共煎汤,去渣取汁,调入红糖再煮片刻即可饮用。每日1料,分2次服,7~10日为1个疗程,间断再服。

【说明】茵陈性微寒,味苦,入脾、胃、肝、胆经,能清热利湿;干姜性热,味辛,入心、肺、脾、胃、肾经,能温经散寒,回阳救逆;茯苓能利水渗湿,健脾补中。诸物合用,具有温化寒湿,健脾和胃的功效。

【调理】黄疸(阴黄)。证见目黄身黄,其色晦暗,纳少,脘闷,大便不实,神疲畏寒,舌质淡,苔腻,脉沉迟。

【注意事项】目黄身黄、其色鲜明、发热口渴、小便短少、舌苔黄腻者,不宜服用。

5. 参附鸡汤

【用料】党参30克,制附片30克,生姜30克,母鸡1只。

【做法与用法】将母鸡宰后去毛及内脏,洗净,入锅与党参、制附片、生姜块共炖汤,炖2小时以上,用葱、盐、味精等调味。分2~3次佐餐食用,隔1~2日1料,连用5~7料,间断再服。

【说明】党参性微温,味甘,入脾、肺经,能补中益气,健脾胃;制附片性热,味辛,入心、肾、脾经,能温肾壮阳,祛寒。与生姜、母鸡肉合用,具有温肾壮阳,补中气,填精髓的功效。

【调理】头痛。证见头脑空痛,眩晕耳鸣,神疲,失眠,四肢不温,舌质淡,苔少,脉沉弱。

【注意事项】本料制附片辛热燥烈,阴虚火旺、外感热病者及孕妇,不宜服用。

6. 黑豆蛋酒汤

【用料】黑豆60克,鸡蛋2个,米酒100~120克。

【做法与用法】将黑豆、鸡蛋用文火共煮(鸡蛋熟后去壳取蛋再煮)。分2次服,服时加米酒,吃蛋饮汤。在2次月经周期之间,每日或隔日1料,连服数个周期。

【说明】黑豆性平,味甘,入脾、肾经,能补肾生血;鸡蛋能补虚。与米酒合用,具有温阳祛寒,补血通经的功效。

【调理】虚寒性月经延期。证见经期延后,色淡量少,质地清稀,小腹绵绵作痛,喜温喜按,腰酸无力,小便清长,舌质淡,苔薄白,脉沉细无力。

【注意事项】米酒性温热,阴虚火旺见口干口苦、舌质红者及失血病人,月经过多者,不宜服用。不耐酒量者,可根据个人情况减少米酒的用量。

7. 附片鲤鱼汤

【用料】熟附片15克,鲤鱼1尾(约500克)。

【做法与用法】先用清水煎煮附片1~2小时,再用药汁煮常规整理好的鲤鱼。食时入姜末、葱花、盐、味精等。每日或隔日1料,连服3~5料。

【说明】熟附片性热,味辛,入心、肾、脾经,能温肾壮阳,祛寒止痛;鲤鱼能利水消肿下气。二味合用,具有温肾助阳,利水消肿的功效。

【调理】妇女绝经前后诸证。证见眩晕,耳鸣,腰痛,下肢浮肿,喜温恶寒,大便泄泻,小便清长,白带清冷,月经延后,小腹冷感,舌胖大,苔白滑,脉沉迟。

【注意事项】阴虚火旺及脾胃湿热者,不宜服用。

8. 补肾鲤鱼汤

【用料】杜仲30克,枸杞子30克,干姜10克,鲤鱼1尾(约500克)。

【做法与用法】将鲤鱼去鳞及内脏,余药洗净用干纱布包裹,与鲤鱼同煮1小时,去药包。分2次于饭前空腹吃鱼饮汤,每日或隔日1料,连用5~7料,间断再服。

【说明】杜仲性温,味甘、微辛,入肝、肾经,能补肝肾,壮筋骨,安胎;枸杞子性平,味甘,入肝、肾经,能滋补肝肾,益精明目。与干姜、鲤鱼合用,具有温阳补肾,利水消肿的功效。

【调理】肾虚妊娠期水肿。证见妊娠数月,面浮肢肿,尤以腰以下为甚,四肢欠温,腰膝无力,舌质淡,边有齿痕,苔白润,脉沉迟。

【注意事项】非妊娠期的水肿病见上述症状者亦可服用。水肿并见胸腹痞满、烦热口渴、小便短赤、大便干结、苔黄腻者,不宜服用。

9. 肉桂益智仁猪脬汤

【用料】肉桂末3克，益智仁30克，猪脬1具。

【做法与用法】水煎服。每日1料，连用5~7日，间断再服。

【说明】肉桂能温肾壮阳，温中祛寒；益智仁性温，味辛，入脾、肾经，能温肾固精，缩小便；猪脬（即猪膀胱）性平，味甘、咸，入胃、肾经，能补肾止遗缩尿。诸物合用，具有温肾缩尿的功效。

【调理】小儿遗尿。证见遗尿，肢冷恶寒，腰膝酸软，小便清长，智力迟钝，脉沉迟无力等。

【注意事项】外感热病，或见口干口苦、尿黄、尿痛属热者，不宜服用。

10. 四逆羊肉汤

【用料】羊腿肉500克，熟附片20~25克，干姜10克，炙甘草10克，生姜10克，绍酒20克，花椒12粒，葱节20克，精盐、味精各适量。

【做法与用法】将姜块、熟附片、花椒、炙甘草、葱节装入纱布袋中。羊腿肉洗净后入沸水中氽煮一下，放清水中漂洗，切成长6厘米、宽3厘米的条块。砂锅置旺火上，掺清水，加羊腿肉烧开，撇去血泡，加入中药包、绍酒，改用中火烧煮30分钟，移至小火上炖至肉软为度，取出中药包，加入精盐、味精，调好味即成。每日2次，食肉饮汤，分2日食完，连用3~5料。

【说明】羊腿肉能益气补虚，温中暖下；熟附片能温肾壮阳，祛寒止痛；干姜、生姜能温中散寒；花椒性热，味辛，入脾、胃经，能温中止痛；炙甘草性微温，味甘，入脾、肺经，能补脾益气。诸物合用，具有温阳祛寒，引火归源的功效。

【调理】阳虚发热。证见低热，纳少便溏，两足觉冷，喜热饮，舌质淡，苔白滑，脉微细。

【注意事项】外感病发热，阴虚火旺之潮热、手足心热、口干、咽干、舌质红者，不宜服用。

11. 姜桂猪肚汤

【用料】猪肚200克，生姜50克，肉桂3克。

【做法与用法】将洗净的猪肚与生姜、肉桂一同放入锅中，加水适量，用旺火烧开，再改用文火炖烂即成。分2次食猪肚饮汤，每日或隔日1料，连服5～7料。

【说明】猪肚能健脾胃，补虚损；肉桂能温肾壮阳，温中祛寒。与生姜合用，具有散寒助阳，温中健脾暖胃的功效。

【调理】胃脘痛。证见胃痛隐隐，食后痛减，喜热喜按，大便溏薄，面色无华，神疲乏力，畏寒肢冷，呕吐清水，舌质淡，脉软弱。

【注意事项】胃痛见口干口臭、嗳腐吞酸、胃脘胀满、大便干结、舌红苔黄者，不宜服用。

12. 茴香狗肉汤

【用料】狗肉250克，小茴香、八角、肉桂、陈皮、草果、生姜、盐适量。

【做法与用法】将狗肉洗净，切块，与八角、小茴香、肉桂、陈皮、草果、生姜、盐一起放入锅中，加水适量，置武火上烧沸，再用文火煮至狗肉熟烂即成。每日1次，分2次服完，连用5～6料。

【说明】狗肉能补中益气，温肾助阳；小茴香、八角（大茴香）性温，味辛，入肝、脾、胃经，能温中开胃，理气止痛；肉桂、陈皮、生姜、草果能温中祛寒和胃。诸物合用，具有温中健脾，助阳暖胃的功效。

【调理】胃脘痛。证见胃痛隐性，食后痛减，喜按喜热，大便溏薄，面色不华，神疲乏力，畏寒肢冷，呕吐清水，舌质淡，脉软弱。

【注意事项】胃痛见口干口臭、嗳腐吞酸、胃脘胀满、大便干结、舌红苔黄者，不宜服用。

13. 五香狗肉汤

【用料】狗肉250克，黑豆50克，盐、生姜、五香粉、红糖各适量。

【做法与用法】将狗肉洗净切块，与黑豆、盐、生姜、五香粉、红糖一同放入锅中，加水适量，置武火上烧沸，用文火炖煮至狗肉熟烂即成。每日1次，2次服完，连用5～6料。

【说明】狗肉能补中益气，温肾助阳；黑豆能补肾生血；生姜、五香粉、红糖能健胃散寒。诸物合用，具有温中健脾，益气补血的功效。

【调理】胃脘痛。证见胃痛隐隐，食后痛减，喜热喜按，大便溏薄，面色不华，神疲乏力，畏寒肢冷，呕吐清涎，舌淡，脉软弱。

【注意事项】胃痛见口干口臭、嗳腐吞酸、胃脘胀满、大便结、舌红苔黄者，不宜服用。

14. 壮阳狗肉汤

【用料】狗肉 200 克，菟丝子 30 克，熟附片 25 克，盐 5 克，味精 2 克，葱 20 克，生姜 20 克，绍酒适量。

【做法与用法】将狗肉洗净，整块下锅，用沸水煮透，捞入凉水内，洗净血沫，晾干水，切成长 3 厘米的长方块，生姜、葱洗净，生姜切片，葱切段。将锅置火上，放入狗肉、生姜片煸炒，烹入绍酒炝锅后，一起倒入砂锅内；菟丝子、熟附片用纱布包好，放入砂锅内，加清汤、盐、味精、葱，置武火上烧沸，撇去浮沫，用文火炖约 2 小时，待狗肉熟烂，挑出生姜、葱，调好味即成。晨起空腹食用，每日 1 次，每次 1 碗，冬令常服。

【说明】狗肉能补中益气，温肾助阳；菟丝子性微温，味甘、微辛，入肝、肾经，能补肝肾，益精气；熟附片能温肾壮阳，祛寒止痛。诸物合用，具有壮阳气，填肾精，生气血的功效。

【调理】阳痿。证见阳事不举，或举而不坚，畏寒肢冷，倦怠，精液稀薄，小便清长，腰腿软弱等。

【注意事项】外感病未愈、阴虚火旺见口干口苦、潮热盗汗、手足心热、大便干结者，不宜服用。

15. 姜汁鸡汤

【用料】仔鸡 1 只，老姜 250 克（连皮）。

【做法与用法】将仔鸡杀后除毛去内脏，洗净，盛入大碗中；将老姜洗净捣碎后用纱布袋装好扎口，榨出姜汁，约 2 小碗，去渣，放入鸡腹内密盖好，放置有水的锅中，置文火炖约 2 小时即可。每日 1 次，每次 1 小碗，先将姜汁鸡汤喝下，再吃鸡肉，冬令常服。

【说明】仔鸡性温，味甘，入脾、胃经，能补中益气，增添精髓；老姜能散寒行水，温中健脾。二味合用，具有益气血，填精髓，温补脾肾的功效。

【调理】虚损（脾肾阳虚）。证见畏寒肢冷，面色㿠白，食欲不振，四肢软弱，腹胀尿少，大便稀溏，神疲头晕，心悸。

【注意事项】阴虚火旺、脾胃湿热见小便黄短、口干、苔黄腻者，不宜服用。

16. 猪小肚胡椒汤

【用料】猪小肚（猪膀胱）1具，胡椒、盐适量，老姜5片。

【做法与用法】将猪小肚翻洗干净，切成小块，用热水煮一下，再用清水洗净，将猪小肚与胡椒粉、老姜一起入锅，加水适量，先用武火烧开，再用文火炖至烂熟即成。每日分2次服，宜常吃。

【说明】猪小肚能补肾止遗缩尿；胡椒性热，味辛，入胃、大肠经，胡椒和老姜均能温中散寒和胃。诸物合用，具有温肾缩尿的功效。

【调理】小儿遗尿。证见睡中遗尿，醒后方觉，面白神疲，小便清长，四肢不温等。

【注意事项】遗尿并见手足心热、潮热盗汗、舌质红属阴虚火旺者，不宜服用。

（二）粥食

1. 附子粥

【用料】制附子3～5克，干姜1～3克，粳米50～100克，葱白2茎，红糖少许。

【做法与用法】将制附子、干姜研为极细粉末，先用粳米煮粥，待粥煮沸后，加入药末及葱白、红糖，同煮为稀粥。或用制附子、干姜煎1小时后，去渣取汁，再下粳米、葱白、红糖，一并煮成粥。分2次温服，连用3～5日。

【说明】制附子能温肾壮阳，祛寒止痛；干姜能温中散寒，回阳救逆。与诸物合用，具有温阳祛寒，引火归源的功效。

【调理】阳虚发热。证见低热，纳少便溏，两足觉冷，喜热饮，舌质淡，苔白滑，脉微细。

【注意事项】外感病发热，阴虚火旺之潮热、手足心热、口干口苦、舌质红者，不宜服用。

2. 桂浆粥

【用料】肉桂2～3克，粳米50～100克，红糖适量。

【做法与用法】将肉桂煎取浓汁，去渣，再用粳米煮粥，等粥煮沸后，调入肉桂汁及红糖,同煮为粥。或用肉桂末1~2克调入粥内同煮服食。分2次温热服,连用3~5日。

【说明】肉桂能温肾壮阳,温中祛寒。与粳米、红糖合用,具有温阳祛寒,引火归源的功效。

【调理】阳虚发热。证见低热,纳少便溏,两足觉冷,喜热饮,舌质淡,苔白滑,脉微细。

【注意事项】外感病发热,阴虚火旺之潮热、手足心热、口干口苦、舌质红者,不宜服用。

3. 附子干姜猪肺汤

【用料】制附子10克,干姜5克,猪肺250克,葱白2茎,红糖5克,粳米100克。

【做法与用法】先将猪肺洗净,加适量水,煮七成熟,捞出,切成丁块备用。再以粳米、猪肺丁、猪肺汤适量,煮成粥,加葱白、干姜等调味,酌量经常食用。

【说明】制附子能温肾壮阳,祛寒止痛;干姜能温中散寒,回阳救逆。猪肺性平,味甘,能补肺,止咳。诸物合用,具有温阳散寒,化气行水的功效。

【调理】阳虚咳嗽。证见咳嗽反复发作,迁延难愈,痰涎清稀,心悸、畏寒,肢体沉重,小便清,舌质淡红,苔白润,脉沉细。

【注意事项】咳嗽初起或咳嗽见痰稠黄、恶热、尿黄短、舌红苔黄者,不宜服用。

4. 加味干姜粥

【用料】干姜3~6克,茯苓15克,桂枝5克,粳米100克,红糖适量。

【做法与用法】先将干姜、茯苓、桂枝共煎取汁,去渣,再与粳米同煮为稀粥,最后调入红糖,稍煮片刻令其溶化。每日2次,连用5~7日。

【说明】干姜能温中散寒,回阳救逆;茯苓能利水渗湿,健脾补中;桂枝性温,味辛、甘,入肺、膀胱经,能温经散寒,通阳化气。与粳米、红糖合用,具有温阳祛寒,化气行水的功效。

【调理】阳虚咳嗽。证见咳嗽反复发作,迁延难愈,痰涎清稀,心悸、畏寒,肢体沉重,小便清,舌质淡红,苔白润,脉沉细。

【注意事项】咳嗽初起或咳嗽见痰稠黄、恶热、尿黄短、舌质红者，不宜服用。

5. 苓甘五味粥

【用料】茯苓30克，甘草5克，桂枝10克，干姜10克，红糖10克，粳米100克。

【做法与用法】先煎茯苓、甘草、桂枝、干姜，去渣取汁，再与粳米同煮为粥，调入红糖。早、晚服，连用5～7日。

【说明】茯苓性平，味甘、淡，入脾、胃、心、肺、肾经，能利水渗湿，健脾补中；甘草性平，味甘，入脾、肺经，能补脾益气，润肺止咳；桂枝性温，味辛、甘，入肺、膀胱经，能温经祛寒，通阳化气。与干姜、红糖、粳米合用，具有散寒涤饮，降逆平喘的功效。

【调理】肺胀。证见咳喘气急，胸脘胀满，甚则不能平卧，吐痰清稀，恶寒发热，身痛无汗，苔白滑，脉浮紧。

【注意事项】咳喘而见痰稠黄，或干咳无痰、大便干结、舌红苔黄者，不宜服用。

6. 高良姜粥

【用料】高良姜15克，陈皮2克，粳米50～100克。

【做法与用法】先将高良姜、陈皮煮汁，去渣，与粳米同煮粥。空腹食，每日1料，连用5～7日。

【说明】高良姜能温中散寒止痛；陈皮能行气健脾，燥湿化痰。与粳米合用，具有散寒止痛的功效。

【调理】胃脘痛。证见胃脘疼痛，畏寒喜暖，得温熨则痛减，口不渴，喜热饮，舌质淡，苔白，脉弦紧。

【注意事项】胃痛见口干口臭、大便秘结、小便黄、舌质红、苔黄腻者，不宜服用。

7. 加味神仙粥

【用料】生姜3～5克，连须葱白5～7茎，陈皮1～2克，鸡内金5～10克，粳米50～100克，米醋10～15毫升。

【做法与用法】先煎陈皮、鸡内金，取汁与粳米、生姜煮粥，沸后再加葱白，待粥将成时，加入米醋，稍煮即可。分2次服，常服用。

【说明】生姜能温中散寒；葱白能散寒通阳；陈皮能行气健脾燥湿；鸡内金性平，味甘、涩，入脾、胃、小肠、膀胱经，能消食化积健脾；米醋性温，味酸苦，入肝、胃经，能开胃养肝，消食下气。诸物合用，具有散寒止痛健胃的功效。

【调理】胃脘痛。证见胃脘疼痛，畏寒喜暖，得温熨则痛减，口不渴，喜热饮，舌质淡，苔白，脉弦紧。

【注意事项】胃痛见口干口臭、大便秘结、小便黄、喜冷饮、舌质红、苔黄腻者，不宜服用。

8. 豆蔻粥

【用料】肉豆蔻5~10克，生姜2片，粳米50克。

【做法与用法】肉豆蔻捣碎研为细末，用粳米煮粥，待煮沸后加入豆蔻末及生姜，同煮为粥食。早、晚空腹食，常服用。

【说明】肉豆蔻性温，味辛，入脾、胃、肾经，能温中行气。与生姜、粳米合用，具有温中健脾的功效。

【调理】胃脘痛。证见胃痛隐隐缠绵，或冷痛，喜暖喜按，纳食欠佳，泛吐清水，神疲乏力，甚则手足不温，便溏，舌质淡红，苔白，脉细弱。

【注意事项】胃脘痛并见口干口苦、大便秘结、舌红苔黄者，不宜服用。

9. 加味桂浆粥

【用料】肉桂2~3克，生姜5片，柿蒂5个，粳米100克，红糖适量。

【做法与用法】先将肉桂、生姜、柿蒂共煎取汁。粳米煮粥，待粥煮沸后，调入药汁和红糖，同煮成粥。分2次服，每日1料，连服3~5日。

【说明】肉桂能温肾壮阳，温中祛寒；柿蒂性微温，味苦、涩，入胃经，能降气止呃。与生姜、粳米、红糖合用，具有温中祛寒，降逆止呃的功效。

【调理】胃中寒冷之呃逆。证见呃声沉缓，胃脘不舒，得热则减，得寒愈甚，口不渴，苔白润，脉迟缓。

【注意事项】呃逆见呃声洪亮、口臭烦渴、小便短赤、大便秘结、舌苔黄属实热者，不宜服用。

10. 茵陈附子粥

【用料】 茵陈 10~15 克，制附子 10~15 克，生姜 10~15 克，甘草 10 克，大枣 5~10 枚，粳米 100 克，红糖适量。

【做法与用法】 先将制附子切片，与茵陈、甘草同入砂锅煎约 1.5 小时，取汁去渣，用药汁与粳米、大枣、生姜（切片）共煮粥，粥熟后调入红糖，稍煮即可食。分 2 次服，每日 1 料，7~10 日为 1 个疗程，间断再服。

【说明】 茵陈性微寒，味苦，入脾、胃、肝、胆经，能清热利湿；制附子性热，味辛，入心、肾、脾经，能温肾壮阳，祛寒止痛；甘草性平，味甘，入脾、肺经，能补脾益气，清热解毒。与大枣、生姜、粳米合用，具有温化寒湿，健脾和胃的功效。

【调理】 黄疸（阴黄）。证见目黄身黄而黄色晦暗，纳少，脘闷，大便不实，神疲畏寒，舌质淡，苔腻，脉沉迟。

【注意事项】 目黄身黄而其色鲜明、发热口渴、小便短少、舌苔黄腻者，不宜服用。

11. 桂黄浆粥

【用料】 肉桂 3~5 克，熟地黄 10~15 克，韭菜汁适量（或鲜韭菜 30 克），粳米 100 克。

【做法与用法】 先将肉桂、熟地黄煎取浓汁，分 2 份与粳米煮稀粥。粥沸后，加入韭菜汁或鲜韭菜（洗净切细），精盐少许，煮成粥食。每日 1~2 次，连服 7~10 日为 1 个疗程，间断再服。

【说明】 肉桂能温肾壮阳，温中祛寒；熟地黄性微温，味甘，入肝、肾、心经，能补血滋阴；韭菜性温，味辛，入肝、胃、肾经，能温中行气，散血解毒。与粳米合用，具有温中补肾，固涩的功效。

【调理】 下消症。证见小便频，量多，混浊如脂膏，甚则饮一溲一，面色黧黑，舌质淡，苔白，脉沉细无力。

【注意事项】 尿频伴尿急尿痛、尿黄赤、口干、舌红苔黄者，不宜服用。

12. 参附粥

【用料】 人参 5~10 克，熟附片 30~60 克，粳米 50~100 克。

【做法与用法】将人参、熟附片合煎 1 小时，取药汁与粳米煮成稀粥，缓缓喂服。或加用一小碗鸡汤，与药汁、粳米一并熬粥。继续将人参、熟附片煎取 2 汁，煎 1 小时以内，取浓汁再与粳米 30 克煮粥喂服。

【说明】人参性微温，味甘、微苦，入脾、肺经，能大补元气，益气生津；熟附子回阳救逆，温肾壮阳。与粳米合用，具有益气固阳，扶正固脱的功效。

【调理】脱症。证见突然昏仆，不省人事，目合口开，鼻鼾息微，手撒遗尿，肢冷自汗，肢体瘫软，舌痿，脉微欲绝。

【注意事项】脱症为阳气暴脱，属危重急证（西医称为休克），有条件的，应及时将病人送往医院抢救。

13. 姜艾薏苡仁粥

【用料】干姜 10 克，艾叶 10 克，薏苡仁 30 克，粳米 30 克。

【做法与用法】将干姜、艾叶煎水取汁。净薏苡仁煮粥至八成熟，入药汁同煮至熟。1 次温服，连服 3~5 日，可在月经来潮前 1 周开始服用。

【说明】干姜能温中散寒；艾叶性温，味苦、辛，入脾、肝、肾经，能温经调经，散寒除湿，祛风止痛；薏苡仁性微寒，味甘、淡，能健脾利湿。诸物与粳米合用，具有温经化瘀，散寒除湿的功效。

【调理】寒湿凝滞型痛经。证见经前或在行经期少腹冷痛，得热痛减，经行量少，色暗有块，恶寒肢冷，大便溏泄，苔白腻，脉沉紧。

【注意事项】月经量多而色鲜红、大便干结、口干口苦者，不宜服用。

14. 桂附泥鳅粥

【用料】肉桂 10 克，熟附片 10 克，泥鳅 250 克，生姜 5 片，粳米 100 克，盐适量。

【做法与用法】将肉桂、熟附片用纱布包好，入锅煎汤去渣取片，泥鳅用开水烫后去头骨取肉，汤留用；粳米淘净放锅内，加药汁及泥鳅肉汤同煮粥，将熟时，入生姜、盐，再煮 1 沸即可。

【说明】肉桂能温肾壮阳，温中祛寒；熟附片能温肾壮阳，祛寒止痛；泥鳅性平，味甘，入脾经，能补中祛湿，滋阴解毒。与生姜、粳米合用，具有温肾壮阳，化气通淋的功效。

【调理】肾阳亏虚之小便不利。证见小便点滴不爽，甚至不通，周身浮肿，面色㿠白，腰膝冷而酸软无力，舌质淡，脉细弱。

【注意事项】小便少而短赤灼热、口苦咽干、舌质红,苔黄腻者,不宜服用。

15. 狗肉粥

【用料】狗肉150克,粳米100克,生姜、盐少许。

【做法与用法】先将狗肉切细和粳米同煮,至米烂粥熟加盐、生姜,再煮2～3沸即可。每日1次,每次1小碗,可常食。

【说明】狗肉能补中气,温肾阳。与粳米、生姜合用,具有温补脾肾,祛寒助阳的功效。

【调理】脾肾阳虚。证见心悸,头晕,腰膝酸软,神疲倦卧,四肢不温,便溏,面色㿠白,或浮肿,脉弱等。

【注意事项】阴虚火旺见口干、烦渴、大便干结、潮热盗汗、舌质红者,不宜服用。

(三) 饮与茶食

1. 姜艾红糖饮

【用料】生姜6克,艾叶6克,红糖15克。

【做法与用法】将生姜、艾叶洗净,与红糖煎煮。分2次服,每日1料,于月经前连服5～7日。亦可用保温杯热开水泡15～20分钟服食。

【说明】生姜能温中散寒;艾叶能温经散寒,止痛调经。与红糖合用,具有温经散寒,止痛调经的功效。

【调理】月经期延后。证见经期延后,色暗红,量少,小腹冷痛,得热稍减,肢冷恶寒,面色青白,苔薄白,脉沉迟紧。

【注意事项】经色鲜红、量多、口干口苦、舌质红者,不宜服用。

2. 升压茶

【用料】肉桂、桂枝、炙甘草各5克。

【做法与用法】开水浸泡,频频服用,连服10～20日。

【说明】肉桂、桂枝能温肾壮阳;炙甘草能补脾益气。诸物合用,具有温阳补气的功效。

【调理】眩晕(低血压)。证见头昏心悸,面白汗出,心跳缓慢等。

【注意事项】阴虚火旺、血热吐衄者,不宜服用。

3．辣椒种子饮

【用料】辣椒种子10~15克,生姜、红糖适量。

【做法与用法】将辣椒种子放入锅内,加水、生姜、红糖煎沸即成。痛时即服,痛止停服。

【说明】辣椒种子性热,味辛,具有温中健胃,散寒除湿的功效。

【调理】胃脘痛。证见胃部冷痛,遇冷加剧,得按则减,呕吐清水,大便溏稀等。

【注意事项】胃脘痛而见脘腹胀满、口臭咽干、大便秘结者,不宜服用。

4．花椒饮

【用料】花椒60克。

【做法与用法】将花椒炒焦研末。每次3~5克,每日3次,用米汤送服。

【说明】花椒性热,味辛,入脾、胃经,具有温中散寒止痛的功效。

【调理】痹证。证见肢体关节、肌肉冷痛,痛势较剧,喜温恶冷,痛处皮肤不红不肿,可伴见纳少便溏,小便清长,呕吐清水,苔白,脉沉紧。

【注意事项】关节痛见红、肿、热,小便黄,大便结,舌质红者,不宜服用。

(四) 其他食

1．附子狗肉

【用料】狗肉1 000克,制附子30克,熟地黄30克,陈皮10克,生姜块30克,葱节40克,精盐10克,胡椒粉10克,花椒15粒,味精2克。

【做法与用法】狗肉顺筋切成3或4块,入清水中捶打洗净血水。入沸水锅内汆煮几分钟,入清水中再洗净。将砂锅置中火上,加开水,用几节排骨垫底,加入狗肉、生姜、葱、制附片,煮开去浮沫,再加熟地黄、陈皮，炖至肉熟软时，共约需2小时。取出制附片、熟地黄、陈皮、生姜、葱、花椒。将狗肉取出切成条块，再放回砂锅内，加胡椒粉、味精、葱花即成。每日1～2次，每次1小碗佐餐食，冬令常服。

【说明】制附子能温肾壮阳；狗肉能补中益气，温肾壮阳；熟地黄能补血滋阴；陈皮能行气健脾。诸物与生姜等合用，具有温补肾阳，养精血的功效。

【调理】肾阳不足，肾精亏损之耳鸣眼花，夜多小便，神疲倦怠，阳痿早泄，腰膝无力，肢冷畏寒，舌淡胖，脉沉迟。

【注意事项】外感未愈、阴虚内热者，不宜服用。

2. 归附烧仔鸡

【用料】乌骨仔鸡1只，制附片30克，当归身20克，熟猪油100克，姜块20克，葱结25克，花椒12粒，精盐2克，酱油10克，胡椒粉5克，冰糖2克。

【做法与用法】将乌骨仔鸡宰后去毛及内脏，剔除腿骨、脊骨，切成小方块。炒锅置旺火上，下熟猪油100克，烧至六成熟，下姜、葱、花椒稍煸一下，再放进鸡块，煸至发白，加入酱油、精盐、肉汤、冰糖、当归片、制附片，煮沸，去浮沫，改用小火煨至鸡肉熟软。加入胡椒粉，共煮2小时左右，拣去姜、葱、当归、制附片即成。分多次佐餐食用，每日1～2次，每次1小碗，连服5～7日，间断再服。

【说明】乌骨仔鸡性平，味甘，入肝、肾经，能补中益气，填精添髓；制附片能温肾助阳；当归能补血和血。诸物与姜等合用，具有温补肾阳，养精血的功效。

【调理】肾阳不足，肾精亏损之耳鸣，眼花，小便清长，阳痿早泄，腰膝无力，肢冷畏寒，舌淡胖，脉沉迟。

【注意事项】外感未愈、阴虚火旺者，不宜服用。

3. 麻黄肉桂酒

【用料】麻黄30克，肉桂60克，白酒500克。

【做法与用法】麻黄、肉桂共研为细末，加白酒，慢火熬成稀糊状。每次服1匙，每日2次，常服。

【说明】麻黄性温，味辛、微苦，入肺、膀胱经，能发汗散寒，宣肺利水；肉桂能温肾壮阳，温中祛寒；白酒能通血脉，御寒气。诸物合用，具有散寒止痛，祛风除湿的功效。

【调理】痹证。证见肢体关节疼痛较剧，活动尤甚，痛有定处，遇寒痛增，得热痛减，痛处皮色不红，触之不热，苔白，脉沉紧。

【注意事项】孕妇及气虚自汗、阴虚内热者，不宜服用。

4. 鹿茸丸

【用料】鹿茸30克，熟附片30克，盐0.5克，大枣肉适量。

【做法与用法】将鹿茸去毛，酥炙微黄，与熟附片、盐共研末，加适量大枣肉为丸（如梧子大）。每服20丸，空腹服，每日1次。

【说明】鹿茸性温，味甘、咸，能补肾壮阳，益精血，强筋骨；熟附片能温肾壮阳，祛寒止痛。诸物合用，具有散寒止痛，补肾壮阳的功效。

【调理】肾阳不足，肾精亏损之耳鸣眼花，夜多小便，神疲倦怠，阳痿早泄，腰膝无力，肢冷畏寒，舌淡胖，脉沉迟。

【注意事项】外感未愈、阴虚内热者，不宜服用。

5. 胶艾炖鸡

【用料】阿胶15克，陈艾10克，杜仲30克，仔鸡500克（1只），生姜6克。

【做法与用法】先将仔鸡去毛及内脏，洗净，入陈艾、杜仲于砂锅内与鸡同炖，将熟时入生姜再炖煮20分钟。每次用汤烊化阿胶5克服食，每日3次，鸡汤中可入盐调味，鸡肉及汤视食量大小分次服完，隔1~2日1料，连用3~5料。

【说明】阿胶性平，味甘，入肝、肾经，能养血滋阴；陈艾能温经散寒，调经安胎；杜仲能补肝肾，强筋骨，安胎；仔鸡能补中气，益精髓。诸物与生姜合用，具有温经散寒，暖宫安胎的功效。

【调理】妊娠腹痛。证见妊娠期间，小腹绵绵作痛，按之痛减，面色萎黄，心悸，头目眩晕，舌质淡红，苔薄白，脉细。

【注意事项】外感未愈、消化不良者，不宜服用。

6. 姜桂茯苓饼

【用料】干姜9克，肉桂9克，茯苓30克，面粉、白糖适量。

【做法与用法】干姜、肉桂为末，茯苓研成粉，三味和匀，加面粉适量，白糖少许调和，做成饼，入笼蒸熟。食饼，每次15克左右，每日1~

2次，连用7~10日。

【说明】干姜能温中祛寒；肉桂能温肾壮阳；茯苓能健脾补中，利水渗湿。诸物合用，具有温阳利水的功效。

【调理】妊娠水肿。证见妊娠数月，面浮肢肿，尤以腰以下为甚，四肢欠温，腰膝无力，舌质淡，边有齿痕，苔白润，脉沉迟。

【注意事项】外感疾病及阴虚内热者，不宜服用。

7. 归地烧羊肉

【用料】当归20克，生地黄30克，干姜10克，羊肉250克，酱油、盐、味精、白糖、料酒各适量。

【做法与用法】羊肉洗净切块，与当归、生地黄、干姜、酱油、盐、白糖、料酒一同入锅，加水适量。将锅置武火上烧沸，用文火炖熬至熟，加味精即成。分2次佐餐食用，每日1料，连用3~5日。

【说明】当归能补血活血；生地黄能滋阴养血；干姜能温中散寒；羊肉能补中益气，暖下。诸物合用，具有温补气血的功效。

【调理】虚劳。证见面色苍白，头晕眼花，神疲乏力，心悸，气急，四肢不温，大便溏稀，食欲不振，妇女月经延期，量少色淡。

【注意事项】外感疾病、阴虚火旺者，不宜服用。

8. 丁香煮酒

【用料】丁香10粒，黄酒100毫升。

【做法与用法】将丁香放入瓷杯中，再将黄酒倒入杯里，将杯上笼蒸10分钟即成。每次10~20毫升，每日2次，连服5~7日。

【说明】丁香能温中散寒，行气止呕；黄酒能散寒通络。二味合用，具有温胃散寒，行气止痛的功效。

【调理】胃脘痛。证见胃脘隐痛，喜温喜按，泛吐清水，或恶心欲吐，或朝食暮吐，大便溏泻，神疲乏力，四肢不温，面色㿠白等。也可用于胃癌患者见上述症状者。

【注意事项】胃脘痛见口干口苦、喜冷饮、大便结、舌红苔黄者，不宜服用。

9. 丁香鸭

【用料】公丁香10克，肉桂10克，草豆蔻10克，鸭子1只，生姜15

克，葱15克，盐5克，冰糖3克，味精2克，香油3克，卤汁适量。

【做法与用法】将鸭子宰杀后除毛去内脏，洗净；公丁香、肉桂、草豆蔻用水煎熬2次，每次水沸后20分钟即可取汁，2次取汁共3000毫升，将药汁入锅并加入生姜、葱、鸭子煮至六成熟时捞出；将鸭子放入卤汁锅内，用文火卤熟后捞出；取适量卤汁放入锅内，加盐、冰糖屑、味精拌匀，放入鸭子，置文火上边滚边浇卤汁直至卤汁均匀地粘在鸭子上，色红亮时捞出，再抹上香油即成。分多次佐餐食用，每次1小碗，每日1~2次，连用3~5料。

【说明】公丁香、生姜能温中散寒，行气止呕；肉桂能温阳散寒；草豆蔻性温，味辛，入脾、胃经，能祛寒燥湿健胃；鸭子能滋阴养胃。诸物合用，具有温中，健胃，止呕，补阴的功效。

【调理】胃脘痛。证见胃脘隐痛，喜温喜按，泛吐清水，或恶心欲吐，或朝食暮吐，大便溏稀，四肢不温，面色㿠白，头晕心悸，消瘦等。也可用于胃癌患者见上述症状者。

【注意事项】胃脘痛见口干口苦、大便干结、舌质红、苔黄腻者，不宜服用。

10．丁香姜糖

【用料】丁香5克，生姜30克，白糖250克。

【做法与用法】丁香研粉，生姜剁末；将白糖煎熬至稠时，加入丁香粉、生姜末调匀，煎熬至挑起成丝状时停火；将糖汁倒在涂有熟菜油的盘中，摊平稍凉，用刀划成块即成。可作点心，每日1~2次，每次20克，常服。

【说明】丁香能温中暖下，降气止呕。与生姜、白糖合用，具有温中，散寒，止呕的功效。

【调理】胃脘痛。证见胃脘隐痛，喜温喜按，泛吐清水或恶心欲吐，朝食暮吐，大便溏稀，神疲乏力，四肢不温，面色㿠白等。也可用于胃癌患者见上述症状者。

【注意事项】胃脘痛见口苦口臭、大便结、咽喉肿痛属热者，不宜服用。

11．小茴香炒蛋

【用料】小茴香15克，鸡蛋2个，盐少许。

【做法与用法】将小茴香加盐炒至焦黄色，研末；将鸡蛋打破加入小茴香末拌匀煎炒，炒熟即成。每晚临睡前与温黄酒同服，每日1料，4料为1个疗程，休息2~3日后再服1个疗程。

【说明】小茴香能温阳散寒，行气止痛。与鸡蛋合用，具有温中散寒而不伤阴的功效。

【调理】胃脘痛。证见胃痛隐隐，食后痛减，喜按，大便溏薄，面色无华，神疲乏力。

【注意事项】胃脘痛属热者，不宜服用。

12. 高良姜炖鸡块

【用料】公鸡1只，高良姜10克，草果10克，陈皮6克，胡椒3克，葱、酱油、盐适量，醋少许。

【做法与用法】将公鸡杀后去毛除内脏，洗净切块，放入锅内，加入高良姜、草果、陈皮、胡椒、葱、酱油、盐、醋，加水适量；将锅置武火烧沸，用文火炖煮至鸡肉熟烂即成。每日1次，每次1小碗，分2日食完，连用3~5料。

【说明】高良姜能散寒止痛；草果性温，味辛，入脾、胃经，能祛寒燥湿；胡椒性热，味辛，入胃、大肠经，能温中散寒，健脾醒胃；陈皮能行气；公鸡能补中健脾，生精益髓。诸物合用，具有健脾益气，散寒温中的功效。

【调理】胃脘痛。证见胃痛隐隐，食后痛减，喜温喜按，大便溏薄，面色无华，神疲乏力，畏寒肢冷，呕吐清水。

【注意事项】外感未愈、胃痛属热者，不宜服用。

13. 姜汁炖鸡

【用料】仔鸡1只，老姜300克。

【做法与用法】将仔鸡杀后除毛去内脏，洗净后盛入大碗中；将老姜捣碎后用纱布包扎，挤出姜汁，取汁2小碗，放入鸡腹内密盖好，放入锅中，加水适量；将锅置武火上烧沸，用文火炖煮2.5小时即成。每日1次，分数次服完，连服3~5料。

【说明】老姜能温脾散寒；仔鸡能补中益气，生精益髓。二味合用，具有温中健脾，益气生血的功效。

【调理】胃脘痛。证见胃痛隐隐，食后痛减，喜温喜按，大便溏薄，面色无华，神疲乏力，畏寒肢冷，呕吐清水。

【注意事项】外感未愈、胃痛属热者，不宜服用。

14．羊肉挂面

【用料】羊肉100克，挂面100克，鸡蛋1个，蘑菇、姜末、猪油、胡椒面、盐、醋适量。

【做法与用法】将羊肉切丝，鸡蛋用油煎熟；锅内加水烧沸，下入羊肉丝、挂面、蘑菇、姜末，将熟时加入鸡蛋、盐、醋、胡椒面即成。每日1料，连服5～7日。

【说明】羊肉能温脾补肾；挂面能补心肺，厚肠胃。诸物合用，具有补脾温中的功效。

【调理】胃脘痛。证见胃痛隐隐，食后痛减，喜按喜暖，大便溏薄，面色无华，神疲乏力，心悸，畏寒肢冷，呕吐清水。

【注意事项】胃脘痛属热者，不宜服用。

15．烤五香鹅

【用料】鹅肉750克，干姜10克，吴茱萸10克，肉豆蔻10克，肉桂3克，丁香1克，酱油、黄酒、白糖、味精适量。

【做法与用法】将鹅肉洗净切块，五味药物共研细粉；将药粉抹在鹅肉块表面，放入酱油、黄酒、白糖、味精浸泡2～3小时；将浸入味的鹅肉放入烤箱内，文火烤15分钟，翻面再烤15分钟，烤熟即成。分多次佐餐食用，每次约1小碗，每日1～2次，连用3～5料。

【说明】鹅肉性平，味甘，能益气补虚，和胃止渴；吴茱萸性热，味辛、苦，入肝、胃、肾经，能散寒止痛，降逆止呕；肉豆蔻、丁香、肉桂能温中行气，散寒暖肾。诸物与干姜合用，具有温补肝肾的功效。

【调理】痰饮。证见心悸气短，全身浮肿，喘咳痰清，胸胁胀满，颈脉怒张，尿少便溏等。也可用于肺心病见上述症状者。

【注意事项】咳嗽痰黄稠、舌红苔黄者，不宜服用。

16．麻辣羊肉炒葱头

【用料】瘦羊肉丝200克，姜丝10克，葱头10克，素油50克，花椒、辣椒少许，盐、味精、醋、黄酒适量。

【做法与用法】素油放锅中烧热，加花椒、辣椒炸焦后捞出，再放入瘦羊肉丝、姜丝、葱头煸炒后，加盐、味精、醋、黄酒，熟透收汁即成。分2次佐餐食用，1~2日1料，冬令常服。

【说明】羊肉能补中益气，暖下；葱头能散寒通阳；花椒、辣椒、姜丝能温中散寒。诸物合用，具有补虚益气，温中暖下的功效。

【调理】阳痿。证见阳事不举，面白神疲，形体虚浮，肢冷畏寒，舌淡嫩，脉沉弱。

【注意事项】阴虚火旺、脾胃湿热及外感未愈者，不宜服用。

17. 砂锅牛尾

【用料】带皮牛尾1 000克，母鸡肉300克，干贝10克，熟火腿30克，鸡汤6碗，葱段30克，姜块10克，猪油30克，盐、味精、料酒、花椒适量。

【做法与用法】将带皮牛尾用火燎去小毛，洗净，剁成段，熟火腿切片，干贝去筋洗净，母鸡肉入沸水中氽透，捞出洗去血沫；锅中放猪油烧热，投入花椒、葱、姜；煸出香味，放入牛尾段，用大火煸出血水后，烹入料酒，炒至牛尾完全断生，将锅离火取出牛尾段，用水洗净，沥干水分；把鸡汤放入砂锅内，加入葱、姜、料酒、盐、牛尾段、火腿肉、干贝、母鸡肉，用文火炖4小时（中途加一次汤），待牛尾炖烂时，拣出葱、姜，加入味精，烧沸即成。每次1碗，每日1次，连用5~7料，间断再服。

【说明】牛尾能补阳益气，健中；母鸡肉能补中益精；火腿肉性温，味咸，能滋肾壮阳；干贝性平，味甘、咸，能滋阴补肾，调中。诸物合用，具有补虚益气，温中暖下的功效。

【调理】阳痿。证见阴茎不举或举而不坚，不能行房，腰膝无力，头昏耳鸣，怕冷疲乏，面色㿠白。

【注意事项】外感未清、湿热内蕴见口苦口臭、舌苔黄腻者，不宜服用。

18. 甜酒酿蒸鸡蛋

【用料】甜酒酿500克，鸡蛋1个，糖桂花少许（或桂花香精），白糖适量。

【做法与用法】甜酒酿放在碗内，中间留蛋黄大的空隙；鸡蛋破壳磕在盛有甜酒酿的碗内，蛋黄正好落在碗的空隙内；上笼蒸30分钟左右取出，加入适量白糖及糖桂花即成。每日或隔日1料。

【说明】甜酒酿性温，味甘、辛，能益气生津，活血散寒。与鸡蛋等合用，具有养血散寒的功效。

【调理】崩漏。证见经血非时而下，时下时止，淋漓不尽，或停闭日久又突然大下，继而延绵不断，色紫黑有块，伴小腹胀痛，大便干，口咽干燥等。

【注意事项】脾胃湿热、消化不良者，不宜服用。

19．鸡肠炒韭菜

【用料】雄鸡肠50克，韭菜100克，葱、姜、菜油、盐适量。

【做法与用法】雄鸡肠洗净，切段；韭菜洗净切段。将锅烧热，倒入菜油，烧沸，放入葱、姜末爆锅，再入鸡肠和韭菜炒熟，加点盐，起锅即成。佐餐食，每日1料，连用7～10日。

【说明】雄鸡肠能补中固涩；韭菜能助阳气。二味合用，具有温固阳气的功效。

【调理】小儿遗尿。证见遗尿，伴面色㿠白，神疲乏力，四肢不温，食欲不振等。

【注意事项】遗尿见尿黄、气味臊臭、面赤唇红、烦躁、舌红苔黄者，不宜服用。

20．狗肉炖黑豆

【用料】狗肉150克，黑豆20克。

【做法与用法】二味洗净入锅，加水适量，先用武火烧开，去浮沫，再用文火煨至极烂，加入盐或糖调味即成。当日分食完，1日1料，连用半月。

【说明】狗肉能补中暖肾；黑豆能补肾生血。二味合用，具有温阳固肾，缩尿的功效。

【调理】小儿遗尿。证见遗尿，伴面白神疲，四肢不温，智力呆滞，尿清长等。

【注意事项】遗尿见尿黄、气味臊臭、面赤唇红、烦躁、舌红苔黄者，不宜服用。

21. 红烧狗肉

【用料】狗肋条肉500克，陈皮3克，炒茴香2克，生姜10克，葱白4根，胡椒10粒，花椒15粒，酱油、食盐适量。

【做法与用法】把狗肋条肉洗净，去血水，整块放入砂锅内，加食盐、葱白、生姜、胡椒、花椒、炒茴香、陈皮，放入清水，淹没狗肉约3指，加盖，用文火煨烂；取出狗肉切块，再放入原汁原锅内煨烧，加入酱油，烧透即成。分次佐餐服食，每日或隔日1料，5~7料为1个疗程，间断再服。

【说明】狗肋条肉能补中暖肾；陈皮能行气健脾；炒茴香、生姜、胡椒、花椒能温中散寒；葱白能散寒通阳。诸物合用，具有温补肾阳的功效。

【调理】阳痿。证见阳事不举，腰膝冷痛，性欲低下，肢冷畏寒，神疲乏力等。

【注意事项】阴虚火旺、外感未愈者，不宜服用。

22. 姜附烧狗肉

【用料】熟附子15克，生姜75克，狗肉500克，大蒜、菜油各适量。

【做法与用法】狗肉洗净切块；生姜煨熟备用。将熟附子放入锅内先煎熬2小时，然后将狗肉、大蒜、生姜放入，加水适量炖煮，直至狗肉炖烂即成。分多餐食用，每次1小碗，每日1~2次，连服7~10料，间断再服。

【说明】熟附子能温肾壮阳；生姜能温中散寒；狗肉能补中暖肾。诸物合用，具有温肾散寒，壮阳益精的功效。

【调理】阳痿。证见阳事不举，夜多小便，畏寒，四肢冰冷等症。

【注意事项】阴虚火旺及外感未愈者，不宜服用。

23. 乌鸡酒

【用料】乌雌鸡1只，白酒2 000克。

【做法与用法】将乌雌鸡杀后去毛及内脏，用白酒煮鸡，白酒煮至约一半，鸡肉熟软即可。分次酌量饮酒食肉，佐食适量稀粥及姜、葱食品，连用2~3料。

【说明】乌雌鸡能补气血，健脾胃；白酒能温经散寒，通血脉。二味合用，具有补益气血，温经散寒止痛的功效。

【调理】痛经。证见经前或在行经期少腹冷痛，得热痛减，经行量少，色暗有块，恶寒肢冷，大便溏泄，苔白腻，脉沉紧。

【注意事项】月经量多而色鲜红、口苦咽干、大便结、舌质红者，不宜服用。

病症索引

二 画

人参中毒 162

三 画

小儿鹅口疮 54、55
小儿夜啼 55
小儿遗尿 77、102、124、125、390、420、446
小便不通 79
大肠湿热 21、22、35
下焦湿热 184、185
子宫脱垂 412、413
口臭 57
久痢 167

四 画

风寒感冒 145、307、308、310、311、312、313、318
风热感冒 1、2、3、8、11、15、16、45、140
风寒咳嗽 309、314
风热咳嗽 5、12、14、19、20
风湿痛 342、345、346、361、365、370
风水 193、354、355
中风 37、58、61、64、337
中暑 181
牙痛 44、209、338
心悸 67、81、89、96、105、381、399、403
月经过少 73
月经过多 38
月经先期 38、382
月经不调 76、123、379、419、433
水肿 188、191、200、203

水痘 41
不孕症 377、385、411

五 画

头痛 320、335、336、337、343、349
石淋 35

六 画

阳闭症 51
阳痿 90、101、261、367、380、385、408、409、423、445
阴水 92、352、353、355、358、365、368
阴黄 45、186、323、418
血虚 372、366、392、393、396、403
血尿 18、34、36、341
血热崩漏 39、54
吐血 33、49、289
自汗 80、112、369
耳鸣 89、281
休息痢 331
早泄 91、97
闭经 43、117、402
伏暑 143、144、173、174
厌食 378

七 画

呕吐 315
妊娠腹痛 74、437
妊娠水肿 439
肝硬化腹水 204

八 画

胁痛 339
泄泻 316、331、361

经行吐衄　53
经行鼻衄　39

九　画

春温　1、2、3、11、13
便秘　95、97、256、257、258、401、417
便血　33、93、98、289
咳血　48、289
咳嗽　120、223、231、233、235、238、239、240、241、328
带下　190、197、362、368、389、413、414、415
肺痨　121、269
肺张　47
肺热咳嗽　238、334、340
胸痹　191
胃脘痛　108、127、128、130、131、132、134、135、138、421、422、423、441、442
胃阴不足　252、253、254、255

十　画

哮喘　99、100、103、104、106、356、362、374、386
热痹　47、52
热淋　202、203、335
热病后期　227、228
痄腮病　40、56、328
眩晕　69、70、71、220、324、342
顿咳　41、42、84、85、340
痦疮　168
缺乳　79
恶阻　91
消渴　283、285、287、327、394、395、406

十一画

麻疹　7、8、9、41、325
黄疸　188、350、357
痔疮　189、329

淋证　198、199、358
淋巴结核　63
虚劳　73、76、81、99、221、366、371、372、397、400
虚人便秘　51、282
盗汗　111

十二画

湿温　142、143
暑秽　201
暑温　147、148、149、151、155、158、164、165、166、170
暑湿　146、147、152
湿热痢　50、333、334
痢证　46、52、61、346
湿脚气　192
遗尿　125、126
痛经　130、133、415、447
痨病　121
崩漏　389
遗精　107、109、114、281、370、376、377、384、388、410
感冒　2、3、4、5、6、7、8、9、10、11、12、13、14、15、16、17、18、19
痹症　78、317、323、334、364、375、407、435、436

十三画

腰痛　128、244、264、280、301、304、382

十四画

腹泻　98、129、222、225
腹痛　133、186
膀胱湿热　183、187